btb
Aus Freude am Lesen

Dass Menschen Schlimmes zustößt, ist nicht zu ändern. Doch wir selbst haben Einfluss darauf, ob wir unsichere und extreme Lebenssituationen bestehen oder an ihnen scheitern. Deutschlands erfahrenster Krisenpsychologe Georg Pieper berichtet von seiner Arbeit mit Katastrophenopfern und vermittelt, wie wir die beeindruckende Stärke unserer Psyche für uns nutzen können.

DR. GEORG PIEPER, Jahrgang 1953, ist promovierter Psychologe mit eigener Praxis für Trauma- und Stressbewältigung in der Nähe von Marburg. Der international anerkannte Spezialist für Krisenintervention und Traumatherapie betreute Opfer, Angehörige und Einsatzkräfte – unter anderem nach dem Grubenunglück in Borken, dem ICE-Unglück von Eschede oder den Amokläufen in Meißen und Erfurt. Für Schulen und viele andere öffentliche Institutionen bildet er Psychologen und Kriseninterventionsteams aus.

Georg Pieper

Wenn unsere Welt aus den Fugen gerät

Wie wir persönliche Krisen bewältigen und überwinden

btb

Dieses Buch erschien 2012 unter dem Titel »Überleben oder Scheitern« beim Albrecht Knaus Verlag, München, in der Verlagsgruppe Random House GmbH.

FSC
www.fsc.org
MIX
Papier aus verantwortungsvollen Quellen
FSC® C083411

Verlagsgruppe Random House FSC® N001967
Das für dieses Buch verwendete FSC®-zertifizierte Papier *Lux Cream* liefert Stora Enso, Finnland.

1. Auflage
Genehmigte Taschenbuchausgabe Juli 2014,
btb Verlag in der Verlagsgruppe Random House GmbH, München

Umschlaggestaltung: semper smile, München
Umschlagmotiv: © plainpicture / Kniel Synnatzschke
Druck und Einband: CPI – Clausen & Bosse, Leck
LW · Herstellung: sc
Printed in Germany
ISBN 978-3-442-74799-3

www.btb-verlag.de
www.facebook.com/btbverlag
Besuchen Sie auch unseren LiteraturBlog www.transatlantik.de

Für David, Johannes, Alva, Samuel und Nico –
mögen die guten Kräfte immer bei euch sein!

Inhalt

Vorwort – Wir sind fürs
Überleben gemacht! 9
Vorwort zur Taschenbuchausgabe 19

Erster Teil:
Das unversicherbare Leben 25
1. Die Krisen- und Überforderungs-
gesellschaft 27
2. Über gefühlte und reale Bedrohungen 39
3. Grundannahmen über uns und die Welt 49

Zweiter Teil:
Wenn unsere Welt aus den Fugen gerät 61
4. Wie sich Profis auf Gefahrensituationen
vorbereiten 63
5. Warum wir intuitiv nicht immer das
Richtige tun und wie uns unser Gehirn
manipuliert 68
6. Die drei Phasen des Erlebens 76
7. Das Notfallprogramm unserer Psyche 81

Dritter Teil:
Nach der Katastrophe – weiterleben, bloß wie? 115
8. Erste Hilfe für die Seele 117
9. Ein Unglück trifft selten einen allein 123
10. Was Sie über Traumata wissen müssen 129
11. Warum Verdrängen alles noch
schlimmer macht 139

12. Sechs Bewältigungskiller 155
13. Acht Bewältigungsstrategien 172
14. Wie Kinder mit Katastrophen umgehen......... 206
15. Wenn Katastrophen eine ganze
Gesellschaft erfassen 221
16. Der Tod gehört zum Leben 232

Vierter Teil:

Die Kunst, in Krisen zu bestehen
und daran zu wachsen.. 237
17. Wir sind keine Marionetten
des Schicksals 239
18. Acht Schritte, sich zu wappnen 252

Nachwort – Ein Blick über die Grenzen oder was
wir von anderen Kulturen lernen können 271

Anhang 279
Schaubild: Traumabewältigung 281
Literaturverzeichnis.. 283
Danksagung 285

Vorwort

Wir sind fürs Überleben gemacht!

Als am zweiten Weihnachtsfeiertag des Jahres 2004 das Telefon klingelte und meine Schwester am Apparat war, hatte ich eigentlich mit den üblichen Weihnachtswünschen gerechnet. Stattdessen teilte sie mir aufgeregt mit, sie sei in größter Sorge um ihre Tochter, die gerade in Sri Lanka Urlaub machte. Ein schweres Beben im Indischen Ozean hatte einen gewaltigen Tsunami ausgelöst, der über die angrenzenden Länder Tod und Verwüstung gebracht hatte. Wie verheerend das ganze Ausmaß sein sollte, davon hatte an jenem 26. Dezember niemand eine Vorstellung. Ich versuchte, meine Schwester – so gut ich eben konnte – zu beruhigen. Abwarten, keine Panik, wer weiß, ob sie sich zu diesem Zeitpunkt überhaupt an der Küste befunden hatte … Das Undenkbare, Unaussprechliche kam nicht über meine Lippen.

Nach langen Tagen der Ungewissheit, des Hoffens, Bangens und Wartens erhielten wir die schreckliche Gewissheit. Das BKA unterrichtete uns, dass meine Nichte identifiziert worden war. Sie war eines der über 230 000 Todesopfer, die diese Naturkatastrophe gefordert hatte.

Obwohl ich seit Jahrzehnten als Traumapsychologe tätig bin, spezialisiert auf die Betreuung von Katastrophenopfern und deren Angehörigen, hat mich das Schicksal meiner Nichte mit unerwarteter Wucht getroffen. Nicht nur, weil ein Mitglied unserer Familie dabei umgekommen und ich damit in den Kreis der Betroffenen gerückt war. Sondern auch, weil diese Katastrophe all jene Elemente enthielt, die unsere menschlichen Grundüberzeugungen und unser Sicherheitsbedürfnis wie ein Kartenhaus zusammenfallen lassen. Ähnliches weltweites Entsetzen, eine ähnliche Verunsicherung hatten in den letzten Jahren nur die Terroranschläge vom 11. September 2001 in New York oder das Atomunglück von Fukushima ausgelöst. Solche großen Katastrophen brennen sich in das kollektive

Gedächtnis ein. Sie verändern Gesellschaften, beeinflussen politische Entscheidungen und haben Auswirkungen auch auf jene, die nicht unmittelbar davon betroffen waren. Denn während wir uns mit dem Schicksal fremder Menschen beschäftigen, denken wir automatisch an eigene schmerzliche oder traumatische Erfahrungen zurück. Wir durchleben die vergangenen Zeiten erneut, verarbeiten sie manchmal sogar dadurch, stellen uns vor, wie die Überlebenden der Katastrophe und deren Angehörige sich fühlen mögen, und fragen uns, wie ein Leben danach überhaupt aussehen könnte. Oft fallen in diesem Zusammenhang Sätze wie: »Ich würde durchdrehen!« oder »Damit würde ich nie klarkommen!«

Tatsächlich aber ist der Mensch in der Lage, in solchen Ausnahmesituationen ungeahnte Kräfte zu entwickeln und psychische wie physische Ressourcen zu nutzen, von deren Existenz er bis dahin keine Vorstellung hatte. Das gilt nicht nur für schwere Katastrophen wie die oben genannten, sondern auch für die persönlichen Schicksalsschläge, die uns allen im Laufe unseres Lebens widerfahren. Das Ende einer Liebe, der Tod eines Angehörigen, die Bedrohung der Existenz durch den Verlust der Arbeit, eine schwere Krankheit. Manche Menschen gehen gestärkt aus solchen Krisen hervor, andere zerbrechen daran. Ich habe in den vergangenen 25 Jahren sowohl Menschen begleitet, die schwere Traumatisierungen und Verluste erfolgreich bewältigt haben, als auch solche, deren Leben durch genau die gleiche Katastrophe vollkommen aus der Bahn geraten ist.

Woran liegt es, dass die Ehefrau eines tödlich verunglückten Kumpels bei einem Grubenunglück auch nach Jahren nicht wieder aus der Trauerphase herauskommt, während eine andere, die ihren Mann genauso geliebt und über dessen Verlust getrauert hat, den Weg zurück ins Leben findet? Was ermöglicht es Menschen, sich aus der erlebten absoluten Hilflosigkeit und aus den Fesseln solcher Lebenskrisen zu befreien? Welche Kräfte, welche Art der Unterstützung, welche persönlichen Einstellungen und Eigenschaften helfen ihnen dabei? Oder anders gefragt: Warum bleiben manche Menschen trotz schwerer Belastungen körperlich und seelisch gesund, während andere zugrunde gehen?

Die Frage, was uns krank macht beziehungsweise gesund hält, ist in unseren als immer komplexer und schnelllebiger empfundenen Zeiten und angesichts der inflationär gestellten Diagnosen Burnout und Depression von großer Bedeutung. Nicht nur die Forschung hat in diesem Bereich enorme Fortschritte gemacht, auch in der Bevölkerung hat ein Umdenken eingesetzt. Während in der Nachkriegszeit die tausendfachen Traumatisierungen, welche die Menschen während des Zweiten Weltkriegs erlitten hatten, kaum thematisiert wurden, erlebte ich Ende der achtziger Jahre den Beginn eines Wandels. Auslöser war das Grubenunglück von Borken, bei dem 1988 51 Bergleute tödlich verunglückten. Beim Aufbau eines psychosozialen Betreuungsnetzes für Hinterbliebene, Überlebende, Rettungspersonal, Einsatzkräfte und andere Betroffene leisteten meine Kollegen und ich Pionierarbeit. Der Begriff der »posttraumatischen Belastungsstörung« war damals auch den meisten Fachleuten noch unbekannt; dass ein Feuerwehrmann die Bergung von Toten aufgrund seiner Berufsausbildung einfach »wegstecken« könne, war die allgemeine Sichtweise. Die Erfahrungen, die wir in den Bereichen der Krisenintervention und im Rahmen der langfristigen Betreuung von Betroffenen sammelten, waren die ersten in Deutschland, die auch systematisch ausgewertet wurden.

Mich haben schon damals besonders die Fragen interessiert, wie Menschen es schaffen, aus der Phase des Leidens herauszukommen, ein Trauma zu überwinden. Und warum manchen dies besser zu gelingen scheint als anderen. Hier musste ein wichtiger Schlüssel zu den Überlebenskräften des Menschen liegen. Heute gibt es einen Begriff, unter den diese Überlegungen subsumiert werden: Resilienz.

In den Jahren nach Borken setzte ich mich immer wieder mit einem Bericht von Professor van der Kolk auseinander, der bei seinen Experimenten auf ein interessantes Phänomen gestoßen war: Nämlich dass Mäuse, die in ihrem Käfig Stromschläge erhalten hatten, also »traumatisiert« waren, nicht in der Lage waren, den Ort der Marter zu verlassen, nachdem die Stromschläge aufgehört hatten und die Türen des Käfigs geöffnet worden waren. Stattdessen verharrten sie reglos, schienen regelrecht gelähmt. Wenn man diese Beobachtung auf den Menschen übertrug, lag der Schluss nahe, dass es traumatisierten (also gewissermaßen durch eine Situation psychisch gelähmten) Menschen nicht allein helfen würde, ihnen in psychotherapeutischen Gesprächen die Möglichkeit zu geben, darüber zu berichten, wie sie sich während ihrer ganz persönlichen »Stromschläge« gefühlt haben. Dieses »Tür-Öffnen« allein schien nicht auszureichen, es mussten also neue Konzepte in der therapeutischen Begleitung dieser Menschen entwickelt werden, mit deren Hilfe sie wirklich aus ihrem Gefängnis herausgeholt werden könnten.

In eine ähnliche Richtung entwickelte sich die Resilienzforschung, in der die Fähigkeit von Individuen oder Systemen untersucht wird, erfolgreich mit belastenden Situationen umzugehen. Die Erkenntnisse der Resilienzforschung sind nicht nur von großer Bedeutung für den Umgang mit schwer traumatisierten Menschen, sondern letztlich für jeden von uns und unseren Umgang mit alltäglichen Krisen. Denn es geht dabei keineswegs nur um bestimmte genetisch festgelegte Merkmale, die besonders widerstandsfähige Menschen auszeichnen, sondern auch um erlernbare Strategien, die uns helfen können, solche Krisensituationen zu bewältigen.

Inzwischen gibt es unter Experten einen breiten Konsens darüber, wie Menschen aktiviert werden können, um aus ihrem »Stromschlag-Gefängnis«, ihrem Trauma, herauszukommen. Auf jeden Einzelnen von uns übertragen heißt das: Es gibt auch ein Wissen darüber, welche Maßnahmen man präventiv ergreifen kann, wie man den Blick auf sich selbst schulen kann, um in dieses Gefängnis gar nicht erst hineinzugeraten. Und genau das ist einer der Gründe, warum ich dieses Buch geschrieben habe. Nach 25 Jahren der Betreuung von Katastrophenopfern und der psychotherapeutischen Arbeit mit traumatisierten Menschen habe ich festgestellt, dass uns die Erkenntnisse der Menschen, die ein Trauma überwunden haben, wichtige Hinweise für die Bewältigung unserer Alltagsprobleme und Lebensaufgaben geben können. Es scheint tatsächlich an der Zeit, diese Hilfestellung anzubieten, da ich bei vielen meiner Mitmenschen sowohl im beruflichen wie auch im privaten Bereich eine sich immer stärker ausbreitende Verunsicherung feststelle, eine regelrechte Überforderung.

Bei den einen liegt die latente oder auch manifeste Überbelastung an den Verhältnissen, an zu hoher Stressbelastung, Zukunftsängsten und der Unfähigkeit, das, was man hat, wertzuschätzen. Depressionen und Ängste haben immens zugenommen, Belastungen werden schneller als noch vor einigen Jahren als unzumutbar erlebt. Auch werde ich sehr oft mit Klagen und negativen Sichtweisen konfrontiert, obwohl es vielen dieser Menschen objektiv gar nicht schlecht geht; man könnte auch sagen: Sie klagen auf hohem Niveau. Manchmal möchte ich ihnen zurufen, sich einmal näher mit den Problemen derjenigen zu beschäftigen, die wirklich einen Grund zum Klagen haben, weil sie einen schweren Schicksalsschlag erlebt haben, damit sich ihre Sichtweise relativiert. Doch dann denke ich wieder, es muss einen Grund geben, warum diese Überforderungshaltung immer heftigere Blüten treibt und immer mehr Menschen umklammert hält. Dass es eine fatale Wechselwirkung gibt zwischen unseren immer stärker wachsenden Ansprüchen, der trügerischen Sicherheit, alles im Griff zu haben, und dem Gefühl des totalen Scheiterns, wenn etwas nicht nach Plan läuft.

Dieses Buch handelt von Menschen, bei denen es eben nicht nach Plan gelaufen ist, die extrem schlimme Dinge in ihrem Leben erfahren haben. Und dennoch möchte ich es gerne als ein »Mutmachbuch« bezeichnen. Denn bei der Lektüre wird auch ersichtlich, dass wir Menschen ungeahnte eigene Heilkräfte in uns tragen, die aktiviert werden, sobald wir den ersten Schritt wagen. Der mag oft der schwerste sein, aber es ist tröstlich zu erfahren, dass wir – oft verschüttet geglaubte – Fähigkeiten besitzen, auch schwerste Schicksalsschläge zu überwinden. Wir müssen nur lernen, diese Kräfte wieder freizulegen.

Aus den Erfahrungen meiner täglichen Arbeit weiß ich, dass es bestimmte Grundsätze gibt, die sich in Extremsituationen als hilfreich erwiesen haben. Manche Beispiele, die ich im Folgenden schildern werde, mögen drastisch sein, zeigen aber genau deshalb auch eines: Wir sind für das Überleben gemacht! Natürlich können wir dabei einiges falsch machen, diese Instinkte unbewusst blockieren und so im schlimmsten Fall an einem Trauma leiden, das uns ein

Leben lang umklammert hält. Ich denke dabei auch an meinen Vater und viele Menschen seiner Generation. Als Kind bekam ich fast täglich mit, dass mein Vater nachts schweißgebadet aufwachte, oft geweckt von seinen lauten Schreien. Ich ahnte, dass es irgendwie mit seinen Kriegserlebnissen zu tun hatte, aber das war ein Thema, über das nicht gesprochen wurde. Papa brauchte zwei Schlafanzüge pro Nacht, so war das eben, Punkt. Heute weiß ich, dass er – wie so viele andere – durch die grauenvollen Dinge, die er erlebt hatte, traumatisiert war. Und ich bedauere es sehr, dass er aufgrund der gesellschaftlichen Bedingungen, die eine Verdrängung der Ereignisse des Zweiten Weltkriegs begünstigten, keine Chance hatte, diese Traumata aufzuarbeiten. Bei vielen Betroffenen, die den Krieg erlebt haben, brechen die seelischen Verwundungen erst nach Jahrzehnten mit aller Wucht auf. Oder in Situationen, bei denen sie sich ihre heftige emotionale Reaktion nicht erklären können, weil sie scheinbar in keinerlei Zusammenhang mit dem Vergangenen stehen. Wagen die Betroffenen dann eine Konfrontation mit der Vergangenheit, wird ihnen klar, wie sehr ihr bisheriges Leben (und unter Umständen das ihrer Familien) von diesem Trauma geprägt war. Ich erinnere mich etwa an die Geschichte eines Vaters, der seine Kinder stets heftig anging, wenn sie ihre Kleider vor dem Zubettgehen nicht vernünftig und in der »richtigen Reihenfolge« auf einem Stuhl ablegten. Eine Erklärung für dieses pedantische Verhalten fand er erst, als er sich an die Bombennächte erinnerte. Seine Eltern hatten ihm eingebläut, dass wenige Minuten über Tod oder Leben entscheiden konnten.

Die Traumata des Krieges, die ich bei meinem Vater und vielen anderen seiner Generation wahrnahm, haben mich nicht nur geprägt, sondern auch in meiner Berufswahl beeinflusst. Ich habe zunächst in der Familie und später während meiner Arbeit mit schwer traumatisierten Katastrophenopfern erfahren, dass der erste Schritt zur Bewältigung das Reden über das Erlebte ist. Schweigen und Verdrängen verlängern das Leid – allerdings ist das eine Einsicht, zu der wir meist erst dann gelangen, wenn wir ein Problem, eine Krise bereits angepackt haben. Stecken wir mittendrin, scheint es uns oft unmöglich, die Kraft zum Hinsehen aufbringen zu können. Und damit bremsen wir unsere Überlebensinstinkte, unsere Fähigkeit, das Schlimmste bewältigen zu können, aus.

Wir können aber auch vieles tun, um diese Überlebensmechanismen zu unterstützen und zu fördern. Viele Menschen, deren Leben von einer Krise erschüttert wurde, sagen im Nachhinein, der Schicksalsschlag sei eine Chance gewesen. Eine Chance, das Leben neu auszurichten, Wichtiges von Unwichtigem zu trennen, die vermeintlich kleinen Dinge des Alltags wieder wertzuschätzen. Vor allem aber hätten sie in dieser Zeit viel über ihre Selbstwirksamkeit gelernt. Sie haben nicht verdrängt, sondern sich dem Problem gestellt. Das ist nicht immer leicht, wir neigen allzu oft dazu, den Kopf in den Sand zu stecken, in der Hoffnung, alles werde sich von alleine lösen. Das geschieht in den seltensten Fällen, das Wegsehen verlängert, wie gesagt, letztlich die Krise. Aber wenn wir bereit sind, das Leben mit all seinen Unwägbarkeiten und Risiken zu akzeptieren, Krisen als Teil dieses Lebens anzunehmen, können wir gestärkt daraus hervorgehen. Der Mensch hat die Gabe, sich selbst an widrigste Umstände anzupassen. Den Schlüssel dafür halten wir in der Hand: Wenn wir nur daran denken, was wir alles verloren haben, warum alles so schwer sein muss, bleiben wir blind für das Hoffnungsvolle, für einen Neuanfang. Wir brauchen eine Rückbesinnung auf die ureigenen Fähigkeiten und Kräfte des Menschen – nämlich sich anzupassen, Herausforderungen anzupacken, Schwierigkeiten, Rückschläge und Schicksalsschläge nicht nur hinzunehmen, sondern sie auch bewältigen zu können.

Mit diesem Buch möchte ich Ihren Blick für diese ungeahnten Kräfte, die in jedem von uns schlummern, schärfen. Überlebende einer Katastrophe müssen schlagartig erkennen, dass Normalität eine Illusion ist und das Leben ständigen Veränderungen unterworfen ist. Von Menschen, die ein solches Trauma erfolgreich bewältigt haben, geht eine enorme Stärke aus, die mich selbst nach all den Jahren als Therapeut immer wieder überrascht und hoffnungsvoll stimmt. Vor allem aber habe ich im Laufe der Jahre viel von meinen Patienten, die unfassbare Schicksale erlebt haben, gelernt. Zum Beispiel, dass das Vertrauen in unsere eigenen Kräfte, unser Selbstbewusstsein und unsere Empathiefähigkeit zunehmen, wenn wir erleben, dass andere mit schier unlösbaren Aufgaben erfolgreich umgehen. Wenn wir erkennen können, welche Mechanismen es sind, die es Menschen ermöglichen, extreme Gefahren- und Belastungssituationen zu überleben. Wir können sehr viel lernen von Menschen, die etwas bewältigt haben, von dem wir selbst glauben, es würde uns vollkommen hilflos und verzweifelt zurücklassen. Viele Schicksale und Begegnungen mit Betroffenen, die ich Ihnen im Verlauf des Buches schildern werde, können uns Aufschluss über Wege aus der Krise geben, Einsichten in den Reichtum des Daseins vermitteln und uns helfen, unser Leben neu zu begreifen.

Die Begleitung von Angehörigen und Überlebenden von Grubenunglücken, schweren Unfällen, Amokläufen, Naturkatastrophen oder Gewalttaten haben auch mich persönlich verändert. Freunde und Kollegen fragen mich oft, wie ich das aushalte, mit so viel Leid konfrontiert zu werden, ohne selbst zu verzweifeln. Menschen, die schwerere Schicksalsschläge erlitten haben, entwickeln einerseits einen so starken Leidensdruck wie kaum ein anderer psychisch Leidender, andererseits zeigt ein großer Teil von ihnen immense Stärken und entwickelt neue Fähigkeiten, die Schwierigkeiten zu bewältigen. Ich empfinde es immer wieder als ein Geschenk, das Entstehen und allmähliche Wachsen dieser positiven Kräfte mit begleiten zu können. »Unter dem Strich« überwiegt bei mir in vielen Fällen das Gefühl, Zeuge eines, wenn Sie so wollen, »Wunders« geworden zu sein. Ein Stück daran mitgewirkt zu haben, dass ein tief verzweifelter Mensch wieder eine Perspektive in seinem Leben entwickeln konnte, macht diese Arbeit für mich persönlich zu etwas sehr Wertvollem, das mir viel Kraft für mein eigenes Leben gibt.

Ich hoffe, dass ich ein Stück dieser Kraft auch an Sie weitergeben kann. Sicherlich sind mir die schweren Schicksale der Menschen, denen ich begegnet bin, oft sehr nahegegangen. Das wird Ihnen beim Lesen einiger Fälle vermutlich genauso gehen. Doch am Ende wird bei Ihnen hoffentlich die Gewissheit übrig bleiben – oder die neue Erkenntnis –, dass Sie durch die Beschäftigung mit dem Schicksal dieser Menschen auf verschiedenen Ebenen profitieren: Sollten Sie selbst einmal eine schwere Krise oder einen Schicksalsschlag erleben, werden Sie die Chance haben, erfolgreicher damit umzugehen. Wer weiß, welche Mechanismen in den verschiedenen Phasen einer solchen Situation in Gang gesetzt werden und wie etwa das »Notfallprogramm« unserer Psyche darauf reagiert (Teil II), wird besser vorbereitet sein und ein größeres Vertrauen in die eigenen Kräfte haben können.

Es wird Ihnen beim Lesen vielleicht auch klarer werden, dass das, was wir an Besitztümern anhäufen, dass all die Annehmlichkeiten und Sicherheiten, die uns so selbstverständlich scheinen, nicht ganz so selbstverständlich sind. Wenn wir erkennen, dass wir das alles von heute auf morgen verlieren können, wird die Wertschätzung und Dankbarkeit für unser jetziges Leben steigen. Und nicht zuletzt hoffe ich, dass Sie durch die Lektüre Kraft bekommen, sich einer Krise zu stellen, sie anzunehmen und sich aktiv mit ihr auseinanderzusetzen. Jeder von uns weiß wohl, wie es sich anfühlt, wenn einem der Boden unter den Füßen weggezogen wird. Wenn man mit dem Rücken zur Wand steht, und nur noch ausrufen möchte: »Ich kann nicht mehr, ich weiß überhaupt nicht, wo ich anpacken soll!« Im Gespräch mit meinen Patienten verwende ich dafür gerne das Bild des »umgekippten Kleiderschranks« (Teil III, Kapitel 13). Durch eine Krise haben wir das Gefühl, unser Leben (der Inhalt des Schrankes) läge in Trümmern auf dem Boden. Unser erster Impuls sagt uns: Schnell wieder hineinstopfen, irgendwie, und dann die Tür rasch wieder zudrücken. Aber wie bei einem echten Schrank, in dem heilloses Durcheinander und Überfüllung herrschen, wird die Tür immer wieder aufspringen. Erst wenn wir uns den Inhalt Stück für Stück vornehmen, wenn wir uns ansehen, was uns belastet, werden wir dieses Chaos bewältigen können. Wie beim Aufräumen im wörtlichen Sinn ist das nicht immer leicht. Doch wenn es geschafft ist, können wir im Rückblick sagen: Es hat wirklich etwas gebracht. Denn es ist nicht nur möglich, in Krisen zu bestehen, sondern auch an ihnen zu wachsen.

So wie die Ehefrau eines in Borken verunglückten Kumpels. Sie erzählte mir während unserer Gespräche einmal, sie habe in jener schweren Zeit so viel über sich gelernt, dass sie ihr Leben *vor* der Katastrophe nicht wieder zurückhaben wollte, selbst wenn sie es könnte. Diese Frau hat erfahren, dass alles bleibt – nur ganz anders. Diese Veränderung hat sie angenommen und für sich als sehr positiv bewertet. Oder um mit den Worten von Albert Camus zu sprechen: »Mitten im Winter hat sie erfahren, dass es in ihr einen unbesiegbaren Sommer gibt.«

Vorwort zur Taschenbuchausgabe

Wenn unsere Welt durch tragische Ereignisse aus den Fugen gerät, sind wir in der Regel so getroffen, dass wir uns gar nicht vorstellen können, wie und ob es überhaupt weitergehen kann. Wir wollen nicht wahrhaben, dass alles, was gestern noch so nah war, alles, was wir besessen und so geliebt haben, unwiderruflich aus unserem Leben verschwunden ist. Das gilt für den Verlust eines geliebten Menschen ebenso wie für Krankheiten, die unseren Alltag und unsere Lebensqualität erheblich einschränken, aber auch für schwere materielle Schäden, die durch Unfälle oder Katastrophen entstehen können. Wir wollen festhalten an dem, was war, und wissen doch in unserem Innersten, dass wir das nicht können.

Seit dem Erscheinen dieses Buches vor zwei Jahren habe ich zahlreiche E-Mails und Briefe von Menschen erhalten, die schwere Schicksalsschläge erlitten haben. In diesen Briefen, aber auch nach Lesungen in verschiedenen Städten Deutschlands erzählten mir diese Menschen von ihrer hoffnungslosen, schweren Zeit nach einem solchen Unglück – aber auch immer wieder von erstaunlichen, bewundernswerten und mutigen Schritten, mit denen sie sich aus der Erstarrung wieder befreien konnten.

Eine Frau, die nach langer Ehe völlig unerwartet ihren Mann durch einen Herzinfarkt beim Joggen, einen sogenannten Sekundentod, verloren hatte, schrieb von dem lähmenden Gefühl, das sie damals überkam. Sie fühlte sich von Gott und der Welt verlassen und von niemandem verstanden. Lange Zeit zweifelte sie daran, jemals wieder Anschluss an das Leben finden zu können. Doch in einem Trauerforum lernte sie einen Mann kennen, der etwas ähnliches erlebt hatte. Heute ist er ihr neuer Lebensgefährte. Sie reden offen und ausführlich über den Schmerz durch den Verlust ihrer Partner und leben verschiedene Rituale, die sie mit den Verstorbenen verbinden.

So geht die Frau am Geburtstag ihres verunglückten Mannes jedes Jahr zu dessen Grab und schüttet ein Glas Rotwein darüber, den er so geliebt hatte. »Das Leben geht weiter, aber anders« ist ihr Fazit.

Viele berichteten, dass sie durch die Lektüre des Buches den Mut gefunden haben, auch lange zurückliegende Traumatisierungen jetzt aktiv anzugehen und sich nicht mehr nur davon leiten zu lassen, den Schmerz, den die Erinnerung mit sich bringt, nach Möglichkeit zu vermeiden. In ihren Briefen haben die Leser selbst solche schweren Erlebnisse wie der Verlust des Sohnes, der sich vor zehn Jahren suizidiert und die Eltern sprachlos zurückgelassen hat, oder die Vergewaltigungen durch russische Soldaten nach dem Ende des 2. Weltkrieges zum ersten Mal versucht, in Worte zu fassen und mit anderen zu teilen. Damit haben sie bereits einen entscheidenden ersten Schritt der Traumabewältigung geleistet. Einige Menschen, die sich nach schweren Lebensbelastungen in psychotherapeutische Behandlung begeben hatten, schrieben mir, dass sie nach den Mut machenden Beispielen der Schwertraumatisierten aus dem Buch von ihren Therapeuten gefordert hätten, sie nicht mehr zu schonen, sondern mit ihnen eine aktive und konfrontative Traumabewältigung anzugehen.

Schon der berühmte Dichter Hugo von Hofmannsthal formulierte in einem Kondolenzschreiben an die Verleger Fischer, die gerade auf tragische Weise ihren Sohn verloren hatten, seine innere Gewissheit über die heilsamen und stärkenden Kräfte, die entstehen, wenn man sich dem Leid stellt, es aktiv angeht und nicht verdrängt: »Dort, eben dort wo das Schwerste des Schmerzes sitzt, eben an der Spitze des Schmerzes, der trifft, dort scheint mir auch das Tröstende zu wohnen – nur dort und nicht seitwärts.«

Da in diesem Buch auch die Tsunami-Katastrophe von 2004 eine Rolle spielt, habe ich im März 2014 erneut eine Reise nach Südostasien unternommen, um mir ein Bild darüber zu verschaffen, wie die Gesellschaft dort nach fast zehn Jahren mit diesem Ereignis umgeht. In der Gegend von Khao Lak, wo über 6000 Menschen durch die verheerende Welle in den Tod gerissen wurden, sprach ich mit vielen Betroffenen. Zunächst musste ich feststellen, dass an der Stelle, wo noch vor drei Jahren an mehreren Bäumen Fotos von den Menschen, die damals ums Leben gekommen waren, an das Ereignis und die Verluste erinnerten, mittlerweile ein neu erbautes großes Ferienhotel steht. Die Bäume sind nicht mehr da. Doch etwas abseits fand ich noch einen solchen »Gedenkbaum«. Von einem Bild blickten mir die Augen eines fünfjährigen Jungen entgegen, von einem anderen ein fröhliches Geschwisterpaar, 17 und 19 Jahre alt, von einem dritten ein Elternpaar um die fünfzig, »schmerzlich vermisst« von seinen Kindern. Blumengirlanden, schöne Muscheln und Steine zierten den Fuß des Baumes. Ich dachte darüber nach, ob von dem Geschwisterpaar jetzt möglicherweise einer schon selbst Kinder hätte, wäre er nicht bei dieser Katastrophe umgekommen. Und wie sähe dieser süße fünfjährige Junge wohl als Pubertierender aus? Mir fiel ein Satz ein, den ich oft höre, wenn ich in Deutschland mit Elterngruppen arbeite, die ihre Kinder verloren haben: »Wenn Eltern sterben, stirbt die Vergangenheit, aber wenn die Kinder sterben, stirbt die Zukunft«.

In einem Gespräch mit einem thailändischen Anthropologie-Professor erfuhr ich eine andere Sichtweise. »Wir müssen nicht traurig festhalten an dem, was wir nicht mehr haben. Die Toten sind immer bei uns, sie helfen uns, wir können sie um Rat fragen.«

Gespannt wie es ihm mittlerweile ergangen ist, traf ich außerdem einen Mann wieder, dem der Tsunami alles genommen hatte: die gesamte Familie, Frau, zwei Kinder, einen Bruder und seine Mutter, alle bis auf seine Schwester. Vor drei Jahren hatte er mir stolz erzählt, dass er sich nach einer langen Zeit, in der er wie gelähmt gewesen war, aufgerappelt hatte, um sein zerstörtes kleines Strandrestaurant, einen Familienbetrieb, das an einem Fluss lag, neu zu eröffnen. Doch im vergangenen Winter hat der Fluss wegen des vielen Wassers nach starken Regenfällen seinen Lauf verändert und alles, was der Mann neu aufgebaut hatte, mit sich ins Meer gerissen. Inzwischen hat er wieder eine neue Hütte aufgebaut, drei kleine Tische stehen davor, er verkauft Getränke und kleine Snacks. »Alles verändert sich dauernd« lauten seine bewundernswert weisen Worte, die er ohne irgendein Zeichen von Bitterkeit spricht. Dieser Mann lebt uns unter seinen schwierigen Lebensbedingungen etwas vor, das mir für die Bewältigung schwerer Belastungen unerlässlich scheint: eine demütige, akzeptierende Haltung gegenüber Dingen, die wir alle nicht wollen, die wir aber auch nicht beeinflussen oder verändern können.

Dass wir dabei nicht in einer apathischen Einstellung nur aushalten müssen, was schwer auszuhalten ist, sondern mit unseren Sorgen und unserer Trauer auch in heilsamen Ritualen aktiv umgehen können, zeigte mir ein junges thailändisches Paar, das ich in einem chinesischen Tempel beobachtete: Am Eingang kauften sie Räucherstäbchen, Blumengirlanden und einige Papierrollen, gingen dann in mehreren Etappen durch den Tempel, um jeweils vor einer Statue niederzuknien, Blumen abzulegen, Räucherstäbchen aufzustellen und zu beten. Nachdem sie alle acht Stationen des Tempels besucht hatten, betraten sie den Hof des Tempels, in dem sich ein riesiger Ofen mit einem brennenden Feuer befand. Sie stellten sich vor die Öffnung des Ofens, konzentrierten sich eine Weile auf ihre Papierrollen und warfen sie schließlich ins Feuer. Ich sprach die beiden an und bat sie mir zu erzählen, was diese Rituale bedeuten. Sie erklärten mir: »Zu diesem Tempel kommen Menschen, die Sorgen haben. Es gibt acht Götter, von jedem erbitten wir uns etwas für unsere Zukunft. Mit den Papierrollen übergeben wir unsere Sorgen dem Feuer«.

Der junge Leiter eines kleinen Bungalow-Resorts, das vom Tsunami vollkommen zerstört worden war, antwortete mir auf die Frage, wie er den 26. Dezember, den Jahrestag der Katastrophe verbringen werde, mit einem Lächeln: »Am Morgen gibt es ein gemeinsames Beten aller Religionsgemeinschaften. Das Vergangene soll seinen Platz haben. Aber dann will ich, dass der 26. Dezember ein normaler 26. Dezember ist. Ich will keine weinenden Touristen sehen, für mich ist es, als versuchten sie, ihre Toten festzuhalten, das hilft nicht weiter. Letztes Jahr bin ich alleine mit dem Fahrrad in die Berge gefahren, 150 Kilometer lang habe ich mich darauf konzentriert, den Weg zu finden und nicht zu stürzen.« Loslassen und sich darauf konzentrieren, seinen – neuen – Weg zu finden, statt verzweifelt an dem festzuhalten, was vergangen ist. Dass jede Art von Bewegung und Sport auf dem Weg zu diesem Ziel sehr hilfreich sein kann, deckt sich auch mit meiner persönlichen Erfahrung.

Die Erlebnisse meiner Reise und die Rückmeldungen meiner Leser haben mich weiter dafür sensibilisiert, wie vielfältig und unterschiedlich die Möglichkeiten sind, persönliche Krisen zu bewältigen und zu überwinden. Eine Patentlösung für solche schweren Lebenssituationen gibt es nicht.

Ich wünsche Ihnen, liebe Leserin, lieber Leser, dass die Berichte von Menschen in diesem Buch, die mit schwersten Katastrophen und Krisen konfrontiert waren, Ihnen Mut machen, aktiv Ihren eigenen Weg zu suchen. Mit Hugo von Hofmannsthal bin ich mir sicher, dass dieser Weg genau im Zentrum des Schmerzes zu finden ist.

Khao Lak, Thailand, im März 2014

Erster Teil:

Das unversicherbare Leben

Die Menschen werden nicht durch die Dinge, die passieren, beunruhigt, sondern durch die Gedanken darüber.

Epikur

1. Die Krisen- und Überforderungsgesellschaft

Seit die Menschheit auf der Erde lebt, ist sie immer wieder von schweren Katastrophen und Unglücken heimgesucht worden. Durch Erdbeben, Vulkanausbrüche, Flutwellen, Seuchen oder Kriege verloren Zehntausende, Hunderttausende, sogar Millionen Menschen ihr Leben. Von den persönlichen Schicksalsschlägen, von denen auch in den Geschichtsbüchern selten zu lesen ist, gar nicht zu reden. Auch wenn wir persönlich davon nicht betroffen waren: sowohl in der menschlichen Psyche als auch in unserem körperlichen Gedächtnis sind diese Bedrohungen verankert.

Zieht man Aufzeichnungen von den frühen Katastrophen der Neuzeit bis zur Gegenwart in Betracht, kommen pro Jahr im Schnitt mindestens 80 000 Menschen allein durch Naturkatastrophen ums Leben, verlieren ihr Hab und Gut, ihre Angehörigen, leiden unter gesundheitlichen Folgen. Wenn man diese Zahlen bedenkt, könnte man meinen, ein Großteil der Menschheit müsste schwer traumatisiert und längst verzweifelt sein. Denn die meisten Überlebenden einer solchen Katastrophe erfüllen genau die Voraussetzungen, die seit den 1980er Jahren den Begriff Trauma definieren: Es handelte sich stets um plötzliche, lebensbedrohliche Ereignisse, bei denen die Menschen einen schweren Schock, Hilflosigkeit und Todesangst erlebten. Wie kommt es, dass dennoch nicht alle traumatisiert sind?

Es scheint, dass wir im Laufe der Evolution auch psychisch einiges an Handwerkszeug mitbekommen haben. Trotz immenser Belastungen und deprimierender Rückschläge bei unseren Bemühungen um eine sichere und lebenswerte Zukunft stecken in uns ein starker Überlebenswille und ein erstaunlicher Pragmatismus. Die Menschheit hat sich immer wieder an die Widrigkeiten des Lebens angepasst und Kräfte entwickelt, auf die wir uns verlassen und in kleinen wie in großen Krisen zurückgreifen können. Theoretisch könnten wir aus dem enormen Reservoir an Ressourcen schöpfen, das die Menschheit in der Geschichte ihrer Evolution stetig ergänzt und perfektioniert hat. Tatsächlich haben wir es aber ganz offensichtlich im Laufe der Zeit verlernt, auf unsere Instinkte zu hören, unseren ureigenen Kräften, unserer Selbstwirksamkeit zu vertrauen.

Seit geraumer Zeit schon stelle ich fest, dass immer mehr Patienten mit unspezifischen Angstzuständen in meine Praxis kommen, die nicht in das übliche Diagnoseschema passen. Burnout mag derzeit eine Modediagnose sein, die manchem vielleicht etwas zu leichtfertig attestiert wird; Tatsache ist jedoch, dass eine wachsende Anzahl von Menschen in unserem Land den Anforderungen des Lebens offenbar nicht mehr gewachsen ist. Sie leiden unter Zukunftsängsten und dem enormen Druck, sich in der Arbeitswelt, der Familie, ja sogar während der Freizeit ständig beweisen zu müssen. Viele agieren bereits am Limit ihrer Kraft und haben das Gefühl, die Kontrolle über ganze Lebensbereiche verloren zu haben, mehr und mehr fremdbestimmt zu sein.

In Deutschland beziehungsweise Europa ist das beste Beispiel dafür wohl die Finanzkrise. Kaum jemand versteht noch, wie Heuschrecken, Banken, Bonuszahlungen, Immobilienblasen, Rettungsschirme, Euro-Bonds und dergleichen mehr funktionieren. Man fühlt sich zum passiven Zuschauer degradiert, der Abend für Abend beim Ansehen der Nachrichten ein Stück mehr Kontrolle verliert und verunsichert zurückbleibt. Die sich global immer stärker ausweitende ökonomische Unsicherheit ist selbst von Optimisten nicht mehr schönzureden. Unser gesunder Menschenverstand sagt uns: Man kann nur das ausgeben, was man hat, und nur den Kredit in Anspruch nehmen, den man auch abbezahlen kann. Aber was im Kleinen gilt, scheint im Großen nicht zu gelten. Wir verlieren den Überblick über das, was da möglicherweise auf unserem Rücken ausgetragen wird, und verspüren die Angst, Teil eines Untergangsszenarios zu werden und nichts dagegen ausrichten zu können. Diese Angst ergreift auch jene, die nicht – wie etwa die Menschen im Süden Europas – von harten Sparmaßnahmen oder gar Jobverlusten betroffen sind. Sie manifestiert sich in der Befürchtung, das ganze eigene Lebenskonzept könne mit einem Mal ins Wanken geraten.

Nun mag die aktuelle Krise durchaus Anlass zur Besorgnis geben, was die wirtschaftlichen und finanziellen Rahmenbedingungen angeht. Sie trifft uns aber auch in einer Zeit, in der sich eine Art Weltuntergangsstimmung längst zusammengebraut hat. So ernst diese Lage auch ist, ich glaube, dass viele Menschen mit zu großen Unsicherheitsgefühlen reagieren, die ihr ganzes Leben negativ beeinflussen, weil sie es lange Zeit nicht geübt haben, Krisensituationen zu erleben und sie aktiv anzugehen. Es kommt mir manchmal sogar so vor, als habe sich bei vielen Menschen die Grundhaltung etabliert, dass eine Änderung der Lebensgewohnheiten nicht vorgesehen ist. Nicht im Sinne von Einschränkung und schon gar nicht im Sinne einer fundamentalen Änderung der Parameter, beispielsweise durch eine Krankheit, einen Schicksalsschlag, der alles auf den Kopf stellt. Es kann nicht sein, was nicht sein darf. Wir gehen dabei sogar so weit, dass wir Anzeichen einer Krise ignorieren. Viele meiner Patienten haben sich über längere Zeit über körperliche Symptome hinweggesetzt, um ihre Leistungsfähigkeit zu steigern oder zu halten, haben Schlafstörungen und Rückenbeschwerden mit Medikamenten bekämpft oder Pillen geschluckt, wenn der Magen signalisierte, dass er »sauer« auf die Lebensführung der Betreffenden ist. Die Wenigsten konnten erkennen, dass der Körper ihnen damit etwas sagen wollte. Wir alle überschreiten unsere Grenzen nur allzu bereitwillig, reizen alles aus bis zum Äußersten und bringen damit unser ureigenes Alarmsystem zum Schweigen. Die Ursachen blenden wir gerne aus, bekämpfen stattdessen die Symptome, man will ja funktionieren. Damit schwächen wir jedoch unsere Fähigkeiten, im Ernstfall auch mit Notsituationen umgehen zu können. Und mehr noch: Dieser Hang zum Ausblenden in Kombination mit der latenten Angst, an den immer komplexer werdenden Anforderungen des Lebens zu scheitern, lähmt viele Menschen schon beim kleinsten Anzeichen einer drohenden Veränderung. In unserem Bedürfnis, mit aller Macht am »Bewährten« festhalten zu wollen, um nicht noch stärker verunsichert zu werden, schaden wir jedoch letztlich uns selbst. Psychisch und physisch.

Augen zu und durch?

Häufig werden aufkommende Problemkonstellationen und sogar solche, die sich schon zu handfesten Krisen entwickelt haben, von den Betroffenen nicht sensibel genug wahrgenommen oder gar geleugnet. Erfahrungsgemäß neigen mehr Männer zu dieser Haltung als Frauen. Sie wollen Härte zeigen, nicht als Weichei gelten und ignorieren oft hartnäckig körperliche oder psychische Symptome.

Wenn Menschen eine traumatische Situation erleben, ist die erste Reaktion ein innerer Aufschrei: »Das kann nicht sein!« In unserem Alltag folgt darauf häufig die Schlussfolgerung: »Was ich nicht sehen will, ist auch nicht da.« Wir wollen nun einmal nicht gerne aus unserer Normalität herausgerissen werden, wenn sich Probleme andeuten. Um Krisen oder Schwierigkeiten bewältigen zu können, müssen wir aber immer etwas verändern – entweder an den situativen Bedingungen, die uns belasten, oder an uns selbst. Veränderungen werden von vielen Menschen jedoch als unangenehm empfunden, sie machen Angst. Deswegen begnügen wir uns zunächst einmal damit, mehr oder weniger den Kopf in den Sand zu stecken und so zu tun, als könne alles weitergehen wie bisher. Hinzu kommt, dass viele Menschen ein starkes Bedürfnis nach Harmonie haben und Auseinandersetzungen eher scheuen.

Situationen, in denen wir so reagieren, dürfte jeder von uns aus dem Alltag kennen: In der Arbeit schwelt ein Konflikt unter Kollegen, aber keiner schafft es, dies anzusprechen. Alle machen weiter wie bisher, spüren aber, dass sich die Stimmung im Team geändert hat. Im Laufe der Zeit stauen sich viel Frust und Ärger an, der sich dann oft an ganz falscher Stelle ein Ventil sucht. Etwa, indem einer der Kollegen bei einem nichtigen Anlass die Fassung verliert und emotional »explodiert«. Die Anderen reagieren verblüfft, können diesen unverhältnismäßigen Ausbruch nicht einordnen.

Auch viele Paare kennen das Gefühl, sich an einer Eigenart oder einer Verhaltensweise des Partners zu stören, ein Gespräch darüber aber lange Zeit vor sich her zu schieben. Es ergeben sich latente Spannungen, die immer weiter zunehmen, bis aus dem eher kleinen

Gefühl der Unzufriedenheit ein gravierendes Problem wird. Beide Seiten werden immer missmutiger, es kann keine richtige Freude und Nähe mehr aufkommen. Man ist auf Nebenschauplätze ausgewichen und gerät zunehmend wegen Kleinigkeiten in Streit. In solchen Scharmützeln entladen sich dann auch die Vorwürfe, die man so lange verschwiegen hat. Und zwar auf eine sehr angespannte und oft vollkommen übertriebene Art und Weise, so dass der Partner das Gesagte nicht annehmen kann. Stattdessen reagiert er verletzt, schlägt verbal zurück – und plötzlich steckt man in einer ernsthaften Beziehungskrise.

Ich bin im Laufe der Zeit einer ganzen Reihe von Menschen begegnet, die Krisen über viele Monate oder manchmal auch Jahre vor sich selbst geleugnet haben und sich im Nachhinein eingestehen mussten, dass sie sich viel Leid hätten ersparen können, wenn sie ehrlicher zu sich selbst gewesen und frühzeitig konsequenter gehandelt hätten. Einen besonders tragischen Fall für diese Verdrängungshaltung erlebte ich dabei in meinem persönlichen Umfeld: Ein Freund von mir arbeitete als Wissenschaftler in der Verwaltung einer großen Versicherungsgesellschaft, bei der er Softwareprogramme für Lebensversicherungen entwickelte. Er war ein sehr intelligenter Mann, dessen Leben von außen betrachtet erfüllt und glücklich aussah. Er hatte eine nette Frau, zwei gesunde Kinder, ein wunderschönes Haus, zahlreiche soziale Kontakte und hielt sich mit Rudern fit. Man konnte meinen, er hätte die idealen Voraussetzungen für ein glückliches Leben gehabt. Dabei hatte er ein gravierendes Problem: Als studierter Philosoph galt seine Leidenschaft ganz anderen Themen. Da er in diesem Bereich keine Anstellung gefunden hatte, war er bei jener Versicherung gelandet. Er verdiente nicht schlecht, litt aber unter der mangelnden Herausforderung. Innerlich wurde er immer unzufriedener, der von Natur aus lebensfrohe Mann wurde von Tag zu Tag stiller und niedergeschlagener. Im Job lieferte er eine tadellose Leistung ab, aber seine Beziehung zu den Kollegen litt unter seiner zunehmenden Verdrossenheit. Abends begann er, seine Stimmung mit Alkohol aufzuhellen; er schlief immer schlechter, reagierte gereizt auf die Familie, die Spannungen nahmen zu. Er geriet in einen Teufelskreis: Unzufriedenheit, das Gefühl, am falschen Platz zu sein, negative Reaktionen seiner Mitmenschen auf seine emotionalen Schwankungen, die er wiederum als Kränkungen empfand und so das Gefühl hatte, von niemandem mehr verstanden zu werden. Seine Stimmung wurde immer düsterer. Der Hausarzt verschrieb ein Antidepressivum, »damit Sie wieder auf die Beine kommen«, sein zu hoher Blutdruck wurde medikamentös behandelt.

Bei einem unserer privaten Treffen erzählte er mir, er fühle sich im Job wie in einem »Irrenhaus«. Als ich ihm zu einer Kündigung riet, winkte er ab. Das sei undenkbar, er habe schon in seinem Elternhaus gelernt, dass man durchhalten müsse und nicht so schnell aufgeben dürfe, wenn einem etwas nicht passe. Vor allem aber dürfe er die Sicherheit, die diese Arbeit ihm und seiner Familie gebe, nicht leichtfertig aufs Spiel setzen. In den folgenden Wochen entwickelte sich sein Alkoholkonsum zum Missbrauch und er ließ sich auf eine Beziehung mit einer anderen Frau ein. Eine Ehekrise war die Folge, er trennte sich vorläufig von seiner Familie und zog in eine kleine Wohnung.

In einem anderen Gespräch, das wir noch führten, äußerte er dann ganz klar, dass die Situation ihn kaputt mache, er aber nicht in der Lage sei, den Grund für seine inzwischen handfeste Depression anzugehen und seine Arbeitssituation zu verändern. Er habe schlicht nicht den Mut dazu. Die medikamentöse Behandlung brachte keinen Erfolg, da es letztlich nur Versuche waren, die Symptome zu bekämpfen, ohne der Ursache seines Leidens auf den Grund zu gehen. Sein Wille, sich »durchzubeißen«, selbst wenn es schon längst nicht mehr sinnvoll war, zeigte sich auch, als er trotz eines langwierigen grippalen Infekts exzessiv auf der Ruderstrecke trainierte. Auch eine Form von Flucht. Seine Frau, zu der er inzwischen wieder zurückgekehrt war, fand ihn tot am Schreibtisch, vor sich eine philosophische Fachzeitschrift. Er hatte – wie so vieles anderes – eine Herzmuskelentzündung ignoriert und sich mit dem Rudertraining vollkommen überfordert.

Nicht zuletzt durch diesen tragischen Verlust eines guten Freundes ist mir schmerzlich klar geworden, dass es in uns bestimmte Bedürfnisse gibt, die wir nicht ignorieren dürfen, weil wir sonst krank werden oder daran zerbrechen können. Wir müssen uns selbst und unser Tun immer wieder hinterfragen: Können wir unsere Gefühle und Wünsche übergehen? Ist es sinnvoll, dass wir zurückstecken und uns anpassen? Oder geht es um fundamentale Bedürfnisse, denen wir nachkommen müssen, um uns nicht selbst zu schaden?

Diese Unterscheidung ist sicherlich nicht immer einfach zu treffen, aber es gibt glücklicherweise einen Verbündeten, auf den wir uns verlassen können: unseren Körper. Er gibt uns immer Rückmeldungen darüber, wie wir mit uns umgehen, und sendet eindeutige Zeichen, wenn wir nicht sorgsam auf unsere Grenzen achten und uns damit schaden. Leider stehen viele Menschen in eher schlechtem Kontakt mit ihrem Körper; sie erwarten, dass dieser funktioniert und nicht weiter stört. Zeichen, die er aussendet, werden wiederholt übergangen, man beißt sich durch, obwohl man unter Kopf- oder Rückenschmerzen leidet. Die kann man schließlich mit Medikamenten betäuben, man macht weiter wie bisher und muss nichts verändern.

Wenn wir aber ernsthaft auf die Signale unseres Körpers hören, erkennen wir, welche Gefühle wichtig sind, und können sie von weniger wichtigen unterscheiden. Und bei solchen wichtigen Signalen müssen wir den Mut aufbringen, rechtzeitig Veränderungen anzugehen, auch wenn sie unbequem sind.

Der ungebetene Gast

Eine meiner Patientinnen klagte darüber, dass sie immer in den unpassendsten Momenten starke Kopfschmerzen bekäme – vor allem wenn sie sich »etwas Schönes« vorgenommen habe. Ihr Freund sei davon schon ganz genervt, sie habe inzwischen Angst, ihn zu verlieren, da sie mehrfach im letzten Moment einen Ausflug oder eine Reise habe absagen müssen. Vor einem seit langem geplanten Urlaub in die Berge hatte sie sogar einen Migräneanfall erlitten, mit Übelkeit und starken Kopfschmerzen und mehrere Tage allein im abgedunkelten Schlafzimmer im Bett gelegen. Diese Anfälle stressten sie unheimlich, aber sie könne beim besten Willen nichts dagegen machen. Medikamentöse Behandlungsversuche hätten keinen Erfolg gebracht.

Ich machte meiner Patientin den Vorschlag, die Migräneanfälle in ein Bild zu übertragen. Sie solle sich vorstellen, die Anfälle seien ein ungebetener Gast: »Dieser ungebetene Gast kommt einfach in Ihr Haus, er kümmert sich nicht darum, ob die Tür verschlossen ist oder nicht. Plötzlich steht er mitten im Raum und nervt Sie mit seiner aufdringlichen Art. Sie haben ihn schon oft gebeten, wieder zu gehen, ihn rausgeschmissen und Hausverbot erteilt. Aber er schafft es immer wieder, auf unerklärliche Weise, selbst wenn Türen und Fenster verschlossen sind. Dann tritt er Ihnen gegenüber, grinst Sie unverschämt an und macht Ihnen Kopfschmerzen. Und wenn er dann endlich mit einem hämischen Lachen verschwindet, ruft er Ihnen noch zu, er werde wiederkommen, gerade wenn Sie nicht mit ihm rechnen würden. Darauf könnten Sie sich verlassen!«

Ich bat nun die Patientin, der das Bild des ungebetenen Gastes sehr stimmig für ihre Gefühlslage erschien, diese »Person« zu beschreiben. Sie schilderte einen schwarz gekleideten Mann mit einem gelben Umhang, einem weiß geschminkten Gesicht mit einem ekelhaft-unheimlichen Grinsen – insgesamt eine zutiefst unangenehme Erscheinung. Als Nächstes schlug ich ihr vor, den ungebetenen Gast an den Tisch zu bitten und mit ihm einen Kaffee oder Tee zu trinken. Sie solle ihn fragen, wie es ihm gehe und warum er immer zu ihr komme. Die Patientin war nicht sonderlich begeistert von dem Vorschlag, aber sie ließ sich darauf ein. Tatsächlich entwickelte sich ein interessantes »Gespräch« zwischen ihr und dem ungebetenen Gast. Dabei wurde deutlich, dass die ominöse Erscheinung sehr ärgerlich auf die Patientin war: Er würde nie danach gefragt, was er brauche und auf was er Lust habe, sondern müsse immer nur das tun, was die anderen wollten. Das störe ihn so sehr, dass er jetzt eben sie immer wieder stören müsse. Auf die Frage, was ihn besänftigen könne, was er denn brauche, um selbst mehr zur Ruhe zu kommen, antwortete er: »Frag mich doch einfach mal, was ich möchte – und tu das dann auch mit mir.« Wenn sie hin und wieder auf seine Wünsche und Bedürfnisse eingehe, käme er ab und zu mal zum Kaffeetrinken vorbei, um zu sehen, ob alles in Ordnung sei. Aber »stören« müsse er sie dann nicht länger.

Der Patientin ging durch diese Begegnung mit ihrem Inneren –

nichts anderes war der »ungebetene Gast« – ein Licht auf. Sie erkannte, dass sie immer versucht hatte, sich an die Interessen und Bedürfnisse ihres Freundes anzupassen, die ihren eigenen im Grunde gar nicht entsprachen. Während er mit ihr zu einer Oldtimershow oder zu einem Autorennen wollte, wäre sie viel lieber in eine Kunstausstellung gegangen. Nachdem er einmal abfällig entgegnet hatte, so etwas interessiere ihn nicht, hatte sie sich nicht mehr getraut, eigene Vorschläge zu machen. Sie war geleitet von ihrer Angst, den Partner zu verlieren, und hatte sich immer wieder überwunden, Dinge zu tun, die sie nicht wollte. »Ich hasse diesen Autokult!«, brach es nun aus ihr heraus. Und einen Urlaub in den Bergen fände sie, ehrlich gesagt, auch nicht toll, viel schöner fände sie es, ans Meer zu fahren.

Ihre Angst, das zu verlieren, was sie hatte, war stärker als ihr Wunsch, die Beziehung nach ihren Vorstellungen zu verändern. Mit dem Effekt, dass sie ihre eigenen Bedürfnisse zuerst nicht so wichtig genommen und schließlich vollkommen ignoriert hatte. Ihr Körper hatte früher erkannt, dass es ihr nicht guttat, die eigenen Interessen immer hintanzustellen. Seine Signale waren eindeutig gewesen.

Meiner Patientin stand nun eine schwierige und anstrengende Auseinandersetzung mit ihrem Freund bevor, die entweder eine Verbesserung in ihrem Sinne bringen oder möglicherweise ein Ende der Beziehung bedeuten würde. Es kostete sie einige Kraft, aber sie schaffte es, mit ihrem Freund über ihre Unzufriedenheit zu reden und nach Lösungen zu suchen. Er reagierte zunächst sehr erstaunt, auch fiel es ihm nicht leicht zu akzeptieren, dass seine Partnerin offenbar nicht mehr so »pflegeleicht« war wie früher. Letztendlich stieg sie jedoch in seinem Ansehen, da sie nun ein eigenes Profil zeigte. Beide suchten und fanden gemeinsam Kompromisse für ihre unterschiedlichen Interessenlagen. Heute sagt meine Patientin, aufkommende Kopfschmerzen seien ein Warnsignal für sie: »Achtung, pass mal auf, dass du nicht wieder Dinge tust, die du gar nicht willst!« Aus dem ungebetenen Gast, der sie so gequält hatte, ist ein Verbündeter geworden, der ihr hilft, besser auf ihre innere Stimme zu hören und auf ihr psychisches Gleichgewicht zu achten.

Wenn wir es also schaffen, die Warnsignale unseres Körpers rechtzeitig wahrzunehmen und uns zu überlegen, worauf diese uns hinweisen könnten, lassen sich Krisen bereits zu einem sehr frühen Zeitpunkt erkennen. Damit haben wir viel bessere Chancen, Weichenstellungen vorzunehmen, damit wir uns gar nicht erst in eine Sackgasse hineinmanövrieren. Kopf-, Rücken-, Magenschmerzen und andere Symptome haben uns viel zu sagen: Wir müssen hinschauen und hinhören und die richtigen Konsequenzen ziehen.

Burnout, hoher Blutdruck, Beta-Blocker?

Immer mehr Menschen in unserer Gesellschaft geraten in einen ungesunden Kreislauf aus zu viel Stress (oder den falschen Umgang damit) und dem Versuch, sich mit Medikamenten über Wasser zu halten. Die Betroffenen leiden meist schon über längere Zeit unter einer Belastung, der sie sich nicht gewachsen fühlen; mit erhöhtem Energieaufwand kämpfen sie sich dennoch durch. Nicht wenige entwickeln einen erhöhten Blutdruck. Das ist ein deutliches Alarmzeichen und kann unbehandelt zu Herzinfarkt, Schlaganfall und anderen schweren Erkrankungen führen. Viele Ärzte verschreiben in Fällen von stressbedingtem Bluthochdruck sogenannte Beta-Blocker. Die natürlichen Stressreaktionen, die wir bei Gefahr und zu großer Anspannung entwickeln, schlagen durch diese Medikation nicht mehr auf die Organe durch; die Blocker verhindern, dass uns ein erhöhter Blutdruck darauf hinweisen könnte, dass wir eine Gefahr oder Belastung beseitigen müssten. Die Betroffenen können ungesunde Stresssituationen weiter auf sich laden, sie bleiben arbeitsfähig (das ist wichtig in unserer Leistungsgesellschaft!) und müssen sich nicht um die Ursachenbewältigung kümmern.

In den meisten Fällen wird so ein eigentlich untragbarer Zustand mit Unterstützung der Medikamente künstlich über eine lange Zeit aufrechterhalten, bis die Betroffenen zusammenbrechen, an einer Depression erkranken oder im Burnout enden. In letzter Zeit haben sich immer wieder Personen, die in der Öffentlichkeit stehen und auf hohem Leistungsniveau agieren, darüber geäußert, dass sie jahrelang über ihre Grenzen gegangen sind und schließlich das Handtuch werfen mussten. Tim Mälzer, Ralf Rangnick oder Miriam Meckel sind einige der Prominenten, die mit der Diagnose Burnout konfrontiert wurden.

Das starre Festhalten an Denk- und Verhaltensmustern, für die man sich einmal entschieden hat und die man unter allen Umständen aufrechtzuhalten versucht, begünstigt einen Zusammenbruch. Das ist wie bei Paaren, die sich schon seit vielen Jahren nichts Positives mehr geben können, gegenseitig unter emotionaler Kälte leiden, aber den Schritt, sich zu trennen, nicht wagen. Eine Haltung, die direkt aus der Krise in die persönliche Katastrophe hineinführen kann. Am Ende steht oft die bittere Erkenntnis, dass man den Zeitpunkt verpasst hat, wo man noch hätte reagieren können, dass der Mut gefehlt, man einfach weitergemacht und das Leid dadurch letztlich nur verlängert hat.

Eine Kollegin von mir, eine Psychologin, die in einem großen Unternehmen arbeitete, war mir diesbezüglich ein Lehrbeispiel, das mich in ungläubiges Erstaunen versetzte, obwohl ich glaubte, mich mit dieser Problematik auszukennen. Die Psychologin nahm zusammen mit ihren Teamkollegen an einer von mir geleiteten Supervisionsgruppe teil. Wir besprachen die Arbeitsprozesse des Teams und gingen auch auf Konflikte ein, die sich untereinander ergeben hatten. Dabei trat die Kollegin immer sehr »tough« auf, sie wirkte hart, verbissen, angriffslustig und lächelte selten. Ihre Kollegen schätzten sie wegen ihrer Fachkompetenz, hatten es menschlich aber nicht immer leicht mit ihr. Nachdem sie bei einem weiteren Treffen der Gruppe nicht dabei gewesen war, erfuhr ich, dass sie längere Zeit ausfallen würde und es unklar sei, ob sie überhaupt zurückkäme. Bei ihr war eine Krebserkrankung diagnostiziert worden, sie musste operiert werden und sich einer Bestrahlung unterziehen. Die Prognose war nicht gerade günstig.

Etwa zwei Jahre später kam eine mir unbekannte hübsche Dame in meine Praxis, die mich anlächelte, aber nichts sagte. Ich bat sie herein und fragte, wie ich ihr helfen könne. Sie lächelte weiter und fragte mich, ob ich sie nicht erkennen würde. Ich verneinte, nur ihre Stimme kam mir irgendwie bekannt vor. Es stellte sich heraus, dass es besagte Kollegin war. Sie hatte nicht nur ihr Äußeres vollkommen verändert, sondern war eine ganz und gar veränderte Erscheinung, eine andere Persönlichkeit. Gleich zu Beginn unserer Unterhaltung sagte sie den unglaublichen Satz: »Gott sei Dank habe ich diese Krebserkrankung bekommen! Sie hat mir das Leben gerettet.« Und dann erklärte sie mir, dass ihr erst durch die Erkrankung klar geworden war, wie falsch sie bis zum Ausbruch der Krankheit gelebt hatte. Sie hatte Beziehungen gehabt, die sie nicht wollte, eine Arbeit, die sie wenig interessierte, Heterosexualität gelebt, obwohl sie homosexuell fühlte – kurz: ein Leben geführt, das ihr in relevanten Bereichen nicht entsprach.

Sie erklärte mir, dass sie sich früher regelrecht gehasst habe, bis die Erkrankung sie gezwungen hätte, über ihr Leben nachzudenken und Bilanz zu ziehen. Ein Weg der Selbstfindung, auf dem sie vieles radikal veränderte. Während sie früher Geld und Konsum für glückbringend erachtet habe, seien ihr nun Kontakte zu Freunden und Familie viel wichtiger. Sie wirkte zufrieden und in sich ruhend und sagte selbst, ihr Leben sei endlich in Balance gekommen. Auch ihre Arbeit hatte sie gewechselt. Sie machte inzwischen eine bestimmte Therapieausbildung, um später andere Menschen auf dem Weg zur Selbstfindung begleiten zu können. Sie hat die schlimme Diagnose als Chance begriffen und einen Neuanfang gewagt.

Es ist leider häufig so, dass wir erst mit dem Rücken zur Wand stehen müssen, bis wir etwas ändern. Manche schaffen es nicht einmal dann. Wer zu lange »falsch« im hier gemeinten Sinn lebt, wird schlimmstenfalls bitter dafür bezahlen müssen.

Mut zur Veränderung, wenn sie denn ansteht in unserem Leben, kann uns davor schützen. Schlussendlich können wir auf Dauer weder gegen unseren Körper noch gegen unsere Psyche agieren. Beide vergessen nicht, beide werden sich früher oder später melden und mit einer Erkrankung auf sich aufmerksam machen. Das ist keine neue Erkenntnis, trotzdem leben wir weite Teile unseres Lebens so, als müsse dieser vermeintliche Stein der Weisen erst noch gefunden werden. Denn oft dauert es bis zum totalen Zusammenbruch, bis wir bereit sind, hinzusehen und die Reißleine zu ziehen.

2. Über gefühlte und reale Bedrohungen

Die Wahrscheinlichkeit, einen solchen Zusammenbruch zu erleiden, scheint in unserer Zeit gestiegen zu sein. Ich habe eingangs bereits erwähnt, dass die Zahl psychischer Erkrankungen zugenommen hat. Die Gründe dafür mögen individuell verschieden sein, doch es gibt einige Faktoren, die das begünstigen, was ich unter dem Begriff »zunehmende Lebensangst« zusammenfassen möchte. Ein ganz wichtiger Aspekt ist die Tatsache, dass wir uns als immer weniger selbstwirksam erleben. Man muss nur die Zeitung aufschlagen oder den Fernseher anschalten: Wir verstehen viele Zusammenhänge nicht mehr und können konkret immer weniger Einfluss nehmen. Die Technik eines außer Kontrolle geratenen Atomkraftwerks, die Veränderung des Weltklimas, der gewaltige Euro-Rettungsschirm und die ominösen Finanzhebel – wer versteht das wirklich noch? Die Komplexität dieser ganzen Problemfelder, die uns zunächst nur mittelbar betreffen, verunsichert uns massiv. Hinzu kommen jedoch weitere potenzielle Problemfelder, die uns ganz direkt berühren, wie Familie, Arbeit oder Gesundheit. Viele meiner Patienten berichten mir, dass der Druck am Arbeitsplatz in den vergangenen Jahren massiv angestiegen ist. Zunehmende Technisierung, ein größeres Pensum bei weniger Mitarbeitern und die Furcht, dagegen aufzubegehren, weil man nicht als »stressanfällig« gelten will, sind ein idealer Nährboden dafür, dass man sich übernimmt und die eigenen Grenzen überschreitet. Psychische Belastungsstörungen und psychosomatische Beschwerden sind die Folge.

Die Angst zu scheitern wird dadurch verstärkt, dass wir nahezu täglich allein schon durch die Medien mit Bildern von Unglücken, Katastrophen, Gewalttaten, politischen Unruhen, Flüchtlingsströmen und unglaublichem menschlichem Leid konfrontiert sind. Wir »konsumieren« diese Nachrichten morgens beim Lesen der Zeitung, online über einen News-Ticker, später beim Abendessen oder zwischen zwei Filmen, wissen heute oft nicht mehr, welche Katastrophe gestern aktuell war, geschweige denn vorgestern. Diese Dauerberieselung führt dazu, dass wir »gefühlt« den Eindruck haben, die Welt werde immer schlimmer, das Elend immer größer. Statistisch gesehen haben weder Gewalttaten noch schwere Unglücke zugenommen, wohl aber die Berichterstattung darüber. Über das Internet kann man quasi live dabei sein, verwackelte Handyfilme, getwitterte Botschaften und Blogs machen das Erleben unmittelbar und tragen es in unsere Wohnstuben hinein. Katastrophen vom anderen Ende der Welt rücken uns plötzlich ganz nah, es gibt einen »Brennpunkt« oder ein »Heute Spezial« dazu im Fernsehen, wir können das Leid in Großaufnahme betrachten. Was ist der Zweck dieser Berichterstattung? Müssen wir wirklich wissen, ob in einer Bergregion im Kaukasus ein Bus mit 25 Insassen abgestürzt ist und nur fünf überlebt haben? Ändert es etwas an der Situation der bedauernswerten Opfer oder an unserer eigenen? Das Einzige, was wirklich dadurch tangiert wird, ist unser Sicherheitsgefühl. Wir gruseln uns, sind schockiert und betroffen, überweisen vielleicht bei einer großen Katastrophe rasch eine Geldspende – und haken das Ganze schnellstmöglich ab.

Aber können wir diese Eindrücke wirklich wegzappen? Aus den Augen, aus dem Sinn? Oder setzen sich diese Bilder und Berichte nicht doch irgendwo in unserem Kopf, unserem Inneren fest und zementieren so den Eindruck der eigenen Machtlosigkeit? Wir alle haben die schrecklichen Bilder der Terroranschläge am 11. September 2001 noch lebhaft im Kopf. Bilder von den Zwillingstürmen des World Trade Center, die durch Passagiermaschinen zum Einsturz gebracht wurden. Diese Szenen haben sich ins kollektive Gedächtnis eingebrannt. Seitdem sei in der Welt nichts mehr, wie es war, hörte man in der Folgezeit immer wieder. Und in der Tat hat sich die Welt verändert: Die Bilder der zusammenbrechenden Zwillingstürme wurden zum Symbol für die Fragilität unserer Welt, in diesem Fall auch des westlich-kapitalistischen Systems. Eine diffuse Bedrohung war plötzlich fassbar geworden, man benannte eine »Achse des Bösen«, zwei Kriege folgten als mittelbare Reaktion auf die Anschläge. Das vermeintlich stabile Machtgefüge – die USA und damit der Westen und sein demokratisches Weltverständnis – geriet mit den Türmen ins Wanken.

In unserem Gehirn haben die Bilder aus New York genauso Spuren hinterlassen wie die der verheerenden Tsunami-Welle am zweiten Weihnachtstag des Jahres 2004 oder des Atomunglücks in Japan, dessen Folgen für Menschen und Umwelt bis heute nicht absehbar sind. Sie arbeiten in uns weiter, nähren das Gefühl der eigenen Unzulänglichkeit, der Überforderung und schüren die Furcht vor einem persönlichen Schicksalsschlag, der einen vollends aus der Bahn werfen würde. Ein nagendes Gefühl setzt sich in uns fest, eine solche persönliche Katastrophe nicht bewältigen zu können. Sozusagen der letzte Tropfen, der das Fass zum Überlaufen bringen würde, der Stein zu viel, der das Lebensgebäude, das man mit letzter Kraftanstrengung aufrechterhalten hatte, zusammenbrechen ließe. Denn die innere Beschäftigung mit den Schreckensmeldungen, wenn auch nur auf »Sparflamme«, führt zu einem mehr oder weniger bewusst ablaufenden Abwägen: zwischen dem, was die Katastrophe an Gefühlen auslöst, und den vermuteten eigenen Fähigkeiten, diese zu bewältigen. Da diese Fähigkeiten tendenziell unterschätzt werden, führt die mediale Dauerberieselung letztlich dazu, dass die eigene Angst potenziert wird. Es entsteht ein Gefühl ständiger Bedrohung, ganz so als gäbe es tatsächlich ein deutlich erhöhtes Risiko in unserem Leben. Unser Sicherheits- und Selbstkompetenzgefühl wird mehr und mehr in Mitleidenschaft gezogen.

Man kann diese fatale Spirale des Zeitphänomens Angst auch mit einem Ansatz aus der Gestaltpsychologie erklären. Ich habe ja bereits erwähnt, dass der Konsum von Katastrophenmeldungen auf zwei Ebenen abläuft: das äußerliche »Abhaken« und das innerliche »Weitergären«. In der Gestaltpsychologie gibt es die Termini »geschlossene« und »offene Gestalt«. Unter einer »geschlossenen Gestalt« versteht man das, was wir als Arbeitsablauf oder Problem beendet und gelöst haben und daher hinter uns lassen können. Dagegen beschäftigt uns eine »offene Gestalt« – also Probleme und Arbeitsabläufe, die wir nicht beendet haben – innerlich immer weiter, sie macht uns unruhig, auch wenn wir nicht bewusst daran denken.

Nehmen wir ein Beispiel: Ein nicht abgeklärter körperlicher Schmerz in der Herzgegend, bei dem man nicht weiß, ob es sich um ein Rücken- oder tatsächlich ein Herzproblem handelt, lässt uns doch keine Ruhe, bis wir uns der Sache annehmen und zum Arzt gehen. Etwas Ähnliches geschieht, wenn wir uns ständig Horrorbildern und Katastrophenmeldungen aussetzen: Wenn die Auseinandersetzung mit den meist plakativen Medienberichten immer nur kurz entflammt und die Themen Tod, Verlust, Verletzungen, Entbehrungen rasch wieder verdrängt werden, vollzieht sich eine Veränderung im emotionalen Zentrum des Gehirns, der Amygdala. Dort gehen dann zwar jedes Mal die »Alarmlampen« an, sie melden »Achtung, Gefahr!«, aber es wird nichts unternommen, um die Gefahr zu bannen. Es werden also immer wieder »offene Gestalten« produziert, die ein permanentes Gefühl der Verunsicherung und einer sich verfestigenden Angst erzeugen. Wir lassen uns irritieren, glauben, in der gefährlichsten aller Welten zu leben, und misstrauen unseren Fähigkeiten, in einer solchen Welt bestehen zu können.

Doch wie kommt es eigentlich, dass wir uns in einer Zeit, die – objektiv gesehen – vergleichsweise ruhig ist (zumindest für Deutschland gilt, dass zum Beispiel die Arbeitslosigkeit auf einem historischen Tiefstand ist und das soziale Netz bei aller Kritik engmaschig oder dass Naturkatastrophen oder der Ausbruch eines Krieges unwahrscheinlich sind), so ängstlich und überfordert fühlen? Wie der Hamster im Rad, das sich immer schneller dreht? Müssen wir wirklich so viel mehr stemmen als etwa die Menschen vor fünfzig Jahren? Oder jammern wir nur auf hohem Niveau?

Die Unzufriedenheit wächst, obwohl sich zumindest in unseren Breitengraden die objektiven Lebensbedingungen auf einem sehr hohen Level befinden. Betrachtet man die Entwicklung seit Ende des Zweiten Weltkriegs, kann man feststellen, dass unser Leben in vielen Bereichen vermeintlich einfacher geworden ist. Es gibt enorme technische Fortschritte, die uns das Arbeitsleben erleichtern, wir verfügen – verglichen mit anderen Staaten der Welt – über einen sehr hohen Lebensstandard, alle Bürger haben Zugang zu medizinischer Versorgung, wir sind sozial abgesichert und vieles mehr. Dennoch nehmen die Klagen zu. Ein Blick in die Vergangenheit legt nahe, dass diese Tendenz in dem Maße ansteigt, je größer die materielle Sicherheit ist. Wenn man alten Menschen zuhört, die den Krieg und die kargen Nachkriegsjahre noch erlebt haben oder die während des DDR-Regimes Entbehrungen hinnehmen mussten, so erfährt man häufig, dass diese Zeit zwar als schlimm empfunden wurde und niemand sie sich zurückwünscht, aber dass die innere Zufriedenheit größer gewesen sei. Man habe sich an kleinen Dingen sehr erfreuen können, der Zusammenhalt untereinander sei größer gewesen, man habe sich mehr um den anderen gekümmert und sich gegenseitig unterstützt. Kurz: Es habe mehr Solidarität geherrscht.

Offensichtlich fördern wachsender Wohlstand und das Fehlen einer massiven Bedrohung von außen Missgunst und Egoismus, während man in schweren und entbehrungsreichen Zeiten eher enger zusammenrückt. Auch wenn die äußeren Umstände problematisch sind, scheint der Einzelne ein Mehr an individueller Zufriedenheit zu empfinden. Es wäre sicherlich kein guter Umkehrschluss zu sagen, dass es uns als Gesellschaft erst wieder schlechter gehen oder zu einem Kollaps des Systems kommen muss, damit wir eine andere Haltung einnehmen. Aber wir sollten doch einen Moment innehalten und einen Blick auf das werfen, was uns wichtig ist und wie wir ein glückliches, erfülltes Dasein definieren.

Wir alle streben in unserem Leben nach Sicherheit und Normalität und versuchen uns gegen sämtliche Widrigkeiten abzusichern. Die Versicherungsbranche macht Milliardengewinne, und wir haben das Gefühl, mit all unseren Policen im Schrank gegen alle erdenklichen Unwägbarkeiten gewappnet zu sein. Überhaupt wird alles immer sicherer und besser: Die Autos, die medizinischen Behandlungen, die Technologie, allerorten werden Sicherheits- und Qualitätskontrollen eingeführt, die uns ein Rundum-sorglos-Gefühl vermitteln. Trotzdem gibt es immer wieder Ereignisse, die uns unvorbereitet treffen und gegen die wir uns nicht versichern können: der Tod eines Angehörigen, ein Unfall, eine Krankheit, Arbeitslosigkeit und so weiter. Es gibt sogar Ereignisse, deren statistische Wahrscheinlichkeit so gering ist, dass sie eigentlich gar nicht hätten stattfinden dürfen. Das markanteste in dieser Hinsicht war in letzter Zeit sicherlich der Tsunami in

Japan, auf den die anschließende Atomreaktor-Katastrophe in Fukushima folgte.

Extremfälle wie diese zeigen, dass es eine absolute Sicherheit auf dieser Welt einfach nicht gibt. Dennoch klammern wir uns nur allzu gern an diesem Strohhalm fest. Schreckliche Dinge passieren nur den Anderen, irgendwo auf der Welt, ich selbst werde davon schon verschont bleiben. Der Mensch ist gerne kurzsichtig, um nicht zu sagen auf einem Auge blind. Denn Krisen – globale und individuelle Katastrophen – sind Prüfungen, die wir im Leben zu bestehen haben. Entscheidend ist, wie wir damit umgehen. Wir sollten uns im Klaren darüber sein, dass das Leben nun einmal unversicherbar ist und unvorhergesehene Zwischenfälle normal sind. Unser Leben mäandert wie ein Fluss zwischen ruhigen Phasen und heftigen Abschnitten hin und her, in denen es zu schweren Krisen kommen kann. Wenn wir uns der Tatsache bewusst sind, dass es diese Untiefen gibt, werden wir im Falle eines plötzlichen negativen Ereignisses nicht so gelähmt und geschockt sein. Wir können gelassener reagieren und haben deutlich bessere Chancen zu bestehen. Mit dem Wissen, dass auf jeden von uns noch einige Krisen zukommen werden, können wir abgeklärter auf sie reagieren, bei Bedarf eine Kursänderung vornehmen und ein vermeintliches »auf Grund laufen« nicht als Scheitern, sondern als wichtiges Innehalten begreifen. Das können wir aber nur, wenn wir bereit sind, das, was uns selbstverständlich oder lieb und teuer geworden ist, zu gegebener Zeit loszulassen. Mir hilft dabei eine buddhistische Weisheit: »Wir werden geboren, um zu sterben. Wir besitzen Dinge, um sie zu verlieren. Wir begegnen Menschen, um sie zu verlassen.«

Alles eine Frage der Perspektive

Diese Sichtweise ist den Bewohnern der westlichen Hemisphäre eher fremd. Wir horten, besitzen und mehren, definieren uns über äußere Werte, betrauern deren Verlust und hadern mit unserem Schicksal. Ein glückliches, erfülltes Leben heißt für die meisten von uns: Wohlstand (oder doch zumindest ein gesichertes Auskommen), weniger Arbeit, ein größeres Haus, Reisen in ferne Länder ... Es geht um ein Mehr, um eine eher quantitativ-materielle Optimierung des Vorhandenen. Als Vergleich dient uns dabei die Vergangenheit (Habe ich inzwischen mehr erreicht?) oder die Zukunft (Was muss ich noch schaffen, dass ...?). Die Gegenwart rutscht uns dabei allzu oft aus dem Blick. Wenn dann dieses leistungsorientierte Streben nach Mehr ins Stocken kommt, gerät plötzlich alles ins Wanken: zunächst unser Glücks- und Sicherheitsgefühl, dann unsere Sicht auf die Welt und schließlich und vor allem auf uns selbst. Wir empfinden Versagen, Kontrollverlust, Hilflosigkeit und Zweifel, weil das, was wir als so wichtig erachtet haben, in Trümmern vor uns liegt.

Für mich persönlich war in diesem Zusammenhang eine Begegnung mit Jugendlichen nach dem Tsunami in Sri Lanka sehr erhellend. Sie boten am Strand Touristen kleine Dienste an, eine Fahrt mit dem »Tuc-Tuc«, die Erledigung eines Einkaufs und ähnliches mehr. Auf meine Frage, was sie in ihrem Leben erreichen wollen, wie sie Glück und Zufriedenheit definieren, antworteten die meisten von ihnen: »Ich möchte ein guter Mensch sein!« Sie sahen ihr Leben im Gesamtzusammenhang eines großen Kreislaufs aus Tod und Wiedergeburt und wollten Meriten sammeln für ein späteres Leben, das umso besser sein würde, je mehr Gutes sie im jetzigen Leben getan hätten. Ihre Ziele orientierten sich an anderen Inhalten, das Anhäufen materieller Dinge spielte für sie kaum eine Rolle.

Haben diese Jugendlichen also den Kern des glücklichen Lebens entdeckt, weil sie andere Prioritäten setzen? Ähnlich wie Menschen, die schwere Krisen überwunden und ihr Leben danach anders ausgerichtet haben? Viele meiner Patienten betonen tatsächlich immer wieder, dass ihnen die schwere Zeit die Augen geöffnet habe für die Dinge, die ihnen wirklich wichtig und wertvoll sind. Auch ich habe in dieser Hinsicht durch meine jahrelange Arbeit mit Traumatisierten viel gelernt: Mir ist klar geworden, dass jeder für sich sein Glück finden kann in dem, was er hat – sofern er dies als wertvollen Besitz erachten kann. Traumatisierte haben mir wiederholt erklärt, dass sie den Wert von Normalität erst erkannt hätten, als diese nicht mehr da gewesen sei. Wie schön und wertvoll es sein kann, einen Tag zu erleben, der angefüllt sei mit Dingen, unter deren Banalität und Gleichförmigkeit sie früher gelitten hätten. Den alltäglichen »Stress« mit den Kindern erleben zu dürfen, morgens bei schlechtem Wetter zur Arbeit zu »müssen«, nein, zu dürfen. Den Anblick einer Blume, den Lauf der Jahreszeiten – plötzlich war der lange verschleierte Blick auf die Schönheit des Alltäglichen wieder geschärft. Das frühere Genervt-Sein war der Dankbarkeit gewichen, diese Dinge überhaupt noch erleben zu dürfen.

Es scheint also, dass wir unseren Blick auf die Welt und unser eigenes Empfinden je nach Situation ändern können. Geht es uns gut, leben wir nach dem Prinzip »Schneller, höher, weiter«. Kommt dies ins Stocken – durch eine Krise, eine Krankheit oder Ähnliches –, beginnen wir, die Dinge zu hinterfragen und andere Prioritäten zu setzen. Das neue Auto rutscht auf unserer »Wichtig-Liste« nach hinten, Familie, Freunde, Zeit rücken nach oben. Aber braucht es dafür wirklich immer erst eine Krise?

Bei mir persönlich hat die lange und intensive Beschäftigung mit den Schicksalen traumatisierter Menschen dazu geführt, dass mir viele materielle Dinge im Laufe der Zeit immer unwichtiger geworden sind. Was zählt, mir Kraft gibt und für mich Glück bedeutet, ist meine Familie, das Erleben der Natur, Freude an der Musik und das Gefühl der Verbundenheit mit Freunden und Kollegen. Und die Erkenntnis, dass nicht alles immer perfekt sein muss. Was zählt, ist allein die Tatsache, dass ich an etwas teilhaben, es erleben und genießen kann, so wie es ist.

Wie gesagt, ich wünsche niemandem die schmerzlichen Erfahrungen einer Katastrophe, um den Wert des eigenen Lebens wieder erkennen zu können. Aber hin und wieder möchte ich einige Menschen wachrütteln und sie dazu auffordern, doch mal eine Minute darüber nachzudenken, wie es ihnen ginge, wenn sie das alles verloren hätten! Ein Schicksalsschlag relativiert auf brutale Weise so manches »Problem«, das uns im Alltag auf die Palme bringt. Wenn der Bus mal wieder ein paar Minuten zu spät kommt, wenn man beim Arzt eine Stunde warten muss, wenn das Wetter nicht gut ist, wenn man in der Autowerkstatt einige Tage auf ein Ersatzteil warten muss, wenn die Gehaltserhöhung nicht kommt, wenn die Kinder in der Schule vom Lehrer »ungerecht« behandelt werden, die Note zu schlecht ist und so weiter und so weiter. Überlegen Sie mal, wie viel Energie Sie pro Woche in solche Scharmützel investieren. Kraft, die an anderer Stelle fehlt.

Mit meinen Patienten und mit Ausbildungskandidaten in der Psychotherapie-Ausbildung mache ich hin und wieder eine Übung, die ich auch Ihnen ans Herz legen möchte: die Dankbarkeitsübung. Nehmen Sie sich zehn Minuten Zeit, schließen Sie die Augen und denken Sie an alles, was Sie haben und heute erlebt haben, und bedanken Sie sich innerlich dafür – bei wem auch immer. Durch diese Übung wird uns bewusst, dass es oft die kleinen Dinge sind, die uns glücklich stimmen, etwa das Lächeln der Verkäuferin beim Bäcker, der Anblick oder Geruch einer Blume, ein nettes Gespräch mit dem Nachbarn. Wenn wir uns auf diese vermeintlich kleinen Erlebnisse oder Begegnungen konzentrieren, werden wir positiv gestimmt oder sogar von einem Glücksgefühl durchströmt.

Das Ganze mag Ihnen vielleicht etwas esoterisch vorkommen, der Effekt lässt sich aber tatsächlich mit harten Fakten aus der Hirnforschung belegen. In zahlreichen Experimenten wurde nachgewiesen, dass im Gehirn die gleichen Prozesse aktiviert werden, egal ob uns eine Situation real widerfährt oder ob wir uns nur imaginativ – also in unserer Vorstellung – in sie hineinversetzen. Denken wir also etwas Schönes, werden entsprechend Glückshormone freigesetzt.

Gekommen bin ich auf diese Übung, als ich einmal zusammen mit meiner Frau in Thailand auf einen Bus in die nächste Stadt wartete. Ich hatte mich vorher erkundigt, wann der Bus kommen sollte: um 10 Uhr. Als nach einer Viertelstunde noch kein Bus da war, wurde ich unruhig. Ich sprach zwei thailändische Frauen an, fragte, ob wir an der richtigen Haltestelle stünden. Sie bejahten, und ich war zunächst beruhigt, was sich änderte, als der Bus nach 25 Minuten immer noch nicht da war. Genervt wandte ich mich erneut an die beiden Frauen, die nur lachend mit den Schultern zuckten. So sei das hier nun einmal. Meine Frau und ich kamen mit den beiden ins Gespräch, tauschten einige Dinge über Thailand und Deutschland aus; sie erzählten, wo sie arbeiteten, wen sie in der Stadt besuchen wollten und so weiter. Sie lächelten, als ich zum gefühlt fünften Mal fragte, ob man in Thailand immer so lange auf den Bus warten müsse. Ihre Antwort war entwaffnend: Es sei doch schön, gemeinsam hier zu stehen und zu warten, es sei wie meditieren. Während wir die verrinnenden Minuten als vergeudete Zeit empfanden, kehrten sie das Warten in eine positive Erfahrung um, die wir nicht gemacht hätten, wäre der Bus pünktlich gekommen. Als er sich nach 45 Minuten endlich näherte, stiegen wir ein und suchten uns einen Platz. Kaum saßen wir, kam eine der Frauen noch einmal zu uns und sagte lächelnd, sie wolle sich bedanken, dass sie mit uns so schön »meditiert« habe.

Von ihr habe ich gelernt, dass jede Zeit wertvoll sein kann, auch Wartezeit. Es kommt nur auf die Perspektive an.

3. Grundannahmen über uns und die Welt

Von Benjamin Franklin stammt der berühmte Satz, nichts im Leben sei sicher – außer dem Tod und den Steuern. Es ist immer nur eine *Illusion* von Sicherheit, an der wir festhalten, eine absolute gibt es nicht. Im Guten wie im Schlechten passiert immer das Unvorhergesehene. Wir geben uns also stets einem eher trügerischen Sicherheitsgefühl hin, das wir alle aus mehr oder weniger bestimmten Grundannahmen über uns und die Welt beziehen. Die amerikanische Psychologin Ronnie Janoff-Bulman hat in ihrem Buch »Shattered assumptions« festgestellt, dass diese Grundannahmen erschüttert werden, wenn Menschen in traumatische Situationen oder Krisen geraten: Ein Weltbild, an dem man sich bis dato orientiert hat und in dem man sich sicher gefühlt hat, gerät ins Wanken, nichts ist mehr, wie es einmal war.

Die im Folgenden genannten Grundannahmen werden sicher nicht von uns allen notwendigerweise explizit so reflektiert, aber jeder sollte einmal überprüfen, inwieweit er sich von solchen Grundannahmen tatsächlich leiten lässt.

I. »Die Welt um mich herum ist ein sicherer Ort.«

Wir versuchen in der Regel, uns einen Raum zu schaffen, in dem wir uns sicher fühlen. Der kleinstmögliche Kokon ist dabei unser Zuhause. Vor allem dort glauben wir, nach dem Motto »my home is my castle«, geschützt und sicher vor den Widrigkeiten des Lebens zu sein. Gott sei Dank stimmt das ja auch fast immer. Aber schon ein Einbruch – selbst einer, der glimpflich ausgegangen ist – genügt, um die Betroffenen empfindlich in ihrem Sicherheitsgefühl zu stören, so dass sie über eine lange Zeit nicht mehr in ihrer Wohnung oder ihrem Haus entspannen oder ruhig schlafen können. Noch schlimmer ist es, wenn es im Haus brennt oder man Opfer eines gewaltsamen Überfalls wird. Das Geborgenheitsgefühl entpuppt sich als Illusion, als eine nur vermeintliche Sicherheit. Es ist, als werde einem der Teppich unter den Füßen weggezogen, als werde das Fundament, auf das man gebaut hat, zerstört.

II. »Nur wer sich in Gefahr begibt, dem passiert etwas. Mir kann so etwas nicht passieren, ich bin vorsichtig.«

In den Siebzigerjahren gab es einen populären Sponti-Spruch: »Wer sich NICHT in Gefahr begibt, kommt darin um.« Damals war dies eine Spitze gegen das Establishment, gegen all die Langweiler und Spießer, die gefangen waren in ihrem Sicherheitsdenken. Im Zusammenhang mit unserem Thema zeigt er indes eine neue Lesart auf. Man könnte sagen, dass es für die Psyche geradezu gefährlich ist, sich mental *nicht* in Krisen- und Gefahrensituationen hineinzuversetzen. Ich werde später noch genauer darauf eingehen, warum eine Auseinandersetzung in »Friedenszeiten« eine sinnvolle Vorbereitung für Krisen sein kann. Für den Moment sei nur so viel gesagt: Wir müssen unsere Widerstandskräfte in Zeiten der Ruhe stärken, um bei plötzlicher Gefahr gewappnet zu sein. Nur so können wir den Überraschungseffekt und damit die Gefahr der Hilflosigkeit in einer Krisensituation minimieren.

Menschen, die sich hinter der Haltung »ich bin vorsichtig, mir passiert schon nichts« verstecken, sind geradezu prädestiniert dafür, mit Krisen nicht oder nur sehr schlecht umgehen zu können. Widerfährt Anderen etwas, sind sie schnell bei der Hand mit Erklärungen: »Was? Ein Deutscher, entführt im Libanon und dort lange in der Hand von Geiselnehmern? Er hätte ja nicht ausgerechnet da hinfahren müssen!« Ihr eigenes Weltbild gerät dadurch nicht ins Wanken, sie haben sich nichts vorzuwerfen.

Bei außergewöhnlichen, lebensbedrohlichen Ereignissen sind diese Menschen besonders gefährdet, traumatisiert zu werden, gerade weil eine maßgebliche Grundannahme vollkommen und vermeintlich ohne eigenes Zutun erschüttert wurde.

III. »Die Welt ist vorhersagbar und gerecht, deshalb bekommen die Menschen auch, was sie verdienen. Und sie verdienen, was sie bekommen.«

Wir haben immer eine gewisse Vorstellung davon, was während der nächsten Stunden, Tage und Monate in unserem Leben geschehen wird. Wir haben einen Plan, glauben zu wissen, was auf uns zukommt. Und da wir diesen Plan selbst machen, ist er auch gerecht. Es ist nur gerecht, wenn ich gesund bleibe, wenn ich Glück habe, wenn es meiner Familie gut geht.

Wir haben kurzfristige Pläne für den Tagesablauf und die beruflichen Arbeitsschritte und wir beschäftigen uns mit dem, was wir nächstes Wochenende unternehmen wollen. Wir haben langfristige Pläne hinsichtlich einer Ausbildung oder eines Studiums, hinsichtlich der finanziellen Absicherung und der Rente oder einer Urlaubsreise im kommenden Jahr. Eine Krise, eine schwere Krankheit, ein Trauma passt da nicht hinein. Und diejenigen, die es dann doch trifft, müssen es wohl provoziert haben.

Gemäß dieser Haltung führt das Durchleben einer Krise zu einem regelrechten psychischen Scherbenhaufen. Schuldgefühle über vermeintliches eigenes Versagen und Fügen in die Situation können in schwere und langwierige psychische Krisen münden.

IV. »Ich kann notwendige Dinge selbst tun.« und
»Ich kann meine Familie beschützen.«

Diese Grundannahmen beziehen sich auf den Glauben, alles unter Kontrolle zu haben, den Lauf der Dinge selbst bestimmen zu können. Besonders der Schutz der Familie ist hier von Bedeutung. Damit verbunden ist die Vorstellung, für alles selbst verantwortlich zu sein, was der Familie im Guten geschieht. Wenn es dann zum Schlechten kommt und etwas passiert, habe ich offenkundig versagt. Aber dazu wird es gar nicht erst kommen, weil ich ja vorher die notwendigen Weichen stellen kann, damit es nicht zum Schlimmsten kommt.

Wir kaufen uns zum Beispiel immer sicherere Autos mit ABS, ESP, unzähligen Airbags und Seitenaufprallschutz und fühlen uns darin sicher wie auf der Couch im Wohnzimmer. Begeben wir uns also nicht länger in Gefahr, wenn wir auf die Straße rollen? Oder schalten wir nur den Gefahrensensor im Kopf aus? Unfallstatistiken belegen nach wie vor, dass Autofahren gefährlich ist. Aber wir haben ja alles unter Kontrolle, besonders wenn wir selbst am Steuer unseres technisch aufgerüsteten Hochsicherheitsmobils sitzen.

Alles unter Kontrolle zu haben ist natürlich eine Illusion. Wir machen uns oft nur vor, dass wir die Kontrolle haben, faktisch können wir sie in weiten Teilen gar nicht haben. Deswegen ist für uns eine traumatische Situation so unerträglich. Sie ist Beleg des ultimativen Kontrollverlusts – über die äußere Lage und unsere eigenen, inneren Reaktionen.

Wenn die Grundannahme der vermeintlich absoluten Kontrolle erschüttert wird, entwickeln die Betroffenen meist starke Selbstvorwürfe und Schuldgefühle, weil sie es eben *nicht* geschafft haben, die Situation im Griff zu behalten oder für den notwendigen Schutz der Familie oder der eigenen Person gesorgt zu haben. Der Irrglaube, alles planen und beeinflussen zu können, also letztlich die Kontrolle über das eigene Schicksal zu haben, macht das Annehmen einer Katastrophe oder eines schweren Schlages oft unmöglich.

V. »Mein Selbst ist wertvoll, es ist gerecht, wenn mir nichts passiert.«

Das eigene Selbst als wertvoll zu erachten, ist auf jeden Fall eine positive und sinnvolle, die Psyche stärkende Grundannahme. Wird sie allerdings mit den Prämissen verbunden, dass nur schlechten Menschen schlimme Dinge passieren, sind die Auswirkungen fatal. Und umgekehrt sind starke Selbstzweifel am eigenen Wert im Falle einer Traumatisierung die Folge.

Ich hatte einmal eine Patientin, die durch zwei kurz hintereinander erfolgte Ereignisse aus der Bahn geworfen wurde. Zuerst erlitt sie eine Fehlgeburt, kurze Zeit später hatte sie einen Autounfall, bei dem ihr Mann schwer verletzt worden war. In ihrer Interpretation war das alles nur passiert, weil sie zehn Jahre zuvor ein Kind abgetrieben hatte. Die Traumatisierung war aus ihrer Perspektive sozusagen die »gerechte Strafe« für diese »Tat«.

Diese Haltung wurde bei ihr nicht, wie man vielleicht glauben könnte, durch eine extrem religiöse Grundeinstellung gestützt. Es war vielmehr die vielen Menschen innewohnende, aber den meisten nicht bewusste innere Einstellung, dass einem nichts passiert, wenn man ein moralisch und ethisch einwandfreies Leben führt. Das Fatale ist, dass die Trauma-Symptomatik bei dieser Frau wie bei vielen

Menschen mit einer ähnlichen Einstellung besonders hartnäckig war. Das hängt auch mit der bereits genannten Grundannahme zusammen, dass Menschen bekommen, was sie verdienen. Und wenn eine Strafe – in diesem Fall das Trauma – verdient war, dann kann man die Symptome auch nicht so leicht ablegen.

VI. »Ich kann Menschen vertrauen und sie einschätzen.«
Wir brauchen alle Vertrauen, sonst wird das Leben zur Hölle. Eine fundamental wichtige Grundlage für einen erfolgreichen, guten Lebensverlauf ist das »Urvertrauen«. Schon in den ersten Wochen und Monaten lernen Babys, dass sie der Mutter oder einer anderen Bezugsperson vertrauen können, die ihre Grundbedürfnisse nach körperlicher Nähe, Sicherheit, Geborgenheit und Nahrung befriedigt. Daraus entsteht das Gefühl des Urvertrauens, das »Gefühl des Sich-verlassen-Dürfens«. In dieser prägenden Phase entsteht eine Grundhaltung, die sich durch das ganze weitere Leben zieht und uns Sicherheit gibt. Er entwickelt die Überzeugung, anderen Menschen – auch Fremden – vertrauen zu können und diejenigen, die er kennt, richtig einschätzen zu können. Neugeborene, die dieses Grundgefühl aufgrund negativer Lebensumstände nicht aufbauen können, entwickeln Ängste und Misstrauen und haben es sehr schwer, im Leben zu bestehen.

Einen Menschen, der dieses Urvertrauen besitzt, kann so schnell nichts erschüttern, selbst wenn er auf unfreundliche, unangenehme oder aggressive Personen trifft. Auch bei der Bewältigung von Extremsituationen wie Unfällen oder Naturkatastrophen wird ihm dieses Urvertrauen helfen, den Schmerz und die entstandenen Probleme schneller und effektiver zu bewältigen.

Bei einer von Menschenhand verursachten Gewalttat indes, etwa einem Mord oder einer Vergewaltigung, kann sich das Gefühl, anderen Menschen vertrauen und sie einschätzen zu können, ins Gegenteil verkehren. Auch bei Menschen, die ein gesundes Urvertrauen hatten, kann das passieren. Gewalt, die von Menschen ausgeht, führt vielleicht zur tiefsten Verunsicherung überhaupt. Im Extremfall gipfelt sie in der Überzeugung: »Ich kann niemandem mehr vertrauen und ich kann vor allem *meiner eigenen* Einschätzung nicht mehr vertrauen!«

Ist das Grundvertrauen in andere Menschen erst einmal so stark erschüttert, wird es für den Betroffenen natürlich auch sehr schwierig, therapeutische Hilfe anzunehmen.

Wenn die oben genannten Grundannahmen ins Wanken kommen, sind die betroffenen Menschen vollkommen verunsichert. Die Basis des Sicherheitsgefühls ist zerstört und die Dinge, die einem bisher zur Grundorientierung dienten, gelten plötzlich nicht mehr. Betroffene glauben, niemandem mehr trauen zu können, empfinden ihr Selbst beschädigt, zweifeln an ihrer Selbstwirksamkeit und je nach Fall an ihrer Kompetenz, die Familie oder sich selbst schützen zu können. Sie fühlen sich ungerecht behandelt vom Schicksal, bewegen sich in der Welt nicht mehr sicher und glauben, dass jederzeit wieder etwas Schreckliches passieren könnte. Sie ziehen sich zurück, weil sie sich unverstanden fühlen, und leiden unter vielfältigen Ängsten.

Es ist kein Wunder, dass diese Menschen sagen, es sei nichts mehr wie vorher, weil alles, worauf sie bis zum Zeitpunkt der Erschütterung gebaut hatten, zusammengebrochen ist.

Aber wie können wir uns davor schützen?

Die einfachste Lösung wäre, nicht in Extremsituationen zu geraten, nichts Lebensbedrohliches zu erleben, nie in eine traumatische Situation zu gelangen. So sehr ich Ihnen und mir das wünsche, es ist leider unrealistisch. Statistisch gesehen sind in Deutschland 0,5 Prozent der Bevölkerung von einer schweren Katastrophe betroffen, 1,3 Prozent werden Opfer einer Vergewaltigung, in schwere Unfälle sind 7,5 Prozent verwickelt, körperliche Gewalt erleiden 9,6 Prozent. Objektiv betrachtet ist die Wahrscheinlichkeit, eine traumatische Situation zu erleben, also relativ gering – aber sie ist vorhanden. Zum Vergleich: Von der Wahrscheinlichkeit, einen Herzinfarkt zu erleiden, sind laut einer Gesundheitsumfrage des Robert-Koch-Instituts aus dem Jahr 2009 7,8 Prozent der Bevölkerung betroffen (mehr dazu unter www.gbe-bund.de). Bei dieser Krankheit tun wir viel für die Prophylaxe, von Tipps zur Ernährung über Sportprogramme, die von den Krankenkassen bezahlt werden, bis hin zu medikamentöser Behandlung von Bluthochdruck. Auf eine mögliche Traumatisierung bereiten sich indes die wenigsten Menschen vor. Dabei gibt es durchaus sinnvolle Maßnahmen. Eine davon könnte beispielsweise darin bestehen, unsere lebenstragenden Grundannahmen auf den Prüfstand zu stellen. Mein Tipp dabei ist, diese nicht kategorisch zu formulieren, sondern sie zu relativieren.

Sie könnten dann folgendermaßen lauten:

I. »Die Welt um mich herum ist im Allgemeinen ein sicherer Ort.«
Ich tue alles für meine Sicherheit und begebe mich nicht unbedacht in Gefahrensituationen, die ich nicht überblicken kann. Trotzdem ist mir bewusst, dass es keine absolute Sicherheit gibt, auch mir oder meiner Familie könnte etwas passieren, womit nicht zu rechnen war. Auch wenn wir alles durchdenken und alle Unglücke auswerten, die jemals irgendjemandem widerfahren sind, kann uns jederzeit etwas Unerwartetes, vorher nie da Gewesenes passieren. Ein tragisch-skurriles Beispiel dafür erlebte ich vor kurzem in meiner Praxis: Eine Frau hatte sich angemeldet, die mir im Vorgespräch erzählte, sie sei schon immer sehr ängstlich gewesen und habe deswegen wenig außerhalb ihres Hauses und ihrer Arbeitsstelle unternommen. Dort habe sie sich einigermaßen sicher gefühlt. Sie saß arglos im Büro an ihrem Schreibtisch, als plötzlich eine Trennwand einstürzte und sie unter sich begrub. Sie überlebte schwer verletzt. Weil dieses unvorstellbare Ereignis ausgerechnet in dem Raum stattfand, den sie für sich als sicheren Ort definiert hatte, wurden ihre Grundannahmen fundamental erschüttert.

II. »Ich kann mein Leben (in gewissen Grenzen) vorausplanen und vertraue dabei darauf, dass es sich gerecht entwickeln wird.«
Aber es ist mir bewusst, dass sich Dinge vollkommen anders entwickeln können als geplant und dass ich nur einen Teil der Entwicklung selber beeinflussen kann. Ich nehme mir vor, offen zu sein für Dinge, die sich ganz anders entwickeln, als ich sie geplant hatte, sie anzunehmen und dann das Beste daraus zu machen.

III. »Ich bemühe mich, so gut ich kann, mich mit meinen Kräften für mein eigenes Wohl und das meiner Liebsten einzusetzen.«
Aber ich bin mir dabei meiner Begrenztheit bewusst. Ich kann nicht alles im Griff haben, und selbst wenn ich mich bis zum Letzten bemühe, alles richtig zu machen, ist mir klar, dass Fehler zum Menschsein gehören.

IV. »Mein Selbst ist wertvoll und bleibt es auch im Falle eines Schicksalsschlags.«
Wenn mich ein solcher treffen sollte, hat es nichts mit dem Wert meiner Person zu tun.

V. »Ich kann den meisten Menschen gegenüber Vertrauen haben und kann mich auf meine Einschätzung verlassen.«
Doch ich weiß, in jedem Land gibt es gute und schlechte, ehrliche und unehrliche, friedliche und aggressive Menschen. Aber auch mit dem Wissen, dass es Menschen gibt, die schreckliche Gewalttaten ausüben können, kann ich doch den meisten Menschen vertrauen. Blindes Vertrauen gegenüber jedem wäre naiv und unangemessen.

Mutmacher 1
Überprüfen Sie Ihre »lebenstragenden Grundannahmen«. Gestehen Sie es sich ein, wenn diese unrealistisch sein sollten, und versuchen Sie, angemessenere zu formulieren.

Zwischen tatsächlichen und scheinbaren Gefahren unterscheiden

In Zeiten der allgemeinen Verunsicherung erscheint es besonders wichtig, einen anderen Umgang mit Krisen zu finden und sich auf jene Stärken zurückzubesinnen, die die Menschheit bis heute am Überleben gehalten haben. Wir müssen sortieren und mit Mut die uns wirklich betreffenden wichtigen Aufgaben angehen. In unserer globalisierten Welt, in der so vieles auf den Einzelnen einstürmt, ist es zunächst einmal essentiell, bestimmte Dinge zu filtern und von sich fernzuhalten. Wir werden täglich mit unzähligen Eindrücken bombardiert und mit Situationen konfrontiert, die schlimm und belastend sind, die wir aber nicht beeinflussen können. Es ist für unsere Psyche nicht gut, sich jedes Problem aufzuhalsen und zu eigen zu machen. Dabei verbraucht man zu schnell seine Kräfte, die einem dann bei der Bewältigung einer eigenen Krise fehlen. Wir müssen also ein richtiges Maß finden zwischen den Dingen, bei denen sich ein Engagement lohnt, und denen, bei denen dies von vornherein verlorene Liebesmüh ist. Oder sprichwörtlich formuliert: »Gib mir die Kraft, die Dinge zu ändern, die ich ändern kann, die Gelassenheit, Dinge hinzunehmen, die ich nicht ändern kann, und die Weisheit, das eine vom anderen zu unterscheiden.«

Diese »Weisheit« ist nicht ohne weiteres zu erlangen, aber man kann das trainieren. Um das Beispiel mit den Medien noch einmal aufzugreifen: Natürlich haben wir den Anspruch, informiert zu sein über das, was auf der Welt passiert. Doch vergeben wir uns tatsächlich etwas, wenn wir am Abend die Nachrichten *nicht* sehen? Ich meine, es ist angesichts der inflationären Berichterstattung über Krisen und Katastrophen tatsächlich manchmal besser, den Fernseher einfach auszuschalten. Wir können und sollen uns nicht unnötig mit schrecklichen Ereignissen belasten, bei denen wir nicht helfen können, die nicht die unseren sind. Das hört sich möglicherweise so an, als würde ich Egoismus propagieren, eine Ignoranz gegenüber den Problemen anderer Menschen. Das Gegenteil ist der Fall: Nur wenn ich meine Kräfte bündele, kann ich sie da viel effektiver einsetzen, wo es wirklich Sinn macht. Denn die Hilfe und Unterstützung anderer Menschen ist für Betroffene tatsächlich eine Quelle der Selbststabilisierung. Aber dazu später mehr.

Um diesen »Filter« in uns aktivieren zu können, müssen wir eine gewisse *Risikokompetenz* entwickeln. Also die Fähigkeit, zwischen tatsächlichen und scheinbaren Gefahren zu unterscheiden. Der Psychologe Gerd Gigerenzer, Leiter des Max-Planck-Instituts für Bildungsforschung, hat in zahlreichen Untersuchungen festgestellt, dass wir uns in schwierigen Situationen eher von unseren Emotionen leiten lassen als von unserem Großhirn. Auf welche Weise wir uns dabei auch von unseren Ängsten dominieren lassen, führt er an der Reaktion vieler Amerikaner nach dem Terroranschlag auf das World Trade Center aus. Nach dem 11. September 2001 flogen viele Amerikaner aus Furcht nicht mehr und nutzten stattdessen das Auto. In den folgenden zwölf Monaten erhöhte sich die Zahl der gefahrenen Meilen auf Autobahnen um bis zu fünf Prozent. In dieser Zeit gab es 1600 Unfalltote mehr als im Vor- und im Folgejahr. Menschen, die das Fliegen hatten vermeiden wollen und sich letztlich einem viel größeren Risiko ausgesetzt hatten.

Um unsere Risikokompetenz im Sinne von Gigerenzer erhöhen zu können, müssen wir uns darüber klar werden, welche Gefahren wirklich bestehen. Wir müssen uns frei machen von dem Effekt, der etwa durch sensationsheischenden und quotenorientierten Medienrummel entsteht. Die Presse übertreibt regelmäßig. Denken Sie an die Schweinegrippe, an die EHEC-Panik oder BSE. Die latente Gefahr einer Epidemie wurde zum Horrorszenario aufgebauscht, die prognostizierten Todeszahlen erreichten damals schwindelerregende Höhen. Die Hysterie half letztlich nur der Pharmaindustrie, die ihre Medikamente verkaufen will und ihren Teil dazu beitrug, Panik zu schüren. Doch nach einem kurzen Rauschen im Blätterwald war das Thema zumindest in den Medien schnell wieder verschwunden. Beim Leser oder Fernsehzuschauer blieb indes eine massive Verunsicherung zurück, manche Menschen reagierten panisch. Dabei ist das Risiko, bei einem Autounfall oder an den Folgen des Rauchens zu sterben, sehr viel höher als das, nach dem Verzehr einer EHEC-Gurke schwer zu erkranken. Eine solche Meldung bringt aber natürlich weniger Auflage. Wir werden nicht zuletzt durch die Medien dazu verführt, falsche Schlüsse zu ziehen, die falschen Sicherheitsvorkehrungen zu treffen, und werden immer unsicherer und ängstlicher. Risikokompetenz zu erlangen heißt also, das richtige Maß zu finden zwischen Panik, Ignoranz und einer sinnvollen Auseinandersetzung mit dem, was in der Welt geschieht. Je rationaler wir ein

Problem analysieren, je weniger wir uns dabei von unseren Ängsten und Emotionen leiten lassen, umso größer ist die Chance, dass wir im Ernstfall richtig reagieren.

Auch in Gefahrensituationen einen klaren Kopf behalten

Eine weitere ebenso wichtige Fähigkeit, die wir für die Bewältigung tatsächlich eintretender Katastrophen dringend benötigen, ist die *Krisenkompetenz*. Also »die Fähigkeit eines Menschen, in einer konkreten, kritischen Situation mit einem angemessenen Verhalten zu reagieren«, wie Rosmarie Welter-Enderlin in ihrem Buch »Resilienz und Krisenkompetenz« schreibt. Da man zum Glück selten mehrfach hintereinander in die gleiche katastrophale Situation gerät und so kaum auf eigene Erfahrungen zurückgreifen kann, sollten wir versuchen, von jenen Menschen zu lernen, die derartige Extremsituationen bereits durchgemacht haben. Wenn wir uns bewusst damit auseinandersetzen, wie Andere angesichts einer Bedrohung gehandelt haben, stärkt das unser Vertrauen in die eigenen Bewältigungsmechanismen. Und mehr noch: Ich bin der Überzeugung, dass die Beschäftigung mit solchen Erfahrungswerten tatsächlich Menschenleben retten kann. Wer sich wiederholt mit den Schilderungen von Menschen in Extremsituationen befasst und zuhört, was eine Natascha Kampusch von ihrer Gefangenschaft berichtet oder was Menschen erzählen, die Flutkatastrophen, Erdrutsche oder Brände überlebt haben, wird im Notfall schneller reagieren können.

Wir können unser Gehirn durch die Auseinandersetzung mit derartigen Szenarien trainieren wie einen Muskel und uns darin üben, bei Gefahr nicht vollkommen überrascht und panisch zu reagieren. Wie ein geübter Fallschirmspringer, der die Empfindungen während des Sprungs, die Geräusche, den Druck des Windes, das Gefühl des Fallens usw. genau kennt und sich ganz darauf konzentrieren kann, eine gute Landung hinzulegen. Selbst wenn ihm plötzlich Bäume oder Häuser in den Weg geraten, wird er – anders als ein unerfahrener Anfänger – die Ruhe und Überlegtheit haben, sicher zu landen.

Natürlich ist jede Krise anders als eine vorherige. Aber wenn wir über eine gewisse Krisenkompetenz verfügen, werden wir weniger hilflos sein und ein deutlich größeres Gefühl der eigenen Kontrolle über die Situation haben. Natürlich sollen Sie sich jetzt nicht hinsetzen und jedes erdenkliche Horrorszenario haarklein durchdenken. Was ich meine, ist Folgendes: Wenn man sich vor Augen führt, was der Mensch alles bewältigen kann, stärkt das unser Gefühl der Selbstwirksamkeit. Wir sind nicht der hilflose Spielball böser Mächte, sondern können den Ball aufnehmen und seine weitere Richtung beeinflussen. Sofern wir uns Zeit nehmen, die Situation zu analysieren, und logisch, nicht rein emotional-impulsiv reagieren.

Dass dies im Ernstfall über Leben und Tod entscheiden kann, habe ich selbst am Beispiel des Grubenunglücks von Borken erlebt, das ich später noch genauer schildern werde. Für den Moment sei nur so viel gesagt: Die sechs überlebenden Kumpel der Katastrophe verdankten ihr Leben einem Bergmann, der nach der Explosion unter Tage gegen den ersten Impuls entschied, zum Ausgang des Stollens zu laufen. Er war in der Lage gewesen, inne zu halten und zu erkennen, dass auf dem Weg dorthin die tödlichen Gase lauerten.

Krisenkompetenz zu erlangen bedeutet also, sich mental auf die Möglichkeit vorzubereiten, dass man in eine traumatische Situation geraten *könnte,* und so im Gehirn Bahnungen herzustellen, auf die man im Ernstfall schneller zugreifen kann. Denn das, was wir schon einmal im Geiste durchdacht haben, ist nicht verloren, sondern bleibt gespeichert und kann so bei Bedarf abgerufen werden. Oder um das Bild vom Leben als Fluss wieder aufzunehmen: Wer sich darüber im Klaren ist, dass Untiefen nun einmal vorkommen können, wird vorbereitet sein (um im Bild zu bleiben: sozusagen eine Karte des Gewässers mit sich führen) und so besser navigieren können.

Zweiter Teil:

Wenn unsere Welt aus den Fugen gerät

Panta rhei – Alles bewegt sich fort
und nichts bleibt

Heraklit

4. Wie sich Profis auf Gefahrensituationen vorbereiten

Für Angehörige bestimmter Berufsgruppen – etwa Polizisten, Feuerwehrleute, Soldaten, Sanitäter und Notfallärzte oder Einsatzkräfte des technischen Hilfswerks – gehört die theoretische Auseinandersetzung mit Extremsituationen, das gemeinsame Durchdenken schlimmer Szenarien und die Vorbereitung auf einen Einsatz zum Alltag. Durch Simulationsprogramme, Filmaufnahmen, Rollenspiele mit Kollegen werden sie so gut wie möglich auf die Situationen vorbereitet, die sie erwarten. Diese Menschen wissen, dass belastende Bilder, Geräusche und Gerüche auf sie zukommen werden und sie während des Einsatzes unter enormem Stress stehen werden. Die gezielte Auseinandersetzung mit Extremsituationen und das Aneignen bestimmter Verhaltensabläufe gewähren einen gewissen Schutz der Psyche. Spezialeinheiten der Polizei trainieren etwa in eigens dafür gestalteten Übungsräumen den Zugriff auf eine Wohnung, in der sich ein Entführer verbarrikadiert hat, oder die Erstürmung einer Schule, in der ein Amokläufer das Leben von Schülern und Lehrern bedroht. Durch diese Trainingseinheiten erlangen sie Routine und können ein Kontroll- und Sicherheitsgefühl entwickeln, das ihnen hilft, in Extremsituationen aktiv zu agieren und nicht selbst zu Opfern zu werden.

Auch mit imaginativen Übungen können sich Einsatzkräfte oder Katastrophenhelfer auf bedrohliche Szenarien vorbereiten und so ihre Psyche vor Überforderung schützen. Sie begeben sich in Gedanken in eine potenzielle Gefahrensituation, stellen sich möglichst detailgetreu die dazu gehörenden Bilder, Geräusche und Gerüche vor und koppeln diese Eindrücke mit beruhigenden Selbstinstruktionen: »Ich bleibe ganz ruhig und gelassen!«, »Ich weiß, was zu tun ist!« oder: »Ich atme ruhig und bleibe cool!« Auf diese Weise umgeben sie ihre Psyche mit einer Art »Schutzhülle«, die sie ähnlich einem

Taucheranzug überstreifen, der vor Unterkühlung und Verletzungen schützen kann.

In der Fachsprache nennt man diese Art der mentalen Vorbereitung »primäre Prävention«, die einsetzt, *bevor* eine Extremsituation auftritt. In der »sekundären Prävention« hingegen geht es darum, Personen, die traumatischen Stress bereits erlebt haben, frühzeitig psychologisch so zu betreuen, dass sie möglichst nicht unter langfristigen negativen Folgewirkungen leiden. Auf die Prinzipien dieser Präventiv-Betreuung und was wir daraus lernen können, wenn wir selbst mit Extremsituationen konfrontiert werden, werde ich später zurückkommen.

Grundsätzlich gilt, dass es sehr sinnvoll ist, sich psychisch auf potenzielle Stresssituationen vorzubereiten. Aus psychologischer Sicht kann es fatal sein, einer Konfrontation mit einer belastenden Situation, von der man weiß, dass sie kommen wird, aus dem Weg zu gehen. Nach dem Motto: »Das will ich mir gar nicht erst vorstellen, es wird sicher schrecklich genug werden!«

Zur Vorbereitung auf vorhersehbare Belastungssituationen, wie zum Beispiel einen komplizierten medizinischen Eingriff, möchte ich Ihnen Folgendes empfehlen: Stellen Sie sich das, was auf sie zukommen wird, genau vor – also Bilder, Geräusche, Gerüche, Empfindungen wie Kälte, Hitze, Schmerz. Versuchen Sie, die Situation und den negativen Stress anzunehmen. Trainieren Sie dafür positive Selbstinstruktionen wie: »Ich bleibe ruhig und entspannt!«, »Ich schaffe das, bald ist es vorbei« oder »Es ist in Ordnung so, wie es jetzt ist, ich komme klar damit«. Denken Sie nur in positiv verstärkenden Sätzen; negative Sätze und Verneinungen wie etwa »Ich habe keine Angst!« verstärken dagegen Anspannung und Furcht. Üben Sie tiefes und langes Ausatmen; es sollte etwa doppelt so lange dauern wie das Einatmen. Dadurch entspannt sich Ihr gesamter Körper. Kombinieren Sie das Atmen mit positiven Selbstinstruktionen, also zum Beispiel beim Ausatmen: »Ruhig – locker – entspannt«.

Allerdings sind selbst Einsatzkräfte, die sich intensiv und immer wieder auf Belastungssituationen vorbereiten, nicht davor gefeit, an ihre

Grenzen zu gelangen und seelisch erschüttert zu werden. Nicht zuletzt deshalb, weil die Wirklichkeit oft Szenarien bereithält, die man vorher nicht erahnen und insofern auch nicht durchspielen konnte. Ich erinnere mich zum Beispiel an den Fall eines Patienten, ein Polizist, der mit seinem Kollegen zu einem Einsatz gerufen wurde. Eine Frau hatte in panischer Angst bei der Polizei angerufen und gesagt, sie und ihre Kinder würden von ihrem Ex-Mann bedroht. Er randaliere draußen vor ihrer Wohnung im Treppenhaus und sei mit einem Messer bewaffnet. Als die Polizisten im Haus ankamen, hockte der Mann im Treppenhaus auf einer Stufe, das Messer lag neben ihm. Die beiden Polizisten handelten genau so, wie sie es gelernt hatten: Einer ging auf den Mann zu und sprach ihn an, um die Personalien zu überprüfen; der andere stellte das Messer sicher. Die Waffe war beseitigt, die Gefahr schien gebannt. In dem Moment, als der Angesprochene vermeintlich seinen Personalausweis aus der Innentasche seiner Jacke holen wollte, geschah etwas Unerwartetes. Statt des Ausweises hielt er plötzlich einen Revolver in der Hand, zielte auf einen der Polizisten und schoss.

Der Polizist sank getroffen zu Boden, sein Kollege wurde knapp von einem zweiten Schuss verfehlt. Er zog seine Dienstwaffe, gab eine Warnung ab und schoss seinerseits. Dabei traf er den Täter tödlich.

Obwohl es sich eindeutig um eine Notwehrsituation gehandelt und er möglicherweise einen Mord an der Ex-Frau und den Kindern des Täters verhindert hatte, zeigte der Polizist eine extreme psychische Belastungsreaktion: Er litt unter starken Schuldgefühlen, einen Menschen getötet zu haben, grübelte immer wieder darüber nach, wie er die Situation anders hätte klären können, und wurde verfolgt von den Bildern des verblutenden Täters. Aufgrund dieser posttraumatischen Belastungsstörung konnte er seinen Dienst nicht länger ausüben und musste sich in eine traumatherapeutische Behandlung begeben.

Dieses Beispiel zeigt, dass der psychische Schutz, den man durch eine gezielte Vorbereitung auf Extremsituationen herstellen kann, selbst für Profis nicht absolut ist, sondern nur bis zu einem gewissen Grad besteht.

Die meisten Menschen geraten vollkommen überraschend und unvorbereitet in Extremsituationen oder werden mit Schicksalsschlägen konfrontiert. Dann erleben sie in der Regel totalen Kontrollverlust, sind nur eingeschränkt handlungsfähig und getragen vom Gefühl absoluter Hilflosigkeit. Von jetzt auf gleich ist etwas bis dahin Unvorstellbares passiert, etwas, womit sie nie gerechnet hätten, dessen statistische Wahrscheinlichkeit minimal ist und von dem sie glaubten, wenn jemals so etwas passieren könnte, dann nicht ihnen. Das Undenkbare und Unwahrscheinliche ist mit ungeheurer Wucht in ihr Leben getreten. Die Betroffenen sind von den auf sie einstürmenden Eindrücken meist so überwältigt, dass sie kaum oder gar nicht in der Lage sind, rational und vernünftig zu handeln: Sie stehen unter Schock.

Wie schnell und ob sich ein Mensch in einer solchen Situation überhaupt fängt, ob er versucht, seine Situation zu beeinflussen, oder sich ihr passiv und ohne Hoffnung hingibt, welchen Schaden seine Psyche in einer Extremsituation nimmt oder welche Stärken er entwickelt, ist individuell sehr unterschiedlich. In der Psychotraumatologie können wir heute bereits eine Reihe von Risikofaktoren benennen – soziale Variablen und psychologische wie Lebenserfahrung und frühere Bewältigungsstile –, die die Wahrscheinlichkeit erhöhen, später ein Trauma zu entwickeln (dazu mehr in Kapitel 12 über »Bewältigungskiller«). Außerdem kennen wir inzwischen einige Schutzfaktoren, die es uns ermöglichen, ein Trauma nicht nur zu überleben, sondern sogar daran zu wachsen. Aus der genauen Analyse verschiedener Verhaltensmuster von Menschen in und nach Belastungssituationen lassen sich einige Dos und Don'ts zusammenstellen, die nicht nur in Extremsituationen anwendbar sind, sondern die uns helfen können, die täglichen Herausforderungen unseres Lebens wirksamer, optimistischer und effektiver anzugehen.

Ich möchte Sie im weiteren Verlauf des Buches mit einer Reihe von Menschen bekannt machen, die in derartigen Extremsituationen waren: Menschen, die daran zerbrochen sind, und Menschen, die man nur bewundern kann, weil sie enorme Kräfte entwickelt haben, deren Vorhandensein ihnen selbst vorher nicht bewusst war.

Mit diesen Beispielen möchte ich Ihnen zeigen, was wir von diesen Menschen lernen können, falls wir selbst einmal in eine solche Extremsituation kommen, welche Muster es gibt, und wie wir dadurch unsere Kompetenz im Umgang mit alltäglichen Belastungen und Krisen erheblich steigern können. Die Beschäftigung mit schweren Schicksalsschlägen anderer Menschen, die Analyse dessen, warum manche diese bewältigt haben, während andere daran gescheitert sind, kann uns stärker machen für die Herausforderungen des Lebens. Sie kann Verzweiflung in und nach extremen Stress- und Belastungssituationen vorbeugen und sogar Leben retten. Und nicht zuletzt kann sie unsere Wahrnehmungsfähigkeit für die kleinen und schönen Dinge des Alltags, die Wertschätzung der vermeintlich unspektakulären und langweiligen Normalität steigern.

5. Warum wir intuitiv nicht immer das Richtige tun und wie uns unser Gehirn manipuliert

In Situationen der Gefahr und Unsicherheit, in Risikolagen und unter dem Einfluss starker Gefühlszustände neigen wir dazu, Entscheidungen reflexartig »aus dem Bauch heraus« zu treffen. Wir denken nicht wirklich nach, wägen nicht ab. Meistens glauben wir, sehr schnell entscheiden und handeln zu müssen, obwohl das längst nicht immer sein muss. Stattdessen agieren wir intuitiv und begehen dadurch häufig Fehler, die im Extremfall tödlich sein können.

Selbst wenn es um etwas Positives geht, entscheiden wir oft falsch, weil wir Angst haben, etwas zu verlieren. Ein Beispiel dafür ist das Spielchen mit dem Münzwurf: Fällt die Zahl, gewinnt man 75 Euro, erscheint der Kopf, muss man 50 Euro zahlen. Für die meisten Menschen ist die Angst, Geld zu verlieren, entscheidend dafür, sich gar nicht erst auf dieses Spiel einzulassen. Würde man länger darüber nachdenken, würde klar werden, dass die Chance jedes Mal 50 zu 50 steht. Bei mehreren Würfen erhöht sich statistisch gesehen also die Wahrscheinlichkeit des Gewinns. Wir entscheiden »impulsiv« mit dem Bauch, statt überlegt und mit Köpfchen.

Zwei Denksysteme und ihre Folgen

Der israelisch-amerikanische Psychologe Daniel Kahneman forscht seit langem über die Prozesse der menschlichen Entscheidungsfindung und beschreibt in seinem Buch »Schnelles Denken, langsames Denken« die beiden Denksysteme, die dabei zum Tragen kommen. Mit einer einfachen Rechenaufgabe macht er deutlich, auf welche Weise wir diese benutzen:

Ein Tennisschläger und ein Tennisball kosten zusammen 110 Euro. Der Schläger kostet 100 Euro mehr als der Ball. Wie teuer ist der Ball?

System 1 *(fast thinking)* funktioniert schnell, intuitiv und ohne Anstrengung. Wir benutzen es zum Beispiel, wenn wir die Antwort auf eine einfache Frage geben, Gesichter von Bekannten erkennen oder eine gewohnte Strecke mit dem Auto entlang fahren.

80 Prozent der von Kahneman befragten Menschen zogen dieses System auch bei der Lösung der oben erwähnten Rechenaufgabe heran und antworteten spontan: 10 Euro. Diese Antwort ist falsch.

System 2 *(slow thinking)* dagegen funktioniert langsamer, es erfordert Aufmerksamkeit, Analyse und Reflektion. Wir benutzen es zum Beispiel, wenn wir die Antwort auf die Rechenaufgabe 18 mal 26 suchen oder uns mit der Frage auseinandersetzen, wie wir ein Bewerbungsschreiben Erfolg versprechend formulieren können.

Wenn man System 2 auch zur Lösung der Beispielaufgabe heranzieht, gelangt man zum richtigen Ergebnis: Der Tennisball kostet 5 Euro, der Schläger 105 Euro. Entscheidend war nämlich die Formulierung »kostet 100 Euro *mehr*«. Und die war den meisten Probanden schlicht durchgerutscht.

Kahneman konnte nachweisen, dass wir sogar *systematisch* falsche Entscheidungen treffen, wenn diese in einer unsicheren oder risikobehafteten Situation gefällt werden oder auf starken Gefühlszuständen basieren. Wir meinen dann, schnell reagieren zu müssen, und treffen eine intuitive, wenig durchdachte Entscheidung. Wir folgen also Denksystem 1. Sein Rat lautet: Wenn viel auf dem Spiel steht, Gefahr droht und Gefühle eine große Rolle spielen, sollten wir zunächst das Tempo senken und durchatmen. Anschließend sollten wir System 2 bei der Suche nach einer Lösung aktivieren, also nachdenken, die Situation analysieren und nach einem Ausweg suchen.

Wir müssen mit Unsicherheiten leben, und das können wir besser, wenn wir eine gewisse Risikokompetenz erlangt haben. Diese wiederum erlangen wir nur, indem wir uns mit einer Sache auseinandersetzen, uns schlau machen, abwägen und erst dann auf der Basis unserer Überlegungen eine Entscheidung treffen. Erst wenn wir solchermaßen eine Kompetenz erreicht haben, können wir uns auch auf unser Bauchgefühl verlassen. Wie ein routinierter Golfspieler, der beim Abschlag nicht mehr darüber nachdenken muss, wie er die Bewegung am besten durchführt, sondern nur noch darüber, wie er den Ball möglichst nahe ans Loch schlagen kann.

Nicht nur im Alltag, sondern gerade in extremen Lebenssituationen ist es also wichtig, erstens langsam zu denken und sich nicht nur auf die eigene Intuition zu verlassen, und zweitens auch die Sichtweise anderer Menschen korrigierend mit in die eigenen Entscheidungen einzubeziehen.

Ein dramatisches Beispiel für dieses impulsive Verhalten liefert das bereits erwähnte Grubenunglück von Borken. Die später geretteten Kumpel berichteten mir, wie auch sie nach der Explosion intuitiv sofort die Flucht ergreifen wollten. »Alles in dir drängt in Richtung Heimat«, erklärten sie, »da denkst du nicht mehr nach, da rennst du nur noch!« Mit »Heimat« ist in der Sprache der Bergleute der Ausgang der Grube gemeint, besonders in Gefahrensituationen das Symbol für Rettung und Sicherheit. Nach weniger als hundert Metern auf dem Weg zum Grubenausgang bemerkten sie jedoch einen Bergmann, der geschwächt auf dem Boden lag. Giftige Gase! Nur einem von ihnen gelang es, trotz allgemeiner Panik, ruhig und logisch zu denken. Er entschied gegen den instinktiven Erstimpuls, nicht ins Freie, sondern tiefer hinein in den Berg in einen Blindstollen zu flüchten, in dem sich noch atembare Luft befand. Diese Entscheidung rettete ihm und seinen fünf Freunden das Leben. Viele andere Bergleute bezahlten ihren Drang, Richtung Heimat zu laufen, mit dem Leben.

Dass menschliche Intuition ins Verderben führen kann, zeigte sich im November 2000 auch im österreichischen Kaprun. Beim Ausbruch eines Brandes im Führerstand der Gletscherbahn, die in einem Tunnel zum Stehen kam, starben 155 Menschen. Die meisten von ihnen, weil sie vom Feuer weg nach oben Richtung Bergstation stürzten – direkt hinein in die tödliche Rauchgaswolke. Die Handvoll Menschen, die dem Feuer entgegen ans untere Ende des Tunnels lief, überlebte.

Wenn wir nun noch einmal den Bogen zu Kahneman und den verschiedenen Denksystemen schlagen, können wir Folgendes erkennen:

Der schnelle Impuls – raus aus dem Berg – war der tödliche; das etwas längere Innehalten, Nachdenken und Abwägen hat den anderen Bergleuten das Leben gerettet. Das ist, wie ich bereits ausgeführt habe, nicht einfach. Gerade wenn Entscheidungen in einer unsicheren, risikobehafteten oder stark emotionalen Situation getroffen werden müssen. Vor allem dann reagieren wir gerne im wahrsten Sinne kopflos, als sei unser Gehirn blockiert. Dass wir das tun, kommt nicht von ungefähr, sondern liegt an einem uralten Programm unserer Gene. In Überforderungssituationen werden wir häufig von diesem Programm geleitet, meist ohne dass wir uns dessen bewusst werden.

Uralte Instinkte

In einer extremen Situation fällt es den meisten Menschen schwer, ihre Gedanken zu ordnen. Sie handeln unter Schock, können kaum formulieren, was sie als Nächstes tun sollen. Noch Stunden danach können sie oft nicht lückenlos rekonstruieren, in welcher zeitlichen Reihenfolge was passiert ist. Dieses Phänomen, das die Betroffenen oft sehr verunsichert, macht entwicklungsgeschichtlich durchaus Sinn. Zur Erklärung muss man in der Menschheitsgeschichte weit zurückgehen. Vor Millionen von Jahren waren die Hirnstrukturen unserer Vorfahren noch nicht so ausgebildet wie heute. Auf Gefahrensituationen wurde ohne große Denkprozesse mit instinktiv-biologischen Prozessen reagiert. Es musste schnell gehen, man musste entweder angreifen, fliehen oder sich tot stellen.

Offensichtlich werden wir auch heute noch – nach Millionen Jahren Evolution – bei extremer Gefahr in unseren Verhaltensweisen von den menschheitsgeschichtlich früh entwickelten emotionalen Gehirnzentren beeinflusst, während die phylogenetisch jüngeren Gehirnzentren, die uns zu klarem, analytischem Denken befähigen, weitgehend ausgeschaltet beziehungsweise blockiert sind.

Mit den heutigen modernen bildgebenden Verfahren wie der funktionellen Magnetresonanztomografie (fMRT) können wir einen Einblick nehmen in die neurobiologischen Abläufe emotionaler Prozesse (wer sich eingehender mit diesem Thema beschäftigen möchte, dem sei das Buch »Emotionsbezogene Psychotherapie« von Claas-Hinrich Lammers empfohlen). Dabei ist zu beobachten, dass starke Reize wie zum Beispiel ein Knall oder der Anblick eines Menschen, der ein Messer in der Hand hält, ohne Umweg über das Denkzentrum des Gehirns an die Amygdala (Mandelkern), den Sitz des emotionalen Gedächtnisses, geleitet wird. Die Amygdala bewertet dieses Geräusch oder Bild und startet bei Gefahr ein instinktives Reaktionsprogramm: Messer = Gefahr = besser weglaufen. Das Weiterleiten dieses Reizes an Hirnareale, die für übergeordnete Denkprozesse zuständig sind, wäre viel zu zeitaufwändig; unser Gehirn hat gelernt, dass bei lebensgefährlichen Reizen sofort reagiert werden muss, damit der Mensch überleben kann.

Ein beeindruckendes Beispiel ist in diesem Zusammenhang die folgende Geschichte eines amerikanischen Vietnam-Veteranen, der sich eines Nachmittags gemeinsam mit seiner Freundin eine schöne Zeit auf dem Jahrmarkt machen wollte. Die beiden schlenderten zwischen den Buden umher und vergnügten sich bei einigen Karussellfahrten. Als sie an einem Popcorn-Stand vorbeikamen, schrie der Ex-Soldat seine Freundin mit weit aufgerissenen Augen unvermittelt an: »Wir müssen sofort weg von hier, sofort nach Hause!« Seine Freundin konnte die Panikreaktion nicht nachvollziehen, versuchte, ihn zu beruhigen. Was bloß war passiert? Die Geräusche, die bei der Herstellung von Popcorn erzeugt werden, hatten den Mann an seinen Einsatz in Vietnam erinnert, an das Knattern von Maschinengewehrsalven. Er selbst konnte in diesem Moment den Zusammenhang nicht sehen. Sein Gehirn aber hatte die Geräusche unter dem Stichwort »Gefahr« abgespeichert und ihn zu einer Reaktion manipuliert, als befände er sich in diesem Moment tatsächlich in der Situation, aus der er sofort fliehen müsse.

Ähnlich diesem Fluchtreflex funktioniert der uralte »Totstellreflex«, der bei heutigen Traumatisierten als »freeze« bezeichnet wird. Er bewirkt ein »Einfrieren« unserer Reaktionsfähigkeiten. Wir zeigen ihn häufig, wenn wir uns ausgeliefert fühlen, wenn wir ohnmächtig und hilflos sind, oder urplötzlich in eine Situation geraten, die uns starke Angst macht, weil wir glauben, sie nicht bewältigen zu können. Wir fühlen uns »starr vor Angst« und sind tatsächlich in diesen Momenten kaum in der Lage, uns zu bewegen. Eine Patientin berichtete mir einmal, dass sie in ihrem Haus im Erdgeschoss verdächtige Geräusche gehört habe, während sie selbst in der Badewanne im ersten Stock saß. Einige Tage zuvor war bei den Nachbarn eingebrochen worden, und da sie allein lebte, war ihr klar, dass unten ein Einbrecher zugange sein musste. Sie fühlte sich vollkommen gelähmt und war nicht in der Lage, die Polizei anzurufen oder sonst irgendetwas zu unternehmen. Sie war nicht in einmal fähig, sich abzutrocknen und anzuziehen, sondern verharrte zitternd in der Wanne, selbst dann noch, als längst wieder Stille eingekehrt war. Am Ende stellte sich heraus, dass eine streunende Katze hinter den Geräuschen gesteckt hatte.

Phylogenetisch handelt es sich bei diesem Totstellreflex um ein Konzept, das in Gefahrensituationen durchaus sinnvoll und erfolgreich sein kann. Wenn weder Kampf gegen einen übermächtigen Fressfeind möglich war noch die Flucht vor ihm gelingen konnte, war es sinnvoll, sich tot zu stellen. Dadurch konnte man mit etwas Glück »übersehen« werden. Ein solchermaßen bewusst herbeigeführter Totstellreflex hat einem meiner Patienten, einem Iraner, während des Krieges gegen das Nachbarland Irak das Leben gerettet. Der Mann war als Mitglied einer 25-köpfigen Spezialeinheit beauftragt worden, einen »strategisch wichtigen« Hügel einzunehmen. Der Trupp geriet in einen Hinterhalt, nur drei der Männer überlebten. Sie hatten die Körper der toten Kameraden über sich gelegt, sich nicht gerührt und ganz flach geatmet, sich also tot gestellt. Wenngleich ihm das in der konkreten Gefahrensituation das Leben gerettet hatte, führte das körperliche »Einfrieren« über Jahre hinweg auch zu einem Erstarren seiner Gefühle, was wiederum große Probleme im Zusammenleben mit seiner Familie nach sich zog.

Ein weiterer sinnvoller Mechanismus dieser »Manipulation« unseres Gehirns besteht darin, dass wir von der Vielfalt und Wucht der Informationen, die in der traumatischen Situation stecken, in der Regel vollkommen überfordert wären, müssten wir sie auf einmal aufnehmen. Stellen wir uns beispielsweise einen Menschen vor, der ein Erdbeben miterlebt. Er nimmt die Erschütterung wahr, sieht möglicherweise ein zusammenstürzendes Haus und rennt davon, um sich in Sicherheit zu bringen. Was dieses Ereignis für sein weiteres Leben bedeutet, kann er zunächst nicht in vollem Umfang ermessen. Dass er seine Kinder und seine Frau verloren hat, dass es kein Trinkwasser mehr gibt, dass möglicherweise eine Epidemie ausbrechen wird, dass seine Zeugnisse verloren sind und er große Schwierigkeiten haben wird, eine neue Arbeit zu finden, und so weiter. Wir könnten es nicht aushalten, würden wir auf einen Schlag alles begreifen, was da von einer Sekunde auf die andere geschehen ist. Der Mechanismus unseres Gehirns schützt uns also erst einmal vor der ganzen Dimension des Extremereignisses.

Auch andere Schutzmechanismen sind wirksam, zum Beispiel eine Schmerzunempfindlichkeit in den ersten Minuten. Selbst bei schlimmsten Verletzungen wie etwa dem Verlust eines Arms oder Beins können Betroffene auf die Wunde blicken, ohne Schmerz dabei zu empfinden.

Viele Menschen reagieren mit einem dieser drei alten Muster, Kampf, Flucht oder Totstellreflex, wenn sie an ein frühes Trauma erinnert werden. Meist ist es dabei so, dass eine bewusste Erinnerung an dieses Trauma nicht vorhanden ist, sondern dass der Körper sich eine Gefahr gemerkt hat und deswegen jetzt in einer an und für sich ungefährlichen Situation mit einer krassen Reaktion antwortet.

Der Geruch eines Männerparfums, den eine Frau wahrnimmt, während sie im Kino sitzt, kann zu einem Panikgefühl führen, so dass sie fluchtartig das Kino verlässt. Den Geruch hatte ihr Bewertungssystem, die Amygdala, als Gefahr erkannt und damit den Impuls zur Flucht ausgelöst, ohne dass die Frau sagen könnte, warum. Erst im Nachhinein wird ihr klar, dass sie diesen Geruch von ihrem Vergewaltiger kannte, der ihr vor über zehn Jahren Gewalt angetan hatte. Ich selbst habe einmal erlebt, dass eine Frau mich plötzlich auf einer Rolltreppe vollkommen unangemessen anfuhr, ich solle ihr nicht zu nahe kommen, obwohl zwischen ihr und mir eine Stufe frei war. Auch bei ihr gab es vermutlich eine Verbindung zu einem früheren negativen Erlebnis, was in diesem Fall zur Auslösung des Musters »Kampf« führte.

All diese Schutzmechanismen waren phylogenetisch gesehen einmal sinnvoll angelegt. In manchen Gefahrensituationen mögen sie auch heute noch lebensrettend sein. Oft genug jedoch führen sie uns in die Irre.

Mutmacher 2

Wenn Sie sich in einer Risikosituation befinden, Gefahr lauert und starke Gefühle eine Rolle spielen, senken Sie zunächst einmal das Tempo und atmen Sie durch. Reagieren Sie nicht reflexartig sondern erlauben Sie sich, langsam zu denken und die Situation zu analysieren.

6. Die drei Phasen des Erlebens

Menschen, die in eine traumatische Situation geraten, durchlaufen in der Regel verschiedene Phasen des Erlebens. Die Reaktionen der Betroffenen gleichen sich in erstaunlichem Maße, egal ob die traumatische Situation kurz oder lang war. Sie spielen sich allerdings unterschiedlich schnell ab und zeichnen sich daher durch verschiedene Stadien der Reflexion aus. Deshalb möchte ich im Folgenden über Berichte von Entführungsopfern und meine Begegnungen mit einigen Betroffenen erzählen. Sämtliche Betroffene befanden sich lange Zeit in einer Ausnahmesituation, konnten daher ihre eigenen Reaktionen deutlicher erklären und einzelne Phasen besser voneinander unterscheiden als Menschen, die eine relativ kurz andauernde traumatische Situation erlebt haben wie etwa das Entgleisen des ICE-Zuges bei Eschede oder den 14 Minuten dauernden Amoklauf an einer Erfurter Schule.

Erste Phase: Ablehnung

Geschieht ein Überfall, eine Vergewaltigung, ein Unfall oder eine Naturkatastrophe, ist die erste Reaktion der Betroffenen ein Gefühl des Nicht-wahrhaben-Wollens. Man wird aus seinem Alltagsablauf so plötzlich herausgerissen, dass es zunächst nicht gelingt, sich auf die neue Situation einzustellen. Sie erscheint surreal. Man hält an seinem alten Plan fest und will die krasse Veränderung nicht akzeptieren. Es ist wie bei einem Drehschwindel. Stellen Sie sich vor, Sie haben sich eine Weile im Kreis gedreht und bleiben dann stehen. Für einen Moment entspricht Ihre Wahrnehmung noch immer der Drehung, obwohl Sie selbst längst innegehalten haben.

Unfallopfer sind beispielsweise häufig unmittelbar nach dem Ereignis mit dem Gedanken beschäftigt, dass sie doch jetzt unbedingt da und da hinmüssten, dass sie eigentlich gerade dieses und jenes erledigen wollten. Wir haben immer Pläne, wie die nächsten Minuten, Stunden oder sogar Tage ablaufen sollen, egal ob wir diese akribisch aufgeschrieben oder nur in Gedanken gefasst haben. Aus diesen Plänen sind wir nun herausgerissen, verspüren jedoch weiterhin den Drang, sie zu Ende zu führen. Betroffene sind im ersten Moment oftmals mehr erschüttert von der Tatsache, dass ihre Vorhaben durchkreuzt wurden, als von dem Ereignis an sich. Es ist leichter für uns, sich dem Gedanken zu stellen, dass der Besuch bei der Oma geplatzt ist, man nicht rechtzeitig zur Arbeit oder zu einem Treffen mit Freunden kommt, als die gesamte Tragweite des Unglücks zu erfassen.

Hinzu kommt in der Regel eine Art Ungläubigkeit, ein Nicht-fassen-Können dessen, was soeben passiert ist. Viele Schüler und Lehrer zum Beispiel, die die Ermordung einer Lehrerin am Franziskaneum von Meißen nicht unmittelbar erlebten, weil sie in benachbarten Klassenzimmern saßen, glaubten zunächst an einen Abiturientenscherz oder eine Inszenierung der Theater-AG, als sie die Schreie der verletzten Lehrerin hörten. Selbst als sie erste Anzeichen der schrecklichen Realität sahen wie etwa die Blutspur auf dem Flur, wollten viele von ihnen nicht glauben, was sie sahen. Ein schlimmes Ereignis wie ein Mord hat in unserer Alltagswahrnehmung zunächst einmal keinen Platz. Es kann nicht sein, was nicht sein darf! Häufig äußern Betroffene nach einem solchen Vorfall, sie hätten sich gefühlt, als seien sie »im falschen Film«, als hätten sie das Ganze nur geträumt. Kaum jemand versteht in diesem Moment, was wirklich passiert ist.

Auch bei einer Entführung wird das Opfer plötzlich und meist vollkommen unerwartet aus einer Situation gerissen, in der es mit ganz anderen Gedanken und Handlungen beschäftigt war. Die kolumbianische Präsidentschaftskandidatin Ingrid Betancourt zum Beispiel war auf einer politischen Wahlkampftour und mit der Vorbereitung einer Rede beschäftigt, als sie unvermittelt in die Hände politischer Extremisten geriet. Diese verschleppten sie in den Urwald, es folgte eine sechs Jahre währende Leidenszeit mit enormen Gewaltmärschen von einem Versteck zum anderen. Der Unterschied zwischen ihrer bis dahin gelebten Realität und der neuen Gegenwart hätte nicht größer sein können. Von daher war es ihr unmöglich, diese neue Situation sofort zu begreifen, sie zu verstehen, geschweige denn, sie anzunehmen. Alles in ihr sträubte sich dagegen, sie wollte nicht wahrhaben, was geschehen war.

Die Ablehnung der Situation ist in dieser Phase gekoppelt an die Hoffnung, das Leben möge schnell wieder in normale Bahnen zurückkehren. Während die ersten Gedanken, wie bereits erwähnt, meist um Vorhaben kreisen, die man nun nicht mehr zu Ende bringen kann, klammern sich die Betroffenen in den folgenden Tagen häufig an Rettungsphantasien oder überraschende Wendungen – im Fall Betancourt wäre dies etwa ein plötzliches Einsehen der Entführer gewesen, von ihren Plänen abzulassen. Alles, was einem schonungslos klarmachen würde, dass man sich in einer neuen Situation befindet, wird abgelehnt: Die entführte Person nimmt zum Beispiel kein Essen an, will nicht schlafen, nicht versuchen, sich zu arrangieren. Sie klammert sich an den Gedanken, dass dieser grauenhafte Spuk ganz schnell vorbei sein wird und man sich dementsprechend nicht mit der bedrohlichen Situation auseinandersetzen muss. Der Geist der Entführten ist sozusagen noch draußen in der gewohnten Welt, nur der Körper befindet sich in der Geiselsituation.

Diese innere Ablehnungshaltung kostet die Betroffenen sehr viel Kraft. Da wir alle über unterschiedliche Kraftreserven verfügen, kann diese Phase unterschiedlich lange dauern. Nach Stunden, Tagen oder manchmal auch erst nach Wochen erlahmen jedoch bei jedem die Widerstandskräfte. Man hört auf, sich gegen die Situation aufzulehnen, wird antriebslos und resigniert. Damit beginnt die zweite Phase.

Zweite Phase: Verzweiflung und Depression

Jede Extremsituation – egal ob es sich dabei um einen Unfall, eine Naturkatastrophe, die Begegnung mit dem Tod und so weiter handelt – ist für die Betroffenen mit dem Gefühl des Kontrollverlusts verbunden. Menschen geraten plötzlich in eine Lage, die sie selbst nicht mehr beeinflussen können. Wenn klar geworden ist, dass es keinen Ausweg aus der Situation gibt, man komplett die Kontrolle verloren hat und – wie im Fall von Betancourt – der Willkür der Täter vollkommen ausgeliefert ist, stellen sich bei den Betroffenen Hilflosigkeit und Ohnmachtsgefühle ein. Sie realisieren, dass sie sich mit dem Gedanken an ein schnelles Ende der Geiselnahme etwas vorgemacht haben, und fallen psychisch in ein tiefes Loch. Die bittere Erkenntnis, über das eigene Schicksal nicht mehr bestimmen zu können und vielleicht sogar mit dem Tod bedroht zu sein, führt zu einer Mischung aus starker Unruhe, Panik und Verzweiflung, Erschöpfung und Depression. In dieser Phase lassen sich viele Opfer gehen, sie pflegen sich nicht mehr und tun nichts, was ihnen den Alltag wenigstens minimal erleichtern würde. Dunkle Gedanken übernehmen die Regie, häufig reflektieren die Betroffenen über ihr eigenes Ende, die Hoffnung auf einen positiven Ausgang schwindet. Je länger diese Zeit dauert, desto schwieriger wird es, einen Weg aus Verzweiflung und Depression zu finden.

Dritte Phase: Akzeptieren oder Zerbrechen
Die Zeit des Übergangs zur dritten Phase ist eine besonders sensible, in der sich entscheidet, ob die Chance für eine Bewältigung besteht oder ein Weg eingeschlagen wird, der zum Scheitern führt und erhebliches psychisches Leid nach sich zieht.

Die notwendige Voraussetzung für den »erfolgreichen« Weg ist die innere Entscheidung des Betroffenen, die Situation, in der er sich befindet, zumindest für einen gewissen Zeitraum anzunehmen. Die Basis dafür ist im Grunde eine Vereinbarung mit sich selbst: »Ich kann jetzt im Moment nicht aus dieser Lage heraus und versuche daher, das Beste daraus zu machen.« Ingrid Betancourt gelang es relativ schnell, zu sich zu sagen: »Ich bin in der Hand der FARC-Rebellen, diese Menschen wollen mir nichts Gutes und halten mich in Urwaldverstecken gefangen. Sie wollen mit mir etwas erreichen, ich sitze hier aus einem ganz bestimmten Grund, wenn sie mich umbringen wollten, hätten sie das schon getan. Ich muss und will versuchen, mit dieser erbärmlichen Lage klarzukommen!«

Hat man für sich diese neue Basis geschaffen, kann man sich besser arrangieren, zum Beispiel indem man sich kleine Bereiche der Kontrolle zurückerobert. In der dialektisch-behavioralen Therapie nach Marsha Linehan heißt diese Haltung »radikale Akzeptanz« und meint damit das Annehmen der Realität, der schwierigen Situation im Hier und Jetzt. Erst wenn diese Akzeptanz stattgefunden hat, kann man effektiv und zielgerichtet handeln und eine Erleichterung der Lage anstreben. Diese durch und durch annehmende Haltung bezieht auch die eigenen Emotionen, Gedanken und Wünsche mit ein. Eine entführte Person sagt sich etwa: »Ich bin eine Geisel, lebe in einem Raum ohne Tageslicht, bekomme schlechtes Essen und habe Angst, dass ich hier nie wieder rauskomme. Aber so ist das eben, ich kann daran momentan nichts ändern!«

Mit anderen Worten: Indem man nicht unentwegt gegen sein Schicksal ankämpft, sondern es akzeptiert, werden Kräfte frei, und es entstehen kreative Ideen, wie man sich kleine Erfolgserlebnisse verschaffen kann. Dazu später mehr.

Manche Menschen erreichen diese Phase der Akzeptanz jedoch nie. Sie kämpfen immer weiter gegen ihr scheinbar unveränderliches Schicksal an und vergeuden dabei ihre Kräfte. Ein Betroffener, der so reagiert, würde sagen: »Es hätte nicht passieren dürfen, ich hätte bei der Entführung weglaufen müssen, ich muss hier raus, ich halte das nicht aus!« Er wird sich mit Selbstvorwürfen quälen und in eine immer tiefere Depression fallen, die auch massive körperliche Auswirkungen haben kann. Die Vernachlässigung der eigenen Ernährung, keine Regeneration durch Schlaf usw. – all das kann lebensbedrohlich sein, der Körper kann den Dienst verweigern, der Betroffene wird krank, dämmert nur noch vor sich hin. Einige amerikanische Soldaten, die während des Vietnamkriegs in Gefangenschaft geraten waren, starben auf diese Weise. Erst hatte die Psyche aufgegeben, dann war der Körper gefolgt.

Mutmacher 3

Üben Sie sich immer wieder in »radikaler Akzeptanz«, wenn Sie mit Entwicklungen in Ihrem Leben konfrontiert sind, die sie (noch) nicht beeinflussen oder ändern können. Versuchen Sie in diesen Fällen, konsequent darauf hinzuarbeiten, das anzunehmen, was der Fluss des Lebens Ihnen bringt.

7. Das Notfallprogramm unserer Psyche

Damit es zu einem derartigen Zusammenbruch gar nicht erst kommt, hält unsere Psyche ein erstaunliches Notfallprogramm bereit. Ob wir es allerdings aktivieren können, hängt davon ab, welche Grundhaltung wir in einer Extremsituation einnehmen: Hilfreich zum Verständnis der beiden unterschiedlichen Varianten Akzeptanz oder Ablehnung ist die Unterscheidung zwischen Schmerz und Leid. Schmerz ist ein Teil des Lebens und kann nicht immer vermieden werden. Im Gegenteil, manchmal müssen wir unangenehme Gefühle sogar ertragen; versuchen wir, ihnen aus dem Weg zu gehen, sie zu verdrängen, verlängert sich der Schmerz.

Leid wiederum wird durch Schmerz und dessen Nicht-Akzeptanz hervorgerufen. Es entsteht, wenn Menschen an dem festhalten, was sie gewollt haben, und sich weigern, die neue Situation anzunehmen. Es ist sehr viel schwieriger zu ertragen als Schmerz, es lähmt uns und kann nur durch radikale Akzeptanz gelindert werden.

Wenn Menschen es schaffen, eine annehmende Grundhaltung gegenüber einer – zumindest für den Moment – unabänderlichen schweren Situation einzunehmen, entwickeln sie erstaunlich kreative Ideen, um sich psychisch zu stabilisieren. Wenn ich traumatisierte Menschen frage, wie sie es geschafft haben, trotz einer extrem belastenden Lage zu überleben, fallen ihnen oft vermeintlich banale Dinge ein, die sie damals eher als unbedeutend abgetan hätten, die ihnen aber letztlich das Leben gerettet haben.

Ausweg Phantasie

Die beiden Libanon-Geiseln Heinrich Strübig und Thomas Kemptner befanden sich von Mai 1989 an exakt 1011 Tage in der Gewalt von Entführern. Diese wollten die in Deutschland einsitzenden Hamadi-Brüder freipressen. Strübig und Kemptner sahen die ganze

Zeit über kein Tageslicht, sie waren in Kellern und dunklen Verliesen eingesperrt. Die hygienischen Verhältnisse waren unerträglich: Es war dreckig, es gab kaum Gelegenheit zur Körperpflege, zu essen bekamen sie oft nur ein Fladenbrot in den Kerker geworfen. Die beiden Männer waren aneinandergekettet und litten unter Durchfallerkrankungen. Als »Toilette« diente ein Blechkanister. Lange Zeit wussten sie überhaupt nicht, wer hinter der Entführung steckte und welchem Zweck sie diente, bis sie nach Monaten der Ungewissheit kurz vor Weihnachten gezwungen wurden, bei einem perversen Schauspiel mitzumachen: Sie wurden in Anzüge gesteckt und in einen Raum geführt, in dem ein Plastik-Tannenbaum vor einem reich mit Speisen gedeckten Tisch stand. Dort sollten sie für eine Videoaufnahme posieren, die zeigen sollte, wie gut es ihnen ging. Die beiden Deutschen mussten eine vorbereitete Stellungnahme vorlesen, mit der sie sich für die vorzügliche Behandlung der Entführer bedanken und gleichzeitig von der Bundesregierung die Freilassung der Hamadi-Brüder fordern sollten. Nach dem gefilmten »Festmahl« hatten sich beide gründlich den Magen verdorben, wurden wieder in ihren schmutzigen Keller geworfen, bedroht und mit Schlägen malträtiert.

Wenn die Psyche in einer so schrecklichen Situation überleben will, muss sie Mittel und Wege finden, aus der Situation auszusteigen, um sich dabei zu regenerieren. Strübig und Kemptner etwa gestatteten sich kleine gedankliche Pausen, indem sie sich gegenseitig Kochrezepte erzählten. Am Beispiel »Königsberger Klopse« überlegten sie gemeinsam: »Sollen wir noch mehr Kapern dazutun? Reicht eine halbe Zitrone zum Abschmecken und Verfeinern der Soße, nehmen wir weißen oder schwarzen Pfeffer, machen wir Salz- oder Pellkartoffeln dazu?« Sie besprachen die passende Getränkeauswahl, malten sich den Duft des dampfenden Gerichts aus und deckten in ihrer Phantasie den Tisch mit hübschem Geschirr.

Ein andermal beschrieb der eine dem anderen, wie er einen Spaziergang an einem Frühlingstag in der Sonne auf einem bestimmten Weg unternahm, den er genau kannte, welche Bäume und Pflanzen er sah, wie sich der Boden anfühlte, wie die Temperatur war, welche Vogelstimmen er hören konnte und so weiter.

Auf diese Weise konnten die beiden Männer immer wieder für ein paar Augenblicke aus ihrer quälenden Situation aussteigen, ihre Psyche konnte sich erholen, sie konnten neue Kräfte sammeln.

Dank der Erkenntnisse der modernen Hirnforschung wissen wir heute, wie bereits erwähnt, dass die bloße Vorstellung, etwas zu tun, die gleichen Hirnareale aktiviert und oft auch die dazugehörigen Hormonausschüttungen in Gang setzt wie bei der tatsächlichen Durchführung des Vorhabens. Strübig und Kemptner haben – ohne dass sie darüber nachgedacht hätten – instinktiv das Richtige getan und das Notfallprogramm ihrer Psyche aktiviert.

Kontrolle zurückgewinnen

Der belastendste Faktor in traumatischen Situationen ist der Kontrollverlust. Daher hilft es, sich zumindest in kleinen Bereichen ein wenig Kontrolle zu erhalten oder zurückzugewinnen. Etwa, sich bewusst nur in einen bestimmten Teil des Raumes zu setzen oder eine Körperhaltung einzunehmen, die leicht von dem abweicht, was die Entführer verlangen. Vermeintliche Kleinigkeiten mit großer Wirkung für das eigene Selbstverständnis. Ingrid Betancourt zum Beispiel hat sich wiederholt nicht exakt an jene Stelle auf dem Boden gesetzt, die ihr die Entführer zugewiesen hatten, sondern einen halben Meter daneben. Strübig und Kemptner nahmen von einem bestimmten Bewacher kein Essen an. Dadurch konnten sie sich ein Stück innere Stärke, Selbständigkeit, Autonomie und Würde bewahren – eine wichtige Voraussetzung dafür, sich nicht aufzugeben, und für die Psyche lebensrettend.

Ingrid Betancourt schilderte in Interviews, dass sie während der sechsjährigen Gefangenschaft mehrmals Fluchtversuche unternommen hatte, obwohl sie aus Erfahrung wusste, dass sie dafür von den Rebellen hart bestraft werden würde. Sie habe es einfach tun müssen, und zwar weniger aus der Überzeugung heraus, wirklich eine Chance zu haben, als aus dem starken inneren Drang, etwas für sich zu tun, sich selbst treu zu bleiben.

Um dieses partielle Selbständigkeits- und Kontrollgefühl zu erleben, reichen meist schon kleine Dinge; man sollte tunlichst vermeiden, sich offen gegen einen Entführer zu stellen. Die Devise heißt eher: nach außen kooperieren, sich innerlich jedoch kleine Freiheiten bewahren. Wie diese kleinen Freiheiten aussehen, hängt von der jeweiligen Lage der Betroffenen ab. Eine Gefängnisangestellte, die sich über viele Stunden in der Gewalt eines Häftlings befand, bevor sie von einem SEK-Kommando befreit wurde, erzählte mir, warum das erlittene Martyrium sie innerlich nicht gebrochen habe: »Ich habe die ganze Zeit über mit ihm geredet und hatte es immer in der Hand, worüber wir sprachen und worüber nicht. Er hat mich viel gefragt über meine Familie, aber ich habe ihm nur das erzählt, was ich wollte.«

Einer Psychiatriepflegerin, die stundenlang von einem Patienten bedroht und vergewaltigt wurde, half der Gedanke an ihren Verlobten. Sie trug einen Ring mit einem blauen Stein, ein Geschenk ihres zukünftigen Mannes, und stellte sich vor, dass ihr Verlobter sie durch diesen Stein hindurch anschaute. Wenn sie selbst den Blick auf den Ring richtete, hatte sie das Gefühl, ihm in die Augen zu sehen. Als sie sich in einer Situation fast aufgegeben hätte und vollkommen verzweifelt weinte, dreht sie den Stein nach innen – ihr Verlobter sollte sie nicht so sehen. Doch dann nahm sie sich vor, wieder stark zu sein, und drehte den Ring erneut um. Von diesem Moment an wich sie von den Anweisungen des Vergewaltigers immer ein bisschen mehr ab; sie legte sich zum Beispiel etwas anders hin, als er es befohlen hatte und behielt so ein Stück ihrer Autonomie und inneren Würde.

Diese unterschiedlichen Strategien der Opfer haben eines gemeinsam: Sie alle haben mit ihrem Verhalten den Zustand der totalen Unterwerfung und Selbstaufgabe vermieden. Für Ingrid Betancourt oder die Libanon-Geiseln war das letztendlich der entscheidende Schlüssel für das Überleben in einer quälend lang anhaltenden Krisensituation. Die psychologische Aufarbeitung ihrer erlittenen Traumata konnte anschließend darauf aufbauen, dass sie für sich Stärke gezeigt hatten. Die Chancen für eine erfolgreiche Auseinandersetzung mit dem Geschehenen stehen in diesen Fällen deutlich besser, als bei Menschen, die sich bereits während der Extremsituation aufgegeben und nur noch als schwach erlebt haben.

Die eigenen Kräfte wecken

Natascha Kampusch wurde 1988 im Alter von zehn Jahren gekidnappt und für 3096 Tage in einem kleinen unterirdischen Verlies gefangen gehalten. Sie hatte in den ersten Jahren keinerlei Kontakte zur Außenwelt, die einzige Bezugsperson war der Entführer. Später durfte sie sich in einem exakt festgelegten Rahmen bewegen, oben im Haus, hin und wieder im Garten. Nach einem unsagbaren, langen Martyrium konnte sie sich selbst befreien, indem sie ihrem Peiniger in einem unbeobachteten Moment weglief. Der nahm sich noch am selben Tag das Leben.

Als Kind verfügte sie in den ersten Jahren ihrer Gefangenschaft weder über die notwendigen körperlichen noch über die psychischen Kräfte, um sich gegen den Entführer aufzulehnen oder sich gar zu befreien. Sie war vollkommen auf sich allein gestellt, auch als es darum ging, sich zu stabilisieren. Natascha habe, wie mir ihre Mutter in einem persönlichen Gespräch erklärte, schon als Kind eine starke individuelle Persönlichkeit gehabt. Dadurch war sie offenbar in der Lage, eine gedankliche Strategie zu entwickeln, mit der sie später verborgene eigene Kräfte wecken konnte. Und zwar indem sie einen »Pakt mit sich selbst« schloss. Sie stellte sich vor, wie sie als erwachsene Frau sein würde. Diese Frau wäre stark und mutig und würde das Kind Natascha eines Tages aus dem Verlies in die Freiheit führen. Sie sagte zu sich selbst: »Ich, die starke Frau, die ich in Zukunft sein werde, stehe dir jetzt schon bei, ich tröste dich und ich werde dir helfen, dich zu befreien!«

Ohne zu wissen, dass diese Strategie bei der Therapie traumatisierter Menschen tatsächlich eine wichtige Rolle spielt, wandte das Kind in Gefangenschaft diese hilfreiche Methode an. Natascha suchte und fand eine starke Ressource in sich selbst und konnte damit ihre Verzweiflung überwinden. Eine aus psychologischer Sicht erstaunliche und bewundernswerte Leistung eines Kindes, das versucht, in einer ausweglosen beziehungsweise so erscheinenden Situation zu überleben.

Viktor Frankl, ein österreichischer Psychologe, der während des

Zweiten Weltkriegs unter grauenvollsten Bedingungen in einem Konzentrationslager inhaftiert war, wandte eine ähnliche Strategie an, um am Leben zu bleiben. Er malte sich immer wieder aus, wie er eines Tages Vorlesungen über die Auswirkungen dieses unmenschlichen Systems auf die Psyche der Menschen halten werde, und zog daraus die Kraft durchzuhalten.

Die Vorstellung, wie man selbst in Zukunft sein wird, wenn man aus der belastenden Situation herausgekommen ist, scheint nicht nur tröstlich, sie ist auch Quell neuer Kräfte. Wenn man sich in einer Lage befindet, aus der man momentan keinen Ausweg weiß, ist es sinnvoll und hilfreich, sich vorzustellen, dass man irgendwann über die Fähigkeiten verfügen wird, diese Situation erfolgreich aufzulösen. Wählt man wie Natascha Kampusch ein anderes (erwachsenes) Ich, kann man sich mit dieser Person verbünden, sich von ihr Trost und Beistand spenden lassen und darauf bauen, dass sie später eine Lösung finden wird. Mit diesem Glauben lässt sich die quälende Gegenwart besser ertragen.

Nicht nur das Vertrauen auf eine Form des eigenen Ich, sondern auch die Konzentration auf eine mögliche Hilfestellung von außen kann die eigenen Kräfte aktivieren. Das Grubenunglück von Borken im Jahr 1988, bei dem 51 Bergleute entweder sofort durch die gewaltige zerstörerische Kraft der Explosion getötet wurden oder innerhalb weniger Minuten durch giftige Gase starben, ist dafür ein gutes Beispiel.

Die sechs Bergleute, die sich in einen Blindstollen gerettet hatten, fühlten sich zunächst von allem abgeschnitten. Tief drinnen im Berg hockten sie im Dunkeln, nur ab und zu konnten sie eine Helmlampe anmachen. Die einzige Verpflegung war eine Flasche Cola und ein Brot für alle. Es gab keinen Funkverkehr nach oben, sie kamen sich von Gott und der Welt verlassen vor. Einige Meter entfernt sahen die Männer tote Ratten liegen, die aufgrund der giftigen Gase erstickt waren. Jeder von ihnen wusste, dass diese unsichtbare tödliche Grenze stetig näher rückte, da die Gase sich ausdehnten. Im Minutentakt nahmen Verzweiflung und Hoffnungslosigkeit zu. Einige der Bergleute kritzelten schon ihr Testament und letzte Nachrichten für die Angehörigen an die Wände des Stollens. Nur einer von ihnen war felsenfest davon überzeugt, dass es nur eine Frage der Zeit sei, bis sie von Rettungstrupps hier rausgeholt würden. Er versicherte den anderen immer wieder, sie bräuchten kein Testament zu machen, sie würden gerettet werden.

Mit dieser unerschütterlichen Haltung bewahrte er nicht nur die anderen Kumpel davor, sich aufzugeben, er selbst profitierte offenbar am meisten davon. Als sich ein Rettungstrupp nach 72 Stunden tatsächlich zu den Eingeschlossenen vorgearbeitet hatte und die sechs Männer einer nach dem anderen mit einer Rettungskapsel ans Tageslicht befördert wurden, machte ich eine erstaunliche Beobachtung: Während fünf Bergleute – geschwächt und schwer gezeichnet – sofort auf Tragen gelegt werden mussten, ging besagter Kumpel allein und ohne gestützt zu werden auf die aufgereihten Mikrofone der Weltpresse zu: »Die wollten schon ihr Testament machen da unten, ich sprech, ihr braucht keins zu machen!« Er hatte mit seinem festen Glauben an die kommende Hilfe der Grubenwehrkollegen nicht nur sich und die anderen psychisch stabilisiert; sein Körper hatte dadurch offensichtlich so viel Kraft gewonnen, dass er als Einziger in der Lage war, noch selbständig und aufrecht zu gehen.

Das Schreckliche benennen

Wenn ich Menschen nach Katastrophen über einen längeren Zeitraum betreut habe, habe ich mich oft gefragt, warum die einen es besser schafften, während die anderen so große Schwierigkeiten bei der Bewältigung hatten.

In Gesprächen mit vielen Katastrophen-, Unfall-, Entführungs- und Gewaltopfern, deren übermenschlich erscheinenden Fähigkeiten im Umgang mit der Krise auch bei mir großes Erstaunen ausgelöst haben, ist mir aufgefallen, dass diese sich allesamt relativ schnell in ihre Situation hineingefunden und das Schreckliche benannt haben. Dieses Benennen ist eine Vorstufe der Akzeptanz, eine zwar schmerzvolle, aber sehr wirksame Maßnahme, sowohl während der Krise als auch danach auf dem langen Weg der Bewältigung. Ein Lehrer zum Beispiel, der einen Amoklauf an seiner Schule erlebte, sagte sich, noch während er mit seiner Klasse auf Rettung wartete: »Ich bin Zeuge eines fürchterlichen Amoklaufs, einige meiner Kollegen sind tot, ich muss jetzt für meine Schüler sorgen!«

Durch das unmittelbare und schonungslose Benennen der Realität ist es ihm gelungen, angesichts der enorm belastenden Stresssituation einen kühlen Kopf zu bewahren. Er ist nicht in Schockstarre verfallen, sondern handlungsfähig geblieben. Das Bewahren der Handlungsfähigkeit setzt Kräfte frei, die in der Situation und darüber hinaus eine positive Wirkung haben. Diese Haltung bietet außerdem einen weitgehenden Schutz vor Dissoziationen, also dem mentalen Aussteigen aus der Situation. Obwohl Dissoziationen für unsere Psyche eine Art Notschalter sind, der bei Bedarf umgelegt werden und uns in der Akutsituation vor einer Überforderung schützen kann, wissen wir, dass Menschen, die in einer Belastungslage dissoziieren, später ein größeres Risiko haben, Folgestörungen zu entwickeln.

Mit dem Benennen des Schrecklichen und dem Anerkennen der Realität bleiben wir handlungsfähig, im Hier und Jetzt verankert und an der Situation orientiert. Dadurch ist man zwar für den Moment sehr viel näher am Leid dran, langfristig kann man sich jedoch rascher lösen. Wer sich hingegen in eine Scheinwelt flüchtet und die Augen vor der Realität verschließt, für den ist die Bewältigung des Geschehenen schwerer, die Konfrontation mit dem Erlebten erscheint dann noch bitterer. Der Volksmund weiß das längst: »Lieber ein Ende mit Schrecken als ein Schrecken ohne Ende!« Und ein altes chinesisches Sprichwort lautet: »Wenn man in der Dunkelheit sitzt, sollte man, statt fortwährend zu klagen, besser eine Kerze anzünden.« Solange man nur über die Dunkelheit klagt, kann man nichts ändern. Erst wenn man anerkennt, dass man in der Dunkelheit sitzt, und dies unerträglich findet, kann man einen Plan entwickeln, wie eine Kerze und Streichhölzer aufzutreiben sind.

Das Benennen der Realität ist nicht nur in Extremsituationen ein wichtiger Schritt. Den Kopf in den Sand zu stecken, macht es auch im Alltag nicht leichter. Die Probleme lösen sich dadurch schließlich nur selten in Luft auf. Wie bereits erwähnt, lassen sich letztendlich alle Situationen, in denen wir uns bedrängt oder überfordert fühlen, nur durch radikale Akzeptanz in den Griff bekommen; erst dadurch werden sie erträglich, nur so können wir tatsächlich einen Ausweg finden.

Menschen wie die hier vorgestellten haben mit ihrer Fähigkeit, die Dinge zu benennen, eine wichtige Eigenschaft gezeigt, die das Überleben der Menschheit in Zeiten von Naturkatastrophen, Hungersnöten, Kriegen und Gewaltsituationen ermöglicht hat. Ich bin davon überzeugt, dass wir alle diese Überlebensgene in uns tragen, dass wir aber durch die Errungenschaften der Zivilisation und das bequeme Leben im Wohlstand kaum noch Zugang dazu haben. Wir sind gewissermaßen verweichlicht und wehren uns dagegen, uns mit einer so elementaren Frage wie der des Überlebens oder Scheiterns auseinanderzusetzen. Wir finden es selbstverständlich, immer vor Unbill geschützt zu sein, und machen uns eher Gedanken darüber, wie wir unser Leben noch leichter, noch angenehmer, luxuriöser und genussreicher gestalten können. Werden wir dann plötzlich mit einer schrecklichen Situation konfrontiert, fehlt uns das Rüstzeug, dieser ins Auge zu sehen.

Wir sollten also lernen, frühzeitig in einen inneren Dialog mit uns zu treten, der uns auf solche Erfahrungen vorbereitet. Das muss keine Geiselnahme sein, jeder von uns ist im Laufe seines Lebens zum Beispiel mit Verlusten konfrontiert. Vielen Menschen fällt es sehr schwer auszusprechen, dass ein naher Angehöriger gestorben ist. Sie vermeiden es, explizit vom Tod zu sprechen, und nutzen Umschreibungen. Letztlich ist dies eine Form des Nicht-wahrhaben-Wollens, die das Ertragen des Verlustes erschwert. Auch hier gilt: Das Benennen des Schrecklichen macht das Schreckliche mit jedem Benennen ein Stück weniger schrecklich. Es erscheint von Mal zu Mal etwas weniger grell, weniger laut, weniger heftig; es wird blasser, leiser und weniger schmerzhaft, je öfter wir aussprechen, was uns widerfahren ist.

Kinder haben es in ihrer Unbefangenheit manchmal leichter, auch schwierige und mit Tabus belegte Themen offen anzusprechen und das Schreckliche zu benennen. Ich selbst habe mit vielen Eltern gearbeitet, deren Kinder unheilbar krank waren. Sie waren oft so verzweifelt und verbittert über ihr Schicksal und das ihrer Kinder, dass sie nicht in der Lage waren, mit diesen darüber zu sprechen, obwohl die Kinder selbst spürten, dass sie sterben würden. Wenn ich mit diesen Kindern allein sprach, wurde schnell deutlich – etwa durch Zeichnungen, die sie anfertigten –, dass sie sich schon lange mit dem eigenen Tod beschäftigten. Es war ihnen ein Bedürfnis, über ihre Vorstellungen von Tod und über das, was möglicherweise danach auf sie zukommen würde, zu sprechen. Gleichzeitig fiel es ihnen sehr schwer, sich mit den Eltern darüber zu verständigen, weil sie ihnen nicht noch mehr Kummer bereiten wollten.

Ein Junge, der mich sehr beeindruckt hat, der 13-jährige Daniel, litt an einer unheilbaren Krebserkrankung und war kräftemäßig schon sehr eingeschränkt. Er hatte mehrere Operationen und Bestrahlungen hinter sich, medizinisch war alles versucht worden, aber es gab keine Chance, ihn zu retten. Obwohl die Ärzte das wussten, brachten sie es nicht über das Herz, den Eltern reinen Wein einzuschenken, und kündigten immer noch eine weitere Behandlungsmöglichkeit an, die man – wenn auch mit »minimalen Erfolgsaussichten« – unbedingt probieren wolle. Auch die Eltern selbst wussten im Innersten, dass es für ihren Sohn keine Rettung gab, doch sie klammerten sich an die Aussagen der Ärzte und machten sich und dem Kind vor, es werde sich schon alles zum Guten wenden.

In dieser für alle Beteiligten sehr schweren Situation wurde ich vom Klinikleiter gebeten, mich um die Familie zu kümmern. Daniel war entlassen worden, um sich bis zur nächsten Behandlung zu erholen. Ich besuchte die Familie zuhause.

Der Vater hatte sich vollkommen zurückgezogen, war depressiv, sprach kaum noch und hatte sich in seine Arbeit geflüchtet. Die Mutter war verzweifelt, weil sie zusätzlich zu der schweren Belastung durch die Krankheit ihres Kindes darunter litt, dass sie mit ihrem Mann nicht darüber reden konnte. Sie weinte nächtelang, und tagsüber versuchte sie, vor dem Jungen stark, hoffnungsvoll und fröhlich zu wirken. Daniel war der Einzige, der nicht niedergeschlagen war.

Er erzählte mir von seinen Hobbys, er liebte Fußball, Popmusik und »im Wald rumtoben«. Körperlich war er sehr geschwächt, konnte kaum noch laufen und nur wenige Stunden pro Tag außerhalb seines Bettes verbringen.

In Bildern malte er mir die Stationen seines Leidens auf – Zeichnungen vom Krankenhaus, Schwestern und Ärzte in weißen Kitteln, Spritzen, sich selbst mit einem anderen kranken Kind im Nachbarbett.

Nachdem ich ihn einige Male besucht hatte, äußerte er den Wunsch, mit mir in den Wald gehen zu dürfen. Die Mutter war skeptisch, ob er das schaffen würde, gab aber schließlich ihre Erlaubnis. Als ich klingelte, öffnete Daniel die Tür, ausgerüstet wie ein Trapper: mit Outdoor-Kleidung, Hut auf dem durch die letzte Bestrahlung kahlen Kopf, ein Messer am Gürtel, den Kompass in der Hand. Auch ein kleiner Rucksack mit Verpflegung stand bereit. Daniel wollte mit mir zu einer ganz bestimmten Stelle im Wald, die er besonders schön fand. Wir fuhren mit dem Auto zu einem Wanderparkplatz, von dort gingen wir zu Fuß weiter. Der Weg quer durch den Wald war sehr beschwerlich für ihn, ich musste ihn stützen, aber er kämpfte sich tapfer weiter bis zu einer Stelle, an der er sagte: »Wir sind da!« Es war eine schöne Lichtung, umgeben von großen Bäumen, ein Bach floss vorbei, ein kleines Idyll. Wir setzten uns, aßen und tranken etwas, sprachen aber nicht viel. Nach einer Weile stand Daniel mühsam auf, nahm sein Messer und machte sich an einem Baum zu schaffen. Er schnitzte etwas in die Rinde und ging von dort zu weiteren Bäumen, wo er das Gleiche tat. Als er fertig war, strahlte er mich an, und ich durfte sein Werk betrachten. Er hatte seine Initialen in den ersten Baum geschnitzt, in die anderen Bäume Kreuze. Er wirkte befreit, ruhig und erstaunlich reif für einen 13-Jährigen, als er zu mir sagte, ich wüsste doch so viel und ob ich ihm daher nicht auch sagen könne, wie es im Himmel aussehe. Er wollte wissen, ob er dort oben den ganzen Tag seine Lieblingssongs anhören könne und wie es sonst so sei. Seiner Mutter solle ich aber nichts davon sagen, sonst wäre sie so traurig. Sie solle ruhig weiter glauben, er wisse nicht, dass er bald im Himmel sein werde.

Bei unserem nächsten Treffen las ich ihm aus Astrid Lindgrens wunderschönem Kinderbuch »Die Brüder Löwenherz« vor, in dem sich die Autorin des Themas Tod annimmt und aufzeigt, wie Kinder die Angst vor dem Sterben überwinden und in eine andere Form des Daseins wechseln können. Und ich besprach mit Daniel die Sichtweise der bekannten Sterbeforscherin Elisabeth Kübler-Ross, die in kindgerechter und sehr hoffnungsvoller Weise erklärt, dass mit dem Tod nicht alles vorbei ist, sondern dass in der Natur immer etwas folgt, wenn etwas vergeht und sich alles in einem Kreislauf des Werdens und Vergehens befindet.

Später berichtete ich mit Daniels Erlaubnis den Eltern von unseren Gesprächen. Danach gelang es Mutter, Vater und Sohn, gemeinsam über Daniels bevorstehenden Tod zu reden; sie konnten wichtige Dinge klären und sich voneinander verabschieden. Daniel starb kurze Zeit später in einer friedlichen Familienatmosphäre, alles war ausgesprochen, keiner war innerlich zerrissen, weil er sich nach außen hatte anders geben müssen, als er sich innerlich fühlte.

Solche Erfahrungen sind schmerzhaft und tröstlich zugleich. Denn aus ihnen können wir viel lernen. Bei manchen Menschen setzt der Mechanismus, eine schlimme Realität anzuerkennen, automatisch ein, für andere ist es ein Prozess. Gelingt er, kann das Schreckliche viel von seinem Schrecken verlieren und uns letztlich stärken.

Rituale

Als im Jahr 2010 in der chilenischen Mine San José 33 Bergleute zehn Wochen lang 700 Meter unter der Erde in einem 52 Quadratmeter großen Schutzraum auf ihre Rettung warteten, wurde ich oft gefragt, wie es möglich sei, so etwas psychisch auszuhalten. Die meisten Menschen, die sich in das Schicksal der verschütteten Bergarbeiter hineinversetzten, bekamen schon bei dem Gedanken an die Enge, die vielen Personen auf begrenztem Raum, die Hitze, die mangelhafte Ernährung und die insgesamt quälende Ungewissheit, ob eine Rettung gelingen würde, Beklemmungsgefühle und Panikgedanken. Immer wieder hörte ich den Satz: »Das würde ich nie durchstehen!«

Auch die 33 Kumpel durchlebten während dieser Zeit depressive Einbrüche, einige hatten Suizidgedanken. Insgesamt jedoch bezeichneten die Psychologen vor Ort die Stimmung unter den Männern als verhältnismäßig gut, die meisten seien psychisch in einem erstaunlich stabilen Zustand.

Dafür war im Nachhinein betrachtet vor allem eines verantwortlich: feste Rituale, die den Eingeschlossenen Halt und Struktur gaben. Zu diesen Ritualen gehörten regelmäßige Gebete, die in einer bestimmten Ecke des Stollens abgehalten wurden. Außerdem wurden jeden Tag bestimmte Ziele vereinbart und Aufgaben verteilt, die man bewältigen wollte. Die einen räumten den anfallenden Bohrschutt weg, die zweite Gruppe verteilte das über die Versorgungsbohrung heruntergeschickte Material, die dritte pflegte die Schwachen oder Kranken.

In einer psychisch höchst belastenden Ausnahmesituation sind solche Rituale von großer Bedeutung. Die für viele Menschen wirksamste Art des Rituals ist sicherlich das Beten. Auch jemandem, der nicht an Gott glaubt und meint, er könne nicht beten, empfehle ich als Psychologe, es dennoch zu tun. Weniger aus dem Gedanken heraus, man könne ja nie wissen, ob es nützt oder nicht, sondern vielmehr aus der Erkenntnis, dass ein Mensch, der sich im Beten auf positive Kräfte konzentriert, seinen Geist immer dahingehend orientiert, diese Kräfte in sich zu entfalten und wirksam werden zu lassen.

Aber auch regelmäßige Mahlzeiten, Tagesbesprechungen, Bewegungsübungen oder Arbeitseinsätze bieten Orientierung, sie definieren kleine Ziele, an denen man sich »festhalten« kann. Zu diesen gemeinsamen Ritualen können individuelle kommen, etwa bestimmte sportliche Aktivitäten, Tagebuch schreiben, Achtsamkeits- oder Entspannungsübungen, die möglichst immer innerhalb eines festgelegten Zeitfensters durchgeführt werden sollten. Die über drei Jahre im Libanon festgehaltenen deutschen Geiseln Strübig und Kemptner etwa bekamen von ihren Entführern nur drei Zigaretten pro Tag zugeteilt. Diese rauchten sie zu genau definierten Zeiten – ein Ritual, das sie als Höhepunkt des Tages und Belohnung empfanden. Ebenso gehörte es in einem ihrer Verstecke zu ihrem festen Tagesablauf, einen blühenden Mandelbaum zu betrachten. In einem ihrer Kellerverstecke, dessen Oberlicht mit Folie verklebt war, hatten sie ein kleines Loch entdeckt, durch das man nach draußen sehen konnte – auf jenen Mandelbaum. Der Anblick stimmte sie zwar einerseits traurig, weil er ihnen ihre Gefangenschaft vor Augen führte, andererseits war er ein Symbol der Hoffnung und gab ihnen Kraft.

In Zeiten einer schweren Bedrohung oder Belastung laufen Menschen leicht Gefahr, innerlich vor dem übergroßen Druck zu kapitulieren und nur noch passive Opfer der Situation zu werden. Sie lassen sich hängen, haben keine Erfolgserlebnisse mehr, empfinden die Aussichtslosigkeit immer extremer und versinken in Depressionen. Die Durchführung von strukturierenden Ritualen erfordert von den Betroffenen jedes Mal aktives Handeln. Wenn man diese Rituale auch in Momenten durchführt, in denen man an deren Sinn zweifelt oder schlicht keine Lust hat, bewirkt das eine enorme psychische Stabilisierung. Man überwindet eine innere Schwäche, kämpft erfolgreich gegen das Aufgeben an und hat anschließend das Gefühl, etwas geschafft zu haben. Die meisten Menschen kennen die Euphorie, wenn man den »inneren Schweinehund« – etwa beim Sport – überwunden hat. Für Menschen in Extremsituationen ist diese Überwindung des inneren Schweinehunds die Bestätigung, noch ein aktiv Handelnder zu sein, nicht nur passives Opfer. Rituale und Regeln helfen ihnen dabei, sich über die Situation zu erheben: »Ich bin stärker als das, was im Moment mit mir geschieht.«

Dabei spielt es keine Rolle, dass manche Rituale oder Reglementierungen unter normalen Umständen als negativ empfunden werden würden. Als die chilenischen Kumpel noch keinen Kontakt zur Außenwelt hergestellt hatten und von ihren begrenzten Essensvorräten leben mussten, gab es für jeden alle 48 Stunden zu einer bestimmten Zeit einen Löffel Konservenfisch, einen halben Keks und eine halbe Tasse Milch. Quälend wenig, aber niemand begehrte dagegen auf. Instinktiv haben die Kumpel damit nicht nur einem drohenden Kampf um die Vorräte und Chaos vorgebeugt. Auch für die

Psyche jedes Einzelnen war die klare Ordnung hilfreich. Sie gab Orientierung und schützte auf diese Weise vor einem Zusammenbruch.

Unzählige Menschen in Kriegsgefangenschaft, Konzentrationslagern oder Geiselhaft wahrten durch das Einhalten solcher Rituale ihre Menschenwürde und sicherten ihr Überleben. In ihnen entstand das Gefühl, »mehr zu sein« als nur der unter vielfältigen Entbehrungen leidende Körper – nämlich ein Geist, der stark ist und selbst durch widrigste Umstände nicht zerstört werden kann. Sie alle haben ihre geistigen Kräfte mobilisiert, um zu überleben. Die Rituale waren das Werkzeug, um diese Kräfte überhaupt erst wecken zu können. Denn viele Menschen, die in scheinbar aussichtslosen und lange andauernden Entbehrungssituationen ausharren mussten, verbanden gewisse Rituale mit positiven Selbstinstruktionen. Sie forderten sich direkt auf zu bestehen, nicht aufzugeben. Solche Appelle können zum Beispiel lauten: »Ich schaffe das! Ich stehe da drüber! Ich komme klar damit! Ich bleibe ich!« Solche positiven Selbstinstruktionen werden in der Psychotherapie übrigens häufig herangezogen, um dem Patienten ein Umpolen von Scheitern auf Erfolg (Überleben) zu ermöglichen.

Bei der späteren Bewältigung traumatischer Erlebnisse spielen Rituale ebenfalls eine sehr wichtige Rolle. Schüler des Gutenberg-Gymnasiums in Erfurt, die den Amoklauf an ihrer Schule erleben mussten, hatten ein großes Bedürfnis, in den Klassenräumen, in denen ihre Lehrer und Mitschüler starben, bestimmte Lieder zu singen, Blumen niederzulegen und innezuhalten. Auch hier besteht die heilsame Wirkung in der Tatsache, aktiv etwas zu tun und damit einen Gegenpol zur empfundenen totalen Macht- und Hilflosigkeit zu setzen.

Immer wenn Unglücke geschehen, die uns emotional betroffen machen – etwa die Massenpanik bei der Love-Parade 2010, bei der es 21 Todesopfer und 541 Verletzte gab –, kommen viele Menschen spontan zur Unglücksstelle, um ihre Anteilnahme und Trauer auszudrücken. Ihre Rituale bestehen darin, Kerzen und Blumen niederzulegen und an der Unglücksstelle zu verweilen oder zu beten. Kinder legen häufig Kuscheltiere oder eine eigene Zeichnung an der Stelle ab, an der ein anderes Kind zu Tode gekommen ist.

In einer Grundschulklasse, die ich einmal nach dem Unfalltod eines Mitschülers betreut habe, war es für die Kinder für die Verarbeitung dieses Schocks sehr wichtig, sich über eine längere Zeit immer wieder Rituale zu überlegen, wie sie den Verstorbenen in den Schulalltag miteinbeziehen konnten. Sie stellten eine Kerze auf seinen ehemaligen Platz, malten Bilder, sangen ein Lied für ihn oder schickten Luftballons mit Grußbotschaften an ihren Freund in den Himmel. Auf diese Weise verharrten sie nicht in sprachloser Trauer, sondern tauschten sich, angeleitet von ihrer Lehrerin, immer wieder über ihre Ideen und Aktionen aus. Das half ihnen dabei, den Verlust zu begreifen, ihre Gefühle miteinander zu teilen und zu akzeptieren, dass es so schlimme Dinge wie den Unfalltod eines Mitschülers gibt. Gerade Kinder laufen große Gefahr, ein solches Ereignis falsch zu verarbeiten, wenn sie mit ihren Gedanken und Gefühlen alleingelassen werden. Daraus können sich langfristig Angst- oder Zwangsstörungen entwickeln, die zu vielfältigen Problemen im Leben der Kinder führen. Durch die gemeinsam geplanten und ausgeführten Rituale und die dadurch entstehende Kommunikation untereinander und mit ihren erwachsenen Bezugspersonen sind sie weitgehend davor geschützt.

Ein anderes Beispiel, das mich sehr beeindruckt hat, waren die Gedenkrituale nach dem Tsunami in Thailand. Zu Tausenden stiegen Ballons aus dünnem Seidenpapier, an denen sich ein mit Paraffin getränkter Ring befand, den man wie eine Fackel entzünden konnte, in den nächtlichen Himmel. Es ist ein sehr emotionaler Moment, wenn so viele Menschen gemeinsam an ihre Verstorbenen denken. Während diese »Himmelslaternen« langsam über das Meer nach oben schwebten, konnten die Angehörigen ihre Toten im wahrsten Sinne des Wortes loslassen. Alle verfolgten vom Strand aus die immer kleiner werdenden Lichter in der tröstlichen Gewissheit, nicht allein zu sein. Ein Ritual mit hoher symbolischer Bedeutung, das für alle etwas Friedliches und Heilsames hatte.

Gegenseitige Hilfe

Der bereits erwähnte österreichische Neurologe und Psychiater Viktor Frankl wurde 1942 von den Nationalsozialisten zusammen mit seiner Frau und seinen Eltern zunächst in das Ghetto Theresienstadt deportiert. Sein Vater starb dort ein Jahr später, seine Mutter wurde in Auschwitz vergast, seine Frau in Bergen-Belsen. Er selbst überlebte diverse Verlegungen und wurde 1945 in einem Außenlager des KZ Dachau von der US-Armee befreit. Seine furchtbaren Erlebnisse und schweren Verluste verarbeitete er in dem beeindruckenden Buch: »...trotzdem Ja zum Leben sagen. Ein Psychologe erlebt das Konzentrationslager.«

In seinen Schilderungen des alltäglichen Leids und Elends in den verschiedenen Lagern erwähnt er immer wieder sein starkes inneres Bedürfnis, sich um seine Mitgefangenen zu kümmern, vor allem, wenn es diesen noch schlechter ging als ihm selbst. Diese Fähigkeit, sich auf andere leidende Menschen einzulassen, ihnen zu helfen, Mut zuzusprechen, eine bessere Zukunft vor Augen zu halten, war für ihn ein entscheidender Faktor dafür, dass er das Konzentrationslager nicht nur erlitt und *er*lebte, sondern dass er *über*lebte.

Menschen, die anderen in derselben Leidenssituation helfen können, obwohl sie selbst mittendrin stecken, stabilisieren dadurch die eigene Psyche. Sie merken, dass sie im Gegensatz zu der täglich erlittenen Unmenschlichkeit und der erlebten Hilflosigkeit etwas bewirken können, und gewinnen daraus Stärke.

Dieses Phänomen erlebte ich auch bei der Familie von Daniel, jenes 13-jährigen Jungen, der an seiner Krebserkrankung gestorben war. Jahre später traf ich die Mutter wieder, die mir sofort erzählte, wie unendlich schwer der Verlust ihres Kindes für sie gewesen war und manchmal immer noch sei. Nach einiger Zeit aber habe sie für sich einen Sinn in diesem so sinnlosen Tod ihres Kindes gefunden. Sie engagiere sich inzwischen in einer Gruppe für Eltern krebskranker Kinder, in der sie den Betroffenen praktische Hilfestellung geben könne. Als ihre besondere Aufgabe und Herzensangelegenheit bezeichnete sie es, Eltern und Kinder zu ermutigen, miteinander über den Tod zu reden, wenn es keine Hoffnung auf Heilung mehr gibt. Sie selbst habe damals erlebt, wie wichtig das sei.

Dieses Beispiel zeigt, dass die Möglichkeit, anderen zu helfen, sowohl eine Stabilisierungs- als auch eine Bewältigungschance für die Betroffenen sein kann. Auch wenn diese »Hilfestellung« wie bei Daniels Mutter zeitversetzt stattfindet, ist sie eine große Stütze. Und manchmal kann es schon ein hilfreicher Gedanke sein, sich in der Situation der Krise, in der man nur Hoffnungslosigkeit und Dunkelheit um sich herum wahrnimmt, vorzustellen, dass uns der Sinn des Ganzen jetzt noch verschlossen ist, wir ihn aber eines Tages erkennen werden.

Kampf ist nicht gleichbedeutend mit Sieg

Durch unzählige Filme und Bücher wie auch durch Geschichten von Siegertypen im Sport ist in uns das Bild entstanden, dass man schwere Herausforderungen des Lebens nur mit einem konsequenten und gnadenlosen Kampf meistern kann. Wir bewundern die Helden, die am Schluss der Geschichte zwar vollkommen erschöpft, aber glücklich über ihren Sieg sind, ähnlich wie die Ruderer des berühmten Deutschland-Achters, die gegen jeden brennenden Muskel ihrer Körper ankämpfen und gegen ihre inneren Stimmen, die ihnen zuschreien: »Hör auf, es ist zu viel, ich kann nicht mehr!« Hinterher, mit der olympischen Goldmedaille in der Hand, hört man die Sportler dann sagen: »Du musst zur Kopfsau werden, wenn du so ein Rennen gewinnen willst.«

Der Kampf, so man ihn nur konsequent und bis zum Äußersten führt, mündet also in einen Sieg, sagen uns solche Erfolgsgeschichten. Doch nicht jeder Kampf ist es wert, ausgefochten zu werden. Manchmal macht es Sinn, seine Kräfte für etwas anderes zu bündeln. Etwa wenn man mit einer schweren Krankheit konfrontiert ist. Für viele Menschen, bei denen eine vielleicht sogar tödlich verlaufende Krankheit diagnostiziert wurde, beginnt nach den Phasen der Ablehnung und Verzweiflung der Kampf ihres Lebens in der Hoffnung, die Krankheit zu besiegen. Doch man liest nicht selten in Todesannoncen den bitteren Satz: »Unermüdlich gekämpft, gehofft und doch verloren ...«

Über einen vollkommen andersgearteten Umgang mit einer tödlichen Erkrankung möchte ich Ihnen im Folgenden berichten. Ich war durch den Oberarzt einer onkologischen Klinik, in der ich als Psychologe Patienten betreute, auf eine junge Frau aufmerksam geworden. Der Oberarzt hatte mir erzählt, wie erstaunlich es sei, dass die sonst üblichen negativen Nebenwirkungen der aggressiven Chemotherapie wie Schmerzen und permanente Übelkeit bei seiner jungen Patientin kaum zu beobachten seien. Als dann auch noch eine Krankenschwester beiläufig anmerkte, sie gehe nach einem anstrengenden Tag im Dienst immer zu jener Patientin, um »aufzutanken«, wurde ich neugierig. Ich ließ anfragen, ob die junge Frau mit einem Besuch meinerseits einverstanden sei, weil ich mich für ihren Umgang mit der Krankheit interessiere.

Schon vom ersten Augenblick unserer Begegnung an spürte ich, dass hier etwas vollkommen anderes ablief als normalerweise bei Menschen in ihrem Kampf gegen die Krankheit. Die Patientin lachte viel, wirkte fröhlich, dabei aber in keiner Weise so, als sei sie sich des Ernstes ihrer Situation nicht bewusst. Sie war 28 Jahre alt und hatte mit ihrer Diagnose »Hodgkin-Krebs«, verbunden mit einigen zusätzlichen ungünstigen Faktoren, ein Risiko von 30 Prozent, die Krankheit nicht zu überleben. Ihr war klar, dass jede dritte bis vierte Frau mit dieser Diagnose statistisch gesehen innerhalb von fünf Jahren stirbt. Sie hatte sich genauestens über den Verlauf dieser Krankheit erkundigt, kannte alle Risiken der Chemotherapie, hatte selbst neueste Studien gelesen. Natürlich sei sie schockiert gewesen über die Diagnose, sie habe verzweifelte Stunden und Tage erlebt und sich die Frage gestellt, warum es gerade sie getroffen habe. Wo sie doch ihr Leben so sehr liebe und mit ihrem Partner gerade eine Familie gründen wollte. Aber sie habe sich vorgenommen, die Krankheit anzunehmen, nicht dagegen anzukämpfen. Besorgt fragte ich sie, ob sie sich schon aufgegeben habe. »Nein, keineswegs«, antwortete sie. »Aber der Krebs ist es einfach nicht wert, dass ich ihm so viel Energie gebe!« Sie sagte, sie wolle keine unnötige Kraft verschwenden in einem erbitterten Kampf gegen den Krebs, sondern ihre Kraft stattdessen für die Entwicklung positiver Energien einsetzen.

Während der Behandlung entwickelte sie eigene innere Bilder, die ihr dabei halfen. So malte sie sich aus, wie die Chemotherapie, die ja nicht nur die Krebszellen zerstört, sondern auch viele gesunde Zellen angreift, die kranken Zellen zwar aus ihrem Körper herausspült, die gesunden Zellen sich dagegen aber zur Wehr setzen würden. Sie sah sie vor sich als kleine Stehaufmännchen, die sich Schutzkleidung übergezogen und fest untergehakt Arm im Arm eine Kette gebildet hatten, um gemeinsam zu bestehen. Die Schutzkleidung dieser Männchen war knallbunt, sie trugen rote Regenmäntel, gelbe Gummistiefel, grüne Kappen, ein jeder in einer anderen Farbkombination. Sie schützten sich mit dieser fröhlichen Bekleidung und halfen sich gegenseitig, um nicht von den aggressiven Medikamenten weggespült zu werden, die durch die Blutbahnen der Patientin strömten. Die Stellen in ihrem Körper, die bisher von Krebszellen besetzt gewesen waren, füllte die junge Frau in ihrer Phantasie sofort mit hellen Farben. In den Phasen ohne Chemotherapie imaginierte sie, wie ihre innere Helfertruppe ihre Schutzkleidung, die mit dem Zellgift in Berührung gekommen war, reparierte oder gegen neue bunte Mäntelchen austauschte. So entstand ein sehr starkes und lebensfrohes inneres Bild.

Diese gedanklichen Übungen wiederholte sie wieder und wieder, so dass sich in ihr das Gefühl festigte, dadurch auch ihre gesunden Zellen und ihre positiven Kräfte immer weiter zu fördern.

Zwei Jahre später traf ich die Frau wieder. Sie hatte an die achtmonatige Behandlung im Krankenhaus noch eine Reha angeschlossen, und bis dato waren alle Nachuntersuchungen positiv verlaufen. Sie berichtete mir, dass sie wegen ihrer Einstellung, nicht zu kämpfen, bei vielen Mitpatienten auf Unverständnis gestoßen sei. Für die meisten sei diese Haltung gleichbedeutend mit Aufgeben oder kraftloser Resignation verbunden gewesen. Sie selbst habe das ganz anders empfunden. Ihre inneren positiven Bilder hätten ihr geholfen, sich in Gedanken in erster Linie auf »wieder gesund werden« zu konzentrieren, nicht auf das Niederringen der Krankheit.

In diesem Gespräch erzählte sie mir auch, dass sie als Kind die Brustkrebserkrankung ihrer Mutter miterlebt hatte. Diese war nach jahrelanger Behandlung gestorben, als die Tochter gerade 15 Jahre alt war. Aus der Beobachtung dieser Leidensgeschichte hatte sich bei ihr zunächst eine große Angst vor Spritzen und besonders Infusionen festgesetzt. Als junge Frau war sie überzeugt gewesen, allein wegen ihrer Panik vor Infusionen würde sie selbst eine schlimme Krankheit niemals überstehen. Die Überwindung dieser Furcht habe in ihr enorme Kräfte freigesetzt. Auf meine Frage, ob sie denn gar keine Angst vor dem Sterben habe, antwortete sie: »Ich habe keine Angst vor dem Tod. Ich liebe zwar das Leben und möchte – wenn es geht – so lange wie möglich leben und mit meinem Partner alt werden. Aber es macht doch keinen Sinn, Energie mit Angstgedanken vor dem Tod zu verschwenden. Der Tod kommt sowieso, egal ob ich ständig panisch daran denke oder nicht. Dann kann ich es letztlich auch sein lassen.« Sie sehe den Tod als etwas sehr Ruhiges und habe das Gefühl, dass auch danach »irgendwas da sein wird«.

Die Haltung dieser jungen Frau zeigt, dass man aus dem Vertrauen auf gute und heilsame Kräfte enorme Energie ziehen kann. Natürlich lässt sich damit eine schwere Krankheit nicht per se überwinden. Sie ist kein Wundermittel gegen einen möglicherweise tödlichen Verlauf. Aber festzuhalten bleibt, dass wir solche Krankheitsphasen in unserem Leben besser durchstehen, wenn wir versuchen, positiv zu bleiben und trotz des Leids unsere Lebensfreude nicht verlieren. So können wir nicht nur besser durch die schwere Zeit kommen, die Krankheit vielleicht sogar überwinden, sondern auch leichter Abschied nehmen, wenn die Zeit dafür gekommen ist. Weil wir dann wissen, dass wir noch so oft wie möglich schöne Momente und Erlebnisse gehabt haben.

Wenn der Glaube Berge versetzt

Als die wochenlang verschütteten chilenischen Bergarbeiter kurz vor Weihnachten 2010 gerettet wurden, berichteten viele von ihnen spontan, ihr fester Glaube daran, dass Gott sie retten werde, habe dazu beigetragen, Entbehrungen, Ungewissheit und Angst zu ertragen. Menschen, die in verzweifelten Situationen auf eine höhere Macht vertrauen, die sie schützen und leiten wird, empfinden tatsächlich weniger Stress und können leichter loslassen als diejenigen, die glauben, dass nur der Einsatz der eigenen und oftmals als sehr begrenzt empfundenen Kräfte darüber entscheidet, ob sie überleben oder scheitern. Das »Abgeben« der Verantwortung an Gott oder eine andere höhere Macht bietet Entlastung, vor allem wenn man selbst nichts mehr tun kann – alles Weitere liegt nun sozusagen in »Gottes Hand«. Während Menschen, die keinen Glauben haben, in solchen Situationen kämpfen, sich mit Vorwürfen martern und psychisch unter Stress setzen, können Gläubige im Vertrauen auf die Fürsorge einer höheren Macht Kräfte sammeln, die sie Anstrengungen und Entbehrungen leichter bewältigen lassen.

Interessanterweise habe ich in den langen Jahren meiner praktischen Tätigkeit selten Menschen getroffen, bei denen in einer traumatischen Situation die Auseinandersetzung mit Gott oder einer übergeordneten Macht überhaupt keine Rolle gespielt hätte. Manche sagten von sich, an einen Gott, der so etwas Schlimmes zulasse, könnten sie nicht mehr glauben. Wie Altkanzler Helmut Schmidt etwa, der einmal äußerte, Auschwitz habe seinen Glauben nachhaltig erschüttert. Andere wiederum fühlten sich von Gott im Stich gelassen. Glaubenssätze wie »Gott ist an meiner Seite, was sich daran zeigt, dass es mir gut geht, dass keine Krankheit und kein Unheil mich heimsucht« geraten in Extremsituationen ins Wanken. »Gott hat mich verlassen, sonst wäre ich nicht in diese Lage geraten.« Wieder andere erklärten, dass sie ohne ihren festen Glauben niemals überlebt hätten, dass sie verzweifelt wären, sich aufgegeben oder gar umgebracht hätten. Und es gibt auch zahlreiche Menschen, die ihren Glauben, der lange Zeit keine Rolle in ihrem Leben gespielt hatte, in oder nach einer traumatischen Situation wiedergefunden haben.

Glaube – oder Spiritualität im Allgemeinen – kann etwas Einigendes haben, Menschen ein Gefühl geben, von Gott/einer höheren Macht oder schlicht einer ähnlich empfindenden Gemeinschaft aufgefangen zu werden. Das wurde auch in Borken kurz nach dem Grubenunglück deutlich. In einer Situation tiefster Verzweiflung, als den Angehörigen klar wurde, dass es kaum mehr Hoffnung auf ein Überleben der Bergleute gab, Sprachlosigkeit und Entsetzen herrschte, trat ein Pfarrer vor die Menge und verlas Psalm 23: »Der Herr ist mein Hirte«. Mit diesem Psalm fand der Pfarrer Worte, die Entsetzen und Angst ausdrückten, zugleich aber ein Gefühl der Zuversicht vermittelten, dass dieses schwere Schicksal gemeinsam bewältigt werden kann und eine höhere Macht dabei Orientierung und Hilfestellung gibt. Seine Worte brachten sehr unterschiedliche Menschen einander näher und einte sie in dem Vertrauen darauf, dass man sich auf positive Kräfte verlassen kann, die ein Weiterleben ermöglichen werden.

Von einer ähnlichen Erfahrung berichtete mir einmal ein Patient, der durch ein Martyrium gegangen war, an dem viele andere Menschen zerbrochen wären. Er war über Monate hinweg gefoltert worden und hatte schlimmste, durch Elektroschocks verursachte Schmerzen ertragen müssen, die ihn eigentlich an den Rand des Wahnsinns hätten bringen müssen. Da sich seine Seele aber »immer in Gottes Hand« befunden habe, sei er in der Lage gewesen, den körperlichen Schmerz abzukoppeln. Er habe das Gefühl gehabt, bei Gott in Sicherheit zu sein, es sei »nur« sein Körper gewesen, der gefoltert wurde, nicht er. Sein Glaube habe ihn davor bewahrt, dass sein Innerstes, seine Seele, sein Ich durch die Folter zerstört wurden. Zwar habe er anfangs gezweifelt, ob Gott ihn nicht doch verlassen habe, sich dann aber an den Satz von Jesus erinnert: »Meine Kraft ist in den Schwachen mächtig« (2 Kor 12,9). An diesen Worten habe er sich immer wieder aufrichten können, vor allem in den Momenten, in denen sein geschundener und geschwächter Körper ihm signalisierte, dass keine Kraft mehr in ihm war. Ohne den Glauben, davon war der Mann überzeugt, hätte er das Martyrium nicht überlebt.

Aus psychologischer Sicht hat ihm dabei das bereits erwähnte Phänomen der Dissoziation geholfen. Denken und Fühlen wurden für den Moment voneinander abgespalten. Dadurch können Menschen in extremen Schmerz- oder Belastungssituationen davor geschützt werden, von zu starken Gefühlen übermannt zu werden. Wird diese Dissoziation mit den Gedanken an eine schützende, Kraft und Hoffnung gebende Macht verbunden, kann sich der Betroffene so aufgehoben fühlen, dass er aus diesem Halt eine enorme Überlebenskraft entwickelt – sofern er vorher schon auf irgendeine Weise einen Zugang zu Spiritualität hatte. Es muss dabei nicht notwendigerweise der Glaube an den christlichen Gott sein, der Menschen in Extremsituationen aufrecht hält. Für viele ist es der Glaube an eine eher diffuse »höhere Macht«, an »gute Kräfte«, an etwas »Übersinnliches«. Die Gewissheit, von guten Mächten geborgen zu sein, wirkt wie ein Schutzschild vor einer Überspannung der psychischen Abwehrkräfte.

Auch für mich als Psychotherapeut, der mit Menschen arbeitet, die schlimmste Dinge erlebt und häufig keine Hoffnung mehr haben, ist es ein zentraler und tröstlicher Gedanke, dass ich die Herausforderungen und Belastungen meiner Arbeit nicht allein mit meinen fachlichen und menschlichen Fähigkeiten bewältigen muss. Ich wäre sehr schnell ausgebrannt und nicht mehr in der Lage, anderen Menschen zu helfen, wenn ich mich allein auf meine persönlichen Kräfte verließe. Ich schöpfe Zuversicht und neue Energie aus der Vorstellung, dass Gutes und Heilsames, von einer »höheren Macht« gestützt, durch mich hindurch wirken.

Durch einen Medizinmann der Teton-Sioux habe ich vor vielen Jahren eine Übung kennengelernt, die mir schon oft geholfen hat, mit den Belastungen, die durch Gespräche mit traumatisierten Menschen auf mich einwirken, gelassener umzugehen. Fools Crow hat in seinem Buch »Das geheime Wissen des Schamanen Fools Crow« eindrücklich beschrieben, dass nicht er es sei, der die Kranken seines Stammes heile, sondern »Wakan-Tanka«, sein Gott und dessen mächtige Helfer. Seine Aufgabe sei es lediglich, sich zum »hohlen Knochen« zu machen und die eigene Eitelkeit abzulegen, damit die göttlichen Kräfte durch ihn hindurchfließen könnten. Nur wenn er sich selbst »leer mache«, sei er in der Lage, die göttlichen Heilungskräfte zu erspüren, in sich aufzunehmen und an kranke oder hilfsbedürftige Menschen weiterzugeben.

Diese geistig-meditative Übung des »sich leer Machens« ist für mich seitdem zu einem Vorbereitungsritual geworden. Bevor ich mit schwer traumatisierten Menschen zusammentreffe, mache ich mir zunächst klar, dass nicht ich als Person der »Heiler« bin, sondern »die guten Mächte oder Kräfte«, die durch mich wirken. Ich bedanke mich dafür, dass diese Kräfte existieren, und bitte darum, sie auch heute wahrnehmen und spüren zu dürfen. Ich imaginiere, wie ich diese Kräfte in mich aufnehme, um sie dann während der Sitzung an die Betroffenen weiterzugeben. Anders als Fools Crow jedoch stelle ich mir vor, wie ich diese positiven Kräfte um mein fachliches Wissen und meine persönlichen Eigenschaften ergänze. Ich möchte sozusagen nicht nur ein »hohler Knochen« sein, durch den die heilsamen Kräfte hindurchfließen, sondern sie mit meinen individuellen Fähigkeiten und Kenntnissen verbinden. Auf diese Weise fühle ich mich tatsächlich deutlich entlastet. Denn ich spüre nicht mehr den Druck, das Leiden eines verzweifelten Menschen allein mit meinen begrenzten Fähigkeiten, meinem begrenzten Wissen und meiner endlichen Energie lindern zu müssen.

Dass dieses »Anrufen« und Vertrauen auf »höhere Mächte« auch anderen Menschen hilft, habe ich selbst mit einem meiner Patienten erlebt. Der Mann, der in einen schlimmen Autounfall verwickelt gewesen war, hatte sich telefonisch zu einer Sitzung bei mir angemeldet. Ich wusste, dass eine schwere Situation auf mich zukommen würde. Mein Patient war auf einer Autobahn unterwegs gewesen, als ein »Geisterfahrer« in das vor ihm fahrende Auto krachte. Bei der Kollision wurde ein Kind, das nicht angeschnallt gewesen war, aus dem Kleinwagen der Geisterfahrerin auf die Fahrbahn geschleudert. Da alles in Sekundenbruchteilen geschah, war es für meinen Patienten unmöglich, zu bremsen oder auszuweichen. Er überrollte das Kind. Die Falschfahrerin, ihr Kind und der Fahrer des vorausfahrenden Wagens kamen bei dem tragischen Unfall ums Leben. Ob das Kind durch den Aufprall, das Herausschleudern auf die Straße oder durch das anschließende Überrollen getötet worden war, konnte nicht geklärt werden.

Mein Patient litt fürchterlich unter den immer wiederkehrenden Bildern und Geräuschen; er hatte starke Schuldgefühle, fühlte sich für den Tod des Kindes verantwortlich, konnte nicht mehr schlafen, war depressiv, extrem angespannt und insgesamt in einem miserablen Zustand. Ich konnte seinen Leidensdruck gut nachvollziehen, seine Aussage, er habe beim Überrollen des Körpers die Knochen knacken gehört, und seine Tränen darüber berührten mich tief.

In den folgenden Sitzungen fasste er Vertrauen, und wir arbeiteten sehr gut zusammen. Er konnte mit der Zeit seine Emotionen Stück für Stück ordnen und wurde schließlich auch durch die polizeilichen und staatsanwaltschaftlichen Untersuchungen von jeder Schuld freigesprochen. Sein Zustand besserte sich zusehends, wenngleich dieses schlimme Ereignis eine tiefe Narbe in seiner Psyche hinterließ.

Im Verlauf der Therapie erzählte er mir, dass er große Angst gehabt habe, zu einem Psychologen zu gehen, und lange gezweifelt habe, ob dies der richtige Weg für ihn sei. Obwohl nicht besonders gläubig, habe er eines Tages gebetet, er möge auf einen Menschen treffen, der ihn verstehe und zu dem er Vertrauen fassen könne. Das sei »Gott sei Dank« gelungen.

Das für mich Faszinierende in dieser Situation war, dass ich mich genau wie er vor unserem ersten Zusammentreffen an eine höhere Instanz gewandt hatte – in Form meiner indianischen Meditationsübung. Wir hatten beide darum gebeten, dass in unserer Begegnung heilsame Kräfte wirken mögen. Sie waren tatsächlich wirksam geworden und haben dazu beigetragen, dass sich der Patient schrittweise von seinem Leiden befreien konnte. Ich profitierte ebenso von diesem Erlebnis, weil es meine Annahme zur Gewissheit festigte, dass es letztlich diese heilsamen Kräfte sind, die schwerstes Leid besiegen können.

Exkurs: Was wir von unterschiedlichen Glaubensrichtungen lernen können

In den letzten Jahren haben die beiden großen Religionsgemeinschaften in Deutschland aufgrund zahlreicher Skandale deutlich an Mitgliedern verloren. Die traditionell christliche Religion ist in unserer Gesellschaft längst nicht mehr so tief verankert wie noch vor wenigen Jahrzehnten. Gleichzeitig suchen viele Menschen nach Sinn und spiritueller Erfüllung – eine Lücke, die von ganz unterschiedlichen Strömungen bedient und gefüllt wird. Was einem hilft, mag jeder für sich selbst entscheiden. Und auch ob er sich überhaupt auf eine solche spirituelle Ebene einlassen will. Wer dies nicht tun will, kann diesen kleinen Exkurs gerne überblättern, was ich allerdings bedauern würde. Denn ich habe in meiner Arbeit mit traumatisierten Menschen die Erfahrung gemacht, dass gerade in einer Zeit der Krise das Vertrauen auf eine wie auch immer gedachte »höhere Macht« selbst für diejenigen an Bedeutung gewinnt, die sich bis dahin kaum Gedanken darüber gemacht haben. Auch aus Gesprächen mit Betroffenen aus völlig unterschiedlichen Kulturkreisen weiß ich, dass der Glaube an eine höhere Macht bei der Bewältigung traumatischer Ereignisse, schwerer Lebenskrisen und der Konfrontation mit dem eigenen Tod oder dem eines lieben Angehörigen eine große Rolle spielt. Aus psychologischer Sicht ist das tatsächlich eine große Stütze. Woraus Menschen allerdings diese Bestärkung ziehen, ist völlig unterschiedlich. Daher habe ich mir schon oft die Frage gestellt, ob wir von anderen Religionen etwas lernen können, das uns bei der Bewältigung einer Krise helfen kann.

Ohne dass ich dabei eine Bewertung vornehmen möchte, will ich im Folgenden einen etwas genaueren Blick auf das Christentum und den Buddhismus werfen – und zwar unter dem Aspekt, welche Haltungen unsere Sicht auf die Dinge erleichtern können.

Wenn man fernöstliche Länder bereist, fällt auf, dass der Alltag – und damit auch die Denk- und Lebensweise – durch den Buddhismus viel stärker geprägt ist, als das heute in Europa durch das Christentum der Fall ist. Allein schon durch die grundlegende Erkenntnis

Buddhas, dass das Leben Leiden ist, scheinen die Menschen dort viel besser auf einschneidende oder katastrophale Ereignisse vorbereitet zu sein. Bei uns hingegen werden durch unvorhergesehenes Unheil Grundannahmen erschüttert, es passt nicht in unser Bild von der heilen Welt. Deswegen ist der innere Aufschrei, das Gefühl, durch ein traumatisches Ereignis ungerecht behandelt zu werden, deutlich ausgeprägter. Da im fernöstlichen Raum diese westlichen Grundannahmen im Allgemeinen nicht geteilt werden, geraten sie somit auch nicht ins Wanken. Dazu später mehr.

Im »Garten der Religionen« in Köln, einem ehemaligen Klostergarten der Jesuiten, in dem seit 2011 der Dialog zwischen Menschen der fünf Weltreligionen gepflegt und gefördert werden soll, wurde für jede der großen Religionen ein charakteristischer Begriff gefunden: Für das Christentum »Beziehung«, für den Buddhismus »Gelassenheit«, für das Judentum »Treue«, für den Islam »Ehrfurcht« und für den Hinduismus »Vielfalt«.

Im Christentum ist Gott die Einheit aus Vater, Sohn und Heiligem Geist. Schon von diesem Verständnis her ist Gott Beziehung, er steht für Dialog. Jeder Mensch wird als Ebenbild Gottes gesehen und ist somit ein »Beziehungswesen«. Auf unser Thema übertragen heißt das: In den Beziehungen der Menschen untereinander sind auch Kräfte angelegt, die aktiviert werden können, wenn wir uns gegenseitig in schweren Lebenssituationen helfen. In der Bibel gibt es dafür ein schönes Beispiel (Markus 2, 1-12): Ein Gelähmter wurde von vier Trägern zu Jesus nach Kapernaum getragen, wo viele Menschen seinen Reden zuhörten. Die vier glaubten fest daran, dass Jesus ihren Freund heilen könne. Da sie aber aufgrund des dichten Gedränges mit ihrer Trage nicht bis zu Jesus vordringen konnten, kletterten sie auf das Dach eines Hauses und ließen den Gelähmten auf der Trage an Seilen herunter, genau vor die Füße von Jesus. Als Jesus bemerkte, welche Mühen die vier auf sich genommen hatten, sprach er zu dem Gelähmten: »Mein Sohn, deine Sünden sind dir vergeben. Ich sage dir, steh auf, nimm dein Bett und geh heim!« Der Gelähmte stand auf, nahm sein Bett und schritt vor aller Augen von dannen.

In diesem Beispiel wird deutlich, dass der feste Glaube daran,

Hilfe zu bekommen, entscheidend ist. Es kommt hier nicht einmal auf den Glauben des Kranken selbst an, sondern auf den seiner Helfer. Und noch etwas zeigt diese Bibelstelle: Die Beziehung zu Freunden, das Vertrauen auf deren Fürsorge und Hilfe ist wichtig, um eine Krise oder eine Krankheit zu bewältigen. Wir sollen vertrauen auf andere, die uns stützen und uns auf unserem Weg begleiten und mit ihnen in einen Dialog treten. Wir sollen uns auch nicht selbst anklagen für etwas, das wir unterlassen oder falsch gemacht haben. In unserem Kulturkreis galt Krankheit lange Zeit als Strafe, als Zeichen von schwerer Schuld und Sünde. Jesus heilt den Gelähmten nicht einfach, er spricht ihn von seinen Sünden frei. Diese Freisprechung – also die Heilung seiner Psyche – ist die Grundlage für die Genesung des Kranken. Selbstvorwürfe und Schuldzuweisungen lähmen im wahrsten Sinne des Wortes. Und noch etwas können wir aus dieser Geschichte lernen: Es lohnt sich, auch Umwege zu beschreiten, Mühsal auf sich zu nehmen. Nichts anderes ist für viele Menschen letztlich die Konfrontation mit einem Schicksalsschlag. Hinschauen tut weh, neuerliches Durchleben der Situation schmerzt, aber letztlich ist dies der einzige Weg zu einer Überwindung des belastenden Ereignisses.

Für viele Menschen ist die Konfrontation mit dem Tod ein höchst belastendes Ereignis. Die eigene Sterblichkeit macht uns Angst, dem Tod von Angehörigen stehen wir oft hilflos gegenüber – weil er uns an unseren eigenen, vorgegebenen Weg erinnert. Im christlichen Denken bleibt die Beziehung zu einem Menschen über dessen Tod hinaus bestehen. Der Tod beendet nicht eine Beziehung, er wandelt sie. Für einen gläubigen Christen gilt: Die Verstorbenen sind im Reich Gottes aufgehoben, wir dürfen darauf hoffen, dass es ein Wiedersehen geben wird. Bildlich gesprochen wird es dereinst ein großes Verwandtschafts- und Freundschaftstreffen an einer langen Tafel geben. Der Glaube an das Bestehen der individuellen Beziehung und an ein Wiedersehen nach dem Tod – es wird ein anderes Sehen sein, als das, was wir Lebenden darunter verstehen, die lange Tafel ist eine Metapher – ist ein großer Trost im Christentum.

Eng verbunden mit diesem Beziehungs- und Wiedersehensgedanken ist die Liebe. Bei Johannes (Erster Brief 3,14) steht geschrieben, dass derjenige, der liebt, das ewige Leben haben wird, auf denjenigen, der hasst, aber nur der Tod wartet. Wer sich an Gott festmacht – und damit an der Liebe –, der wird aufgefangen werden. Zunächst aber ist es wichtig, die Endlichkeit anzunehmen und zu akzeptieren, dass der Tod zum Leben gehört. Wir müssen Ja sagen zu unserer Sterblichkeit. Der gestorbene Mensch ist nicht ins Nichts gefallen, sein Leben geht in einer anderen Dimension weiter. Der Tod ist nicht das Ende, sondern nur das Ende der körperlichen Beziehung. Das Leben, der Odem, den Gott den Menschen eingehaucht hat – man könnte auch sagen die Seele –, ist bei Gott gut aufgehoben. Der Einzelne in seiner Individualität geht nicht verloren. Wir dürfen hoffen, die Toten wiederzusehen, wenn auch auf eine sich unserem irdischen Verstand nicht erschließbare Weise.

Mitten im Krieg, in Zeiten der Unmenschlichkeit, des Chaos und der Zerstörung, schrieb der deutsche Jude Schalom Ben-Chorin 1942 über ebendiese Hoffnung das Gedicht »Das Zeichen«. In Borken wird es bei jeder Gedenkfeier von allen Angehörigen, die einen Menschen bei der Grubenkatastrophe verloren haben – also Christen, Muslimen und Nichtgläubigen –, gemeinsam gesungen:

»Freunde, dass der Mandelzweig
wieder blüht und treibt,
ist das nicht ein Fingerzeig,
dass die Liebe bleibt. (…)
Tausende zerstampft der Krieg,
eine Welt vergeht. (…)
Freunde, dass der Mandelzweig
Sich in Blüten wiegt,
bleibe uns ein Fingerzeig,
wie das Leben siegt.«

In diesem Gedicht kommt der jüdische und auch christliche Glaube zum Ausdruck, dass das Leben stärker ist als der Terror, die Katastrophe, die Krise und der Tod. Darin steckt eine starke Kraft, auf die sich der Mensch innerlich einstimmen und durch die er in kritischen

Situationen getragen werden kann. In der Praxis konnte ich mich davon in zahlreichen Gesprächen mit Katastrophenopfern überzeugen. Auf die Frage, was ihnen am besten geholfen habe, ihre schwere Situation zu bewältigen, sagten die meisten Betroffenen: »Die Hilfe und der Beistand meiner Familie und meiner Freunde.« Mit anderen Worten: Vertrauen, Beziehung, Dialog und Liebe.

Im Buddhismus hingegen stehen nicht Beziehung und Dialog im Zentrum. Der Einzelne wird nicht als Individuum betrachtet, sondern wie ein Tropfen, der ins Meer fällt. Aus dem Wasser wird man den Tropfen nicht mehr herausholen können, er hat sich aufgelöst, ist in seiner Umgebung aufgegangen. Im übertragenen Sinn heiß das: Es geht darum loszulassen, gelassen zu sein. Und wer loslassen kann, hat viel bessere Möglichkeiten, den Augenblick zu genießen, als einer, der alles festhalten will. Die buddhistische Maxime ist: Was ich habe, ist mir in diesem einen Augenblick gegeben, und diesen genieße ich, aber ich halte ihn nicht fest.

Wer schon als Kind mit dieser Grundhaltung aufwächst und sich auch später immer wieder darin übt, kann ganz anders mit Verlustsituationen umgehen, als uns das in der Regel zu eigen ist. Wir haben die Tendenz, mit aller Macht bewahren und festhalten zu wollen. Daher kreisen wir auch oft genug um das Thema, was wir schon verloren haben, statt zu sehen, was wir dazugewonnen haben. Und damit meine ich jetzt weniger materielle Dinge, sondern eher emotional besetzte. Denn wir schätzen das, was wir nicht offensichtlich mit einem Mehrwert benennen können, oft viel zu gering ein.

Das oberste Ziel im Buddhismus ist es also, einzugehen in das »All-Eine«, als Tropfen ins Meer zu fallen, in das absolute Nichts, das Nirwana. Für einen Buddhisten reiner Lehre ist nicht nur das »Ich« eine Illusion, da es keine Beständigkeit hat, sondern auch die Beziehung zu anderen. Das Leben ist vielmehr ein Zusammengehen von einzelnen Daseinsfaktoren, die mit dem Tod auseinanderfallen. Insofern gibt es im Buddhismus auch keine individuelle Hoffnung auf ein Wiedersehen. Die gestorbene Person hat ihren Daseinsweg hier und jetzt beendet, sie wird in einer anderen Weise wiederkommen oder am Ende dieses Kreislaufs als »Erleuchteteter« oder »Erwachter« befreit und erlöst sein.

Die Vorstellung der Wiedergeburt, der Reinkarnation aus fernöstlicher Sicht, bedeutet, dass der Mensch das, was er in seinem Leben nicht geschafft hat, im nächsten Leben abarbeiten muss. Im eher volkstümlichen Buddhismus kann die Wiedergeburt in einem anderen Menschen oder in einem anderen Lebewesen geschehen. Daraus entsteht ein großer, in buddhistischen Ländern im Alltag immer spürbarer Respekt gegenüber allem Leben.

In differenzierteren Reinkarnationskonzepten wird das »Abarbeiten« nicht als individueller Prozess verstanden (ein Mensch, der schlechte Taten in seinem Leben vollbracht hat, muss in seinem nächsten Leben dafür büßen, indem er etwa als armer Schlucker oder als Kranker geboren wird), sondern als kollektiver Prozess. Die eher verwässerten westlichen Reinkarnationskonzepte sehen darin eine Chance, die vielfältigen Freuden des Lebens mehrmals genießen zu können, da man schließlich wiedergeboren wird. Das entspricht jedoch nicht der eigentlichen Lehre Buddhas. Kein Buddhist will wiedergeboren werden – er möchte vielmehr dem Kreislauf des Werdens und Vergehens entkommen. Ziel ist es, vollkommen loslassen zu können und einzugehen ins Nirwana, das absolute Nichts. Dieser Zustand bedeutet das Erlöschen des Durstes. Der Durst ist nach der Lehre Buddhas der Grund für das ewige Leiden. Der Durst nach Besitz, nach Leben, nach Liebe, nach Macht, Einfluss und persönlichem Wohlbefinden. Wir leiden, weil wir etwas nicht haben, wonach wir streben. Und wenn wir es haben, leiden wir, weil wir Angst haben, es zu verlieren. Die Erlösung wäre es, dieses Bedürfnis, diesen »Durst« überwinden zu können. Für einen Buddhisten bedeutet das Verlöschen des Lebensdurstes in letzter Konsequenz das Loslassen des eigenen Ich, das Loslassen von den Konzepten des eigenen Lebens. Der Weg zu diesem Ziel wird über den »edlen achtfachen Pfad« erreicht, der aus drei Hauptgruppen besteht: der »rechten Einsicht« oder Weisheit, dem »rechten Handeln« oder der Sittlichkeit und der »rechten Vertiefung« oder Meditation und Achtsamkeit.

Was bedeutet das nun für unser Thema? Ein Buddhist ist durch seine bereits erwähnte Grundhaltung (»Leben ist Leiden«) darauf eingestellt, dass Krisensituationen immer wieder auf ihn zukommen. In diesen Situationen bleibt er handlungsfähig, weil er einen Weg vor Augen hat, wie er das Leid überwinden kann – ebenjenen »edlen achtfachen Pfad«. Er übt sich beständig darin loszulassen. Wenn zum Beispiel ein Tsunami alles weggerissen hat, die Familie, die Freunde und den Besitz, wird ein gläubiger Buddhist darin Trost finden, dass dies Teil des Lebens ist, der Lauf der Dinge, den er nicht aufhalten kann. Bei allem Schmerz wird sein oberstes Ziel sein, die verlorenen Menschen und den verloren materiellen Besitz loszulassen, genau wie die eigene Verbitterung über das Geschehene. Ein Mensch, der diese wohl schwierigste Aufgabe bewältigt, ist erleuchtet und findet Erlösung.

Einem Buddhisten hilft dabei auch eine andere Sicht auf den Tod. Hier üben sich die Menschen in fernöstlichen Ländern ebenfalls in einem »versöhnlichen Loslassen«. Sie stellen sich vor, dass es eine Weiterexistenz in dem Sinne gibt, wie eine Kerze ihre Flamme an eine andere Kerze weitergibt, bevor sie erlischt. In der anderen Kerze brennt sie weiter, bevor auch diese ihr Licht erneut weitergibt. Das ist letztlich ein ähnliches Bild wie das des Tropfens im Ozean. Nichts vergeht vollständig, alles wird in dem »All-einen-Ganzen« aufgenommen.

Welches Gedanken- und Erkenntnisgebäude hilfreicher ist für Menschen in Krisensituationen und bei der Konfrontation mit dem Tod, möchte ich hier nicht im Sinne von gut oder schlecht bewerten. Es scheint aber so zu sein, dass es nach dem christlich-jüdischen Bild des Miteinander-in-Beziehung-Stehens schwieriger ist, den verlorenen Menschen loszulassen, weil die Beziehung nach wie vor besteht, sich aber wandelt. Hingegen kann die Hoffnung, dass die Beziehung zu Gott, der uns durch das dunkle Tal führt, sehr tragend sein. Der buddhistische Weg des Loslassen-Übens macht es wiederum leichter, in Krisen- und Verlustsituationen zu bestehen, weil man nicht versucht ist, an dem festzuhalten, was man verloren hat. Und im Bild der Vereinigung des Tropfens mit dem Meer kann man Versöhnung und Ruhe finden. Beide Haltungen sind auf ihre Weise tröstlich, aus beiden können wir für unseren Alltag lernen, ohne dass wir gleich eine ganze Glaubensrichtung übernehmen müssten. Wer Veränderung und Verlusterfahrung als Bestandteile des Lebens annimmt, wird nicht so leicht aus der Bahn geworfen, wenn etwas Unvorhergesehenes geschieht. Wer sich am Augenblick freut, ihn auskostet, ohne an ihm festhalten zu wollen, wird seinen Blick für die kleinen, schönen Dinge schärfen können. Wer auf sich selbst und die Hilfe anderer vertraut, wird bessere Chancen haben, in einer Krise zu bestehen. Und wer auf der Suche nach Lösungswegen spirituelle Gedanken miteinbezieht, kann daraus enorme Kräfte ziehen. Wie die Bergleute in Chile.

Mutmacher 4
Beschäftigen Sie sich mit spirituellen Gedanken (möglichst auch schon bevor Sie in eine Krisensituation geraten), und suchen Sie einen für Sie passenden Weg, der den Zugang zu den »guten Mächten« (wie auch immer Sie sich diese vorstellen) erleichtert.

Dritter Teil:

Nach der Katastrophe – weiterleben, bloß wie?

Alles, was wir in Worte gefasst haben,
können wir hinter uns lassen.

Sokrates

8. Erste Hilfe für die Seele

Die Zeit unmittelbar nach einem extrem belastenden Ereignis wie einem Unfall oder einer Katastrophe ist geprägt von Gefühlen der Angst, Panik und des inneren Aufschreis. Die Betroffenen können nicht fassen, dass ihnen so etwas Furchtbares widerfahren ist. Regelrechtes Verleugnen des Geschehenen ist nicht selten. Manche Menschen laufen völlig kopflos umher, haben die zeitliche und räumliche Orientierung verloren und können keinen klaren Gedanken fassen. Dazu kommen starke körperliche Reaktionen, die vielen Menschen Angst machen. Das Herz rast oder stolpert, man schwitzt, zittert oder wird von plötzlicher Übelkeit und Schwächegefühlen überfallen. Einige Menschen reagieren nach einer Katastrophe aggressiv, lehnen Hilfsangebote ab, andere sind scheinbar gefasst, fallen aber innerlich in eine tiefe Verzweiflung.

Für alle Betroffenen ist es entscheidend, dass nach dem Ereignis so schnell wie möglich ein Gefühl der Sicherheit wiederhergestellt wird. Das kann bedeuten, dass man etwa nach einem Amoklauf an einer Schule umgehend aus dem Gebäude evakuiert und an einen neutralen Ort gebracht wird. Oder nach einer Naturkatastrophe wie einem Tsunami höhergelegene Gebiete aufsucht, die das Wasser nicht erreichen kann. Sobald dieser sichere äußere Rahmen hergestellt worden ist, gilt es, die Betroffenen notfallpsychologisch zu betreuen. Unmittelbar nach einem traumatischen Ereignis müssen Maßnahmen anwendet werden, die sich deutlich von denen unterscheiden, die in einer Psychotherapie herangezogen werden.

In den vergangenen Jahren ist das Wissen um das, was Menschen in akuten Belastungssituationen hilft, ständig gewachsen. Unter anderem hat man nach dem Amoklauf von Erfurt festgestellt, dass das gewohnte psychologische Handwerkszeug bei akuten Schockzuständen kaum greift, ja sogar kontraproduktiv sein kann. Zum Glück gibt es inzwischen geschulte Fachleute, die auf den Umgang mit solchermaßen Betroffenen spezialisiert sind. Ich selbst habe einige dieser Notfallteams aufgebaut und geschult; sie kommen zum Beispiel zum Einsatz an Flughäfen, in Schulen oder bei Großveranstaltungen, bei denen es eine Massenpanik geben könnte. Ziel ist es, die Betroffenen zu stabilisieren, Verständnis für ihre psychischen und körperlichen Reaktionen zu zeigen und sie langsam an das, was passiert ist, heranzuführen. Zwei Dinge sind dabei wichtig: Erstens, dass die akute Gefahrensituation zu Ende ist, und zweitens, dass die Betroffenen realisieren, was überhaupt passiert ist.

Stellen Sie sich folgende Situation vor, von der mir eine Patientin vor kurzem berichtete: Sie war auf der Autobahn unterwegs, um zur Arbeit zu fahren. Wie immer morgens herrschte dichter Berufsverkehr, die Menschen aus den umliegenden Orten pendelten in die nahe gelegene Großstadt. Neben ihr saß eine Kollegin, mit der sie eine Fahrgemeinschaft gebildet hatte. Der Verkehr geriet immer wieder ins Stocken, auf der rechten Spur reihte sich Lastwagen an Lastwagen, auf der linken drängelten schnelle, große Wagen, über die sie nur den Kopf schütteln konnte. Sie plauderte mit der Kollegin und rollte inmitten der Blechkarawane auf der mittleren Fahrbahn dahin. Als sie einen Reisebus passierte, sah sie aus den Augenwinkeln, dass dieser voll besetzt mit Kindern war, von denen einige den Vorbeifahrenden zuwinkten. Als der Bus urplötzlich einen Schlenker nach links machte, schoss ihr blitzartig ein Gedanke durch den Kopf: »Um Gottes Willen, die Kinder!« In einer Reflexbewegung zog sie das eigene Auto nach links, um eine Kollision zu vermeiden. Sekundenbruchteile später gab es einen Riesenknall, das Auto geriet ins Schleudern, alles um sie herum drehte sich, sie konnte sich nicht mehr orientieren. Ihr Wagen war von einem schweren BMW erfasst worden, und wurde nun wie ein Pingpongball hin und her geschleudert. Sie nahm weitere Aufprallgeräusche wahr, metallisches Scheppern, zerberstende Autoscheiben, quietschende Reifen. In kurzen Bilderfolgen sah sie verschiedene Szenen aus ihrem Leben vor sich ablaufen – aus ihrer Kindheit, der Zeit ihrer ersten großen Liebe, sie sah die Eltern, den Großvater, die Geburt ihres Kindes, ihre Küche mit der neuen Espressomaschine, die sie so liebte. Im nächsten Moment war alles totenstill, sie verlor für eine Weile das Bewusstsein. Als sie wieder zu sich kam, registrierte sie, dass ihr Auto auf der rechten Seite lag. Sie sah, dass ihre Kollegin mit dem Kopf in einem Haufen aus Glassplittern lag, überall war Blut. Sie sprach sie an, erhielt aber keine Antwort. Im gleichen Augenblick nahm sie einen stechenden Benzingeruch wahr, Panik ergriff sie, das Auto könne explodieren. Unter Aufbietung aller Kräfte und trotz wahnsinniger Schmerzen im Rücken gelang es ihr, durch die zerborstene Frontscheibe ins Freie zu klettern. Draußen wurde sie mit einem unglaublichen Chaos konfrontiert: Sie sah mehrere ineinander verkeilte Autos, der Bus lag auf der Seite, Menschen liefen umher, einige schrien, manche saßen nur starr und reglos mit entsetzten Gesichtern am Straßenrand. Aus dem Bus hörte man vereinzelt ein Wimmern.

Die Polizei war bereits da, ein Team eines Notfallrettungswagens kümmerte sich um die ersten Verletzten, ein zweiter Krankenwagen fuhr gerade mit Blaulicht vor. Nach einiger Zeit kam ein Arzt mit einem Sanitäter auf sie zu; er untersuchte sie kurz und fragte, ob sie okay sei. Sie nickte und bat ihn, sich um ihre bewusstlose Kollegin zu kümmern, die immer noch im Auto lag. Da sie selbst keine schlimmen äußeren Verletzungen aufwies, meinte der Arzt, sie solle sich setzen, es käme gleich eine Person, die sich um sie kümmern werde.

Die Frau stand unter Schock, nahm zunächst alles nur gedämpft und aus der Ferne wahr. Dann aber reagierte alles auf einmal. In ihrem Kopf ging alles wild durcheinander, die Angst um die Kollegin, die Sorge um die Kinder im Bus, »ich muss meine Arbeitsstelle informieren!«, »nein, zuerst muss ich meinen Mann anrufen …« und so weiter. Dazu kommen meistens starke körperliche Reaktionen wie Herzrasen, Zittern, Übelkeit und Schwindel. Gefühle von Angst, Panik, Verzweiflung und Hilflosigkeit, die mit einem Mal alles überlagern, münden bei manchen Menschen in einen Weinkrampf, andere verfallen in eine Starre, in der sie nicht einmal dazu mehr in der Lage sind.

In dieser Situation ist eine Betreuung durch ein geschultes Notfallteam von enormer Wichtigkeit. Sie könnte sich so abspielen: Ein Mitglied des Teams kommt auf Sie zu und spricht Sie an: »Guten Tag, mein Name ist Susanne Meier. Ich bin mit meinen Kollegen hier, um mich um Sie zu kümmern und Ihnen Informationen über den Unfall zu geben. Darf ich mich zu Ihnen setzen?«

Sie nicken, haben aber weder den Namen der Frau behalten, noch können Sie sich vorstellen, was dieses »kümmern« zu bedeuten hat. Die Dame erfragt Ihren Namen, notiert ihn und fragt, ob Sie etwas zu trinken haben wollen. Sie nicken wieder. Der Becher in der Hand ist in all dem Chaos wenigstens etwas zum Festhalten. Ihre Gedanken aber kreisen immer noch um Ihre Kollegin und um die Kinder. Sie sagen ihr, dass Sie ganz verzweifelt seien, weil Sie nicht wissen, ob die Kollegin noch lebt. Außerdem hätten Sie Ihr Handy verloren und könnten weder Ihre Arbeitsstelle noch Ihre Angehörigen verständigen. Ihr Grundgefühl ist absolute Hilf- und Orientierungslosigkeit.

Die Dame vom Betreuungsdienst wird in diesem Moment ganz gezielt Fragen stellen: Wann Sie von wo losgefahren sind, wohin Sie unterwegs waren, wie die Fahrt verlaufen ist und wie Sie den Unfall erlebt haben. Sie merken, wie diese Rekonstruktion des Erlebten Ihnen ein Stück Beruhigung, Klarheit und Orientierung gibt. Parallel dazu reagiert Ihr Körper. Sie haben Schweißausbrüche, müssen zur Toilette, beginnen unkontrolliert zu schluchzen. Sie fragen sich, wie und ob Sie diese Anspannung überhaupt durchstehen können oder ob Sie gleich zusammenbrechen werden. Frau Meier beruhigt sie, das sei eine ganz normale Reaktion in einer unnormalen Situation. Sie reicht Ihnen eine Decke und sagt, Sie sollten darauf vertrauen, dass Ihr Körper sich wieder beruhigen wird. Sie versichert Ihnen mehrfach, dass es zwar ein schlimmer Unfall gewesen sei, jetzt aber alles vorbei und Sie in Sicherheit seien. Sie fragt nach dem Namen Ihrer Kollegin, dann steht sie auf, um sich nach deren Zustand zu erkundigen.

Als sie zurückkommt und Sie zwischen all den fremden Gesichtern ein vertrautes entdecken, werden Sie etwas ruhiger. Frau Meier berichtet Ihnen, dass Ihre Kollegin schwer verletzt auf dem Weg ins Krankenhaus sei, und versichert, dass sie mit Ihnen hofft, dass alles gut geht. Sie fragt, ob Sie jemand informieren solle oder Ihnen ihr Handy leihen solle. Mit der Zeit merken Sie, dass auch die körperlichen Reaktionen nachlassen, Ihre Gedanken nicht mehr so wild durcheinandergehen. Die Betreuerin wird am Ende dafür sorgen, dass Sie nach Hause kommen, und Ihnen erklären, an wen Sie sich wenden können, wenn Sie das Bedürfnis haben, über den Unfall zu reden. Auch wenn Frau Meier an den schrecklichen Tatsachen des Unglücks nichts ändern konnte, haben die Gespräche mit ihr Sie doch ein Stück weit stabilisiert und »über Wasser gehalten«.

Sehen wir uns an, welche einzelnen Elemente bei der Erstbetreuung nach einer solchen außergewöhnlichen Belastung wichtig und hilfreich sind: Abgesehen von der Erfüllung gewisser Grundbedürfnisse (etwas zu essen, zu trinken, eine wärmende Decke und dergleichen) ist es entscheidend, dass der Kontakt zu einer außenstehenden, vom Ereignis nicht direkt betroffenen Person hergestellt wird. Denn diese kann immer wieder darauf hinweisen, dass die unmittelbare Gefahr vorüber und die Verunfallte jetzt in Sicherheit ist. Sie wird versuchen, das wichtigste Anliegen der Betroffenen – Informationen über das Geschehen und den Zustand der verunfallten Person zu bekommen – immer wieder und so gut es geht, zu erfüllen. Außerdem wird sie den Betroffenen erklären, dass ihre Reaktionen nicht unnormal sind, sondern ganz natürlich angesichts einer solchen Situation.

In einem nächsten Schritt wird der Betreuer versuchen, die Betroffenen zu »erden«; denn aufgrund der vielfältigen Reize und der Macht der schrecklichen Bilder und heftigen Emotionen gerät in der Psyche einiges durcheinander. Für diese Erdung müssen die Betroffenen zunächst einmal nachvollziehen können, was eigentlich geschehen ist, und rekapitulieren, wie es dazu gekommen ist, dass sie jetzt hier mit einer Betreuerin sitzen. Der Verwirrung und emotionalen Überflutung wird dadurch entgegengewirkt, dass das Geschehen durch gezielte Sachfragen und die Rekonstruktion des zeitlichen Rahmens nachvollzogen wird. Entscheidend ist dabei, dass die sachliche Ebene konsequent beibehalten wird. Denn ein vertiefender Austausch über die Gefühlslage unmittelbar nach einem solchen Ereignis würde die negativen Gefühle noch mehr verstärken und die betroffene Person weiter verunsichern. Die nüchtern-abfragende Ebene hilft, sich nicht in panische Katastrophengedanken hineinzusteigern. Gleichzeitig gilt, dass man als Helfer mit der Wahrheit nicht hinter dem Berg halten soll, so schlimm sie auch sein mag. Für den Betreuer heißt das: Sobald Informationen da sind, soll man sie auch mitteilen. Wäre die Kollegin aus unserem Beispiel ums Leben gekommen, sollte der Betreuer dies auch einfühlsam mitteilen. Eine falsche Schonung würde für die Fahrerin des Wagens einen noch tieferen Fall bedeuten. Denn dann käme zu der schlimmen Nachricht noch der Vertrauensverlust dazu, dass der Betreuer die Wahrheit verschwiegen hat. Bis man Kenntnis über die Wahrheit hat, gilt auch für die Notfallhelfer das Prinzip Hoffnung.

Die Erfahrung in der Betreuung von akut belasteten und geschockten Menschen zeigt eindeutig, dass sie – sobald ein sicherer Rahmen hergestellt und ihren Grundbedürfnissen Rechnung getragen wurde – am besten mit der Situation umgehen können, wenn man ihnen hilft zu verstehen, was passiert ist. Die Bearbeitung der Gefühle, die in ihnen ausgelöst werden, tritt erst einmal in den Hintergrund. Unmittelbar nach einer Katastrophe wäre das, wie bereits gesagt, kontraproduktiv. Die Betroffenen würden sich in ein immer intensiveres Gefühl der Verzweiflung und Hoffnungslosigkeit hineinreden. Erst später wird es für sie um eine Aufarbeitung des Erlebten und der dadurch ausgelösten Emotionen gehen.

Mutmacher 5

Wenn Sie eine außergewöhnlich schlimme Situation erlebt haben, sind starke Gefühle der Verunsicherung und Angst sowie körperliche Reaktionen wie Zittern, Herzrasen und andere Phänomene vollkommen normal. Die Situation an sich war unnormal, nicht Ihre Reaktionen darauf. Vertrauen Sie darauf, dass Ihr System die Lage wieder in den Griff bekommt, und tun Sie alles dafür, wieder zur Ruhe zu kommen.

Wenn Sie als Helfer (auch als Laienhelfer) zu einem Unfall kommen, versuchen Sie, die genannten Prinzipien umzusetzen.

9. Ein Unglück trifft selten einen allein

Stellen Sie sich vor, Sie werfen einen Stein in einen See. Dort, wo der Stein versinkt, entstehen aus der Mitte heraus Kreise, die nach außen immer größer werden. Der Stein, der Kreise zieht – damit lässt sich sehr gut erklären, wer bei einer Katastrophe in welchem Grad betroffen ist. Bleiben wir für einen Moment in diesem Bild. Im Zentrum der vielen Kreise, also da, wo der Stein versunken ist, würde man die Toten verorten. Im nächsten die überlebenden Opfer, die direkt mit dem Geschehen konfrontiert waren, extreme Angst und Hilflosigkeit erlebt haben und um ihr Leben fürchten mussten. Im dritten Kreis würden sich dann diejenigen befinden, die das Ganze beobachtet haben, im vierten die Angehörigen der Toten, im fünften die Angehörigen der Überlebenden, im sechsten die Einsatzkräfte und schließlich die Personen, die später die Betroffenen betreuen oder von deren tragischer Geschichte erfahren.

Bei allen diesen Gruppen muss man mit Schwierigkeiten bei der psychologischen Verarbeitung des Ereignisses rechnen. Um es noch einmal klar zu sagen: Nicht alle diese Menschen sind traumatisiert, aber alle sind Betroffene. Diejenigen, die unmittelbar mit dem Geschehen konfrontiert waren, haben ein größeres Gefährdungspotenzial für eine Traumastörung. Bei denjenigen, die sich weiter weg vom Geschehen befanden, ist dieser Prozentsatz deutlich geringer; bei Personen, die Zeugen eines Unfalls wurden, liegt die Rate zum Beispiel bei etwa 4 Prozent. Andreas Maercker kommt in seinem Buch »Therapie der posttraumatischen Belastungsstörungen« bei direkt betroffenen Katastrophenopfern auf eine gemittelte Zahl von 12 Prozent, die eine Traumastörung entwickeln.

Nach dem Amoklauf in Erfurt gab es verschiedene Sichtweisen, wie mit den Betroffenen umgegangen werden sollte. Die eine Position war: Das traumatische Ereignis hat den Schulalltag in seinem normalen Ablauf gestört. Man soll so schnell wie möglich versuchen, zurück zur Normalität zu gelangen und den Schulalltag wieder aufzunehmen. Diejenigen, die mit einer psychischen Störung auf das Ereignis reagiert haben, sollen für eine gewisse Zeit aus der Schule genommen und von Spezialisten behandelt werden, damit sie das Trauma überwinden. Danach sollen sie wieder in den Schulalltag integriert werden.

Die andere Sichtweise, die auch ich vertreten habe, war folgende: Das traumatische Ereignis hat zu einem allgemeinen Ausnahmezustand geführt. Die Rückkehr zu der Normalität, wie sie vorher war, wird so schnell nicht möglich sein. Normalität bedeutet dabei nicht, den gleichen Zustand wie früher herzustellen. Die Betroffenheit und Verunsicherung aller muss psychologisch aufgearbeitet werden. Ursachenanalysen müssen die gesamte betroffene Gemeinschaft mit einbeziehen. Alle helfen bei der Aufarbeitung und Bewältigung des Ereignisses mit. Daraus kann man Schlüsse ziehen, wie die neue Normalität zu gestalten ist. Schwer traumatisierte Personen werden zusätzlich individuell behandelt.

Die erste Position ist rein individualpsychologisch und auf die Behandlung der »Kranken« beschränkt, die zweite Position schließt eine soziale und gesellschaftspolitische Aufarbeitung mit ein. Wenn man nur die vermeintlich »Schwächsten« eines Systems behandelt, also diejenigen, die nach dem Amoklauf Traumasymptome entwickelten, verschließt man meines Erachtens die Augen vor all den Fragen, die bei einem solchen Ereignis unbedingt gestellt werden müssten:

- Wie kann die Gemeinschaft mit den Folgen des Ereignisses umgehen?
- Wie konnte es an dieser Schule zu einem Amoklauf kommen?
- Was ist versäumt worden und was können wir in Zukunft anders/besser machen?
- Wie gehen wir damit um, dass viele Lehrer und Schüler Ängste entwickelt haben, dass so etwas wieder geschehen könnte?
- Wie können diejenigen, die mit dem Ereignis leichter umgehen konnten, denen helfen, die es schwerer hatten?

- Was können wir voneinander lernen (Schüler von Lehrern, Lehrer von Schülern)?
- Wie können wir uns gegenseitig unterstützen?

Einer meiner Vorschläge zur weiteren Betreuung war damals, ein Unterrichtsfach mit dem Namen »Traumabewältigung« einzuführen; eine Stunde pro Woche sollte Schülern und Lehrern die Möglichkeit gegeben werden, all diese oben genannten Fragen zu besprechen. Der Vorschlag stieß auf erstaunlichen Widerstand. Man solle das nicht alles so hochspielen, die Leute nicht durch »Psychologisieren« verrückt machen und dadurch vom »heilsamen Vergessen« abhalten. Außerdem stünde das Abitur an, die Lehrpläne müssten erfüllt werden und so weiter.

Solchen und ähnlichen Haltungen bin ich nach Katastrophen immer wieder begegnet. Es ist menschlich und verständlich, dass man nach einer Krise so schnell wie möglich zurück zur Normalität will, zurück zum Alltag, am besten zu dem, den man vorher hatte. Damit machen wir uns jedoch etwas vor. Man kann die Erschütterung einer ganzen Schulgemeinschaft nicht mit der Haltung »Augen zu und durch« bewältigen. Es gibt keine Normalität mehr, schon gar nicht die alte. Viele Betroffene haben mir damals erzählt, sie hätten das Gefühl, Schule nur »zu spielen«. Man tat so, als konzentriere man sich auf den Unterricht, war innerlich jedoch damit beschäftigt, Angst- und Paniksymptome zu bekämpfen. Andere quälten sich mit den Gedanken, ob und wie sie die Tat hätten verhindern können, litten unter psychosomatischen Beschwerden und bekamen die Bilder der Opfer nicht aus dem Kopf. Lehrer und Schüler gerieten in eine doppelte Drucksituation: Sie wollten oder mussten den äußeren Anforderungen genügen und funktionieren, fuhren innerlich jedoch auf einer ganz anderen Schiene. Hinter dem »Schule spielen« steckt der Wunsch, das Alte, Bekannte und Bewährte festzuhalten, obwohl man im Grunde längst weiß, dass es unwiederbringlich zerstört ist. Etwas Neues, an dem man sich orientieren könnte, ist noch nicht gefunden, momentan ist das bestimmende Gefühl die Unsicherheit. Und weil diese Unsicherheit so schwer auszuhalten ist, klammert man sich an das Alte.

Je länger man das tut, umso schwieriger wird die Bewältigung, die »Herstellung« einer »neuen Normalität«.

Regelmäßig melden sich Menschen bei mir, die Opfer einer lange zurückliegenden Katastrophe waren, unmittelbar danach aber keine Notwendigkeit gesehen hatten, ein Hilfsangebot anzunehmen. Ein Lehrer berichtete mir zum Beispiel, er sei 13 Jahre, nachdem er die Tötung einer Kollegin indirekt miterlebt hatte, überfallen worden. Ein Jugendlicher habe ihm sein Handy und 20 Euro entwendet, ein Ereignis, das er als sehr ärgerlich aber eigentlich gar nicht so schlimm empfunden habe. Doch danach seien all jene Gefühle wieder hochgekommen, die er nach dem Tod der Kollegin weggedrückt habe. Inzwischen komme er überhaupt nicht mehr mit seinem Leben zurecht, sei depressiv, leide unter Ängsten und könne nicht mehr schlafen. Jetzt spüre er, dass es damals falsch gewesen sei, seine Betroffenheit zu leugnen und so zu tun, als hätte ihn nichts erschüttert.

Solchermaßen unterdrückte Betroffenheit kann sich in einen tiefen Winkel unseres Körpers und unserer Psyche zurückziehen, sie glimmt und gärt dort aber weiter und kann durch eine neue Belastungssituation plötzlich wieder aktiviert werden. Viele Menschen leugnen ihre Betroffenheit, weil sie dies als Schwäche empfinden. Gerade Männer tun sich damit schwer, sich selbst und anderen gegenüber Gefühle der Verletzung und Verunsicherung einzugestehen. Man muss so etwas »wegstecken« können, hart bleiben. Mit dieser Strategie fährt man jedoch selten auf Dauer gut. Im Gegenteil: Es reicht bereits eine eher kleinere Belastung aus (der Diebstahl des Handys), auf die der Betroffene scheinbar unangemessen heftig reagiert. Zugrunde liegt der nicht bewältigte psychische Druck aus der früheren Traumatisierung, der sich im Lauf der Zeit potenziert hat.

Aus all diesen Überlegungen und Beispielen lässt sich ein wichtiger Schluss ziehen: Betroffenheit und auch das Entwickeln von starken Gefühlen wie Ängstlichkeit, Hilflosigkeit, Traurigkeit und Verunsicherung, einschließlich der dazu gehörenden körperlichen Symptome wie zum Beispiel Herzrasen, Verdauungsprobleme, Konzentrationsschwierigkeiten und starke Angespanntheit mit Schlafstörungen sind nach einem außergewöhnlich belastenden Erlebnis etwas vollkommen Normales. Wir brauchen uns deswegen nicht zu schämen, diese Reaktionen haben nichts mit »Schwäche« zu tun. Wir müssen uns unsere Betroffenheit eingestehen, ihr für eine gewisse Zeit genügend Raum geben und uns ihr zuwenden. Das heißt nicht zwangsläufig, dass man einen Psychologen konsultieren und eine Psychotherapie beginnen muss. Man sollte aber dafür sorgen, dass man Gesprächspartner findet, mit denen man über seine Gefühle reden kann.

Der erste Schritt in der Bewältigung traumatischer Ereignisse besteht also darin, sich einzugestehen, dass man betroffen ist und sich in einer Ausnahmesituation befindet. In dieser Zeit kann Normalität nicht ohne weiteres gelebt werden. Wenn wir diesen ersten Schritt nicht vollziehen, laufen wir Gefahr, unter Umständen Jahre später so von unserem eigenen System »ausgeknockt« zu werden, dass gar nichts mehr geht. Das Anerkennen der eigenen Betroffenheit ist letztlich wie der Moment des Innehaltens, wenn man gestürzt ist: eine Weile liegen bleiben, sich bewusst werden, dass man gefallen ist und sich wehgetan hat, und dann Kräfte sammeln, um wieder aufzustehen.

Die Phase der Betroffenheit bedeutet vor allem am Anfang auch Unsicherheit. Man spürt, dass das Alte zerstört ist und keine Gültigkeit mehr hat, aber man hat auch noch keine Vorstellung von einer neuen Perspektive. Dieser Unsicherheit müssen wir uns zuwenden, wir können sie nicht dadurch überwinden, dass wir sie einfach negieren und versuchen, so weiterzumachen wie bisher.

Gerade in dieser Phase sind Menschen unseres Vertrauens wichtig, bei denen wir uns verstanden fühlen und die ein offenes Ohr für uns haben, uns beistehen. Wir sollen und dürfen darauf vertrauen, dass diese Phase vorübergeht und dass sich uns danach wieder neue Perspektiven eröffnen werden. Denken Sie immer daran, dass alles im Leben seine Zeit hat:

Es gibt eine Zeit der passiven Betroffenheit, in der man klagen kann.

Es gibt eine Zeit des Übergangs, in der man Kräfte sammeln kann.

Es gibt eine Zeit der aktiven Betroffenheit, in der man den Schaden bearbeiten kann, und es gibt eine Zeit, in der man eine neue Perspektive aufbauen kann.

Mutmacher 6

Gestehen Sie sich Ihre Betroffenheit nach einem außergewöhnlichen Ereignis und die damit zusammenhängende vorübergehende Lähmung ein. Das ist die beste Voraussetzung für eine baldige Erholung und ermöglicht eine spätere aktive Krisenbewältigung.

10. Was Sie über Traumata wissen müssen

Nun haben wir auf den vorangegangenen Seiten schon so viel über das Trauma gesprochen, dass wir uns im Folgenden ansehen sollten, was damit eigentlich gemeint ist. Der Begriff »Trauma« wird seit einigen Jahren inflationär und oft undifferenziert gebraucht. Man liest ihn im Zusammenhang mit schlimmen Gewalttaten, Massenunglücken wie bei der Love-Parade 2010, einem plötzlichen Todesfall in der Familie oder auch unberechtigterweise im Zusammenhang mit verlorenen Fußballspielen oder kleineren Unfällen.

Nur bestimmte, sehr belastende Ereignisse können eine »posttraumatische Belastungsstörung« auslösen und nicht jeder, der etwas derart Schlimmes erlebt, entwickelt zwangsläufig diese Störung. Im Folgenden möchte ich den Stand der wissenschaftlichen Erkenntnisse erläutern, aufzeigen, welche Ereignisse wie häufig eine solche Störung auslösen, sowie die bislang bekannten Faktoren benennen, die das Auftreten einer Traumastörung begünstigen – und welche davor schützen können.

Von einem traumatischen Ereignis sprechen wir, wenn eine Person (1) mit dem Thema Tod, Todesgefahr, ernsthafter Verletzung oder Bedrohung der körperlichen Unversehrtheit konfrontiert wird und ihre Reaktion darauf (2) intensive Furcht, Hilflosigkeit und Entsetzen ist. Es muss (3) ein außergewöhnlich schlimmes Ereignis sein, das außerhalb unserer sonst üblichen Erlebniswelten liegt. Der Tod des hochbetagten Großvaters etwa gehört schlicht zum Lauf des Lebens und nicht zu einem originär traumatischen Ereignis per definitionem, auch wenn er von den Angehörigen als tragisch empfunden wird.

Die Gefahr, eine Traumastörung zu entwickeln, besteht nicht nur beim direkten Opfer, sondern auch bei Personen, die zum Beispiel eine Gewalttat beobachtet haben, bei Helfern, die sich nach einer Katastrophe um die Opfer kümmern, oder auch bei Angehörigen, die durch Berichte oder Fernsehbilder mit dem Ereignis konfrontiert waren.

Die Wissenschaft unterscheidet zwischen zwei Arten von Traumata:

Von einem Typ-I-Trauma spricht man, wenn es sich um ein kurz dauerndes traumatisches Ereignis handelt, etwas Plötzliches, Überraschendes, Lebensbedrohliches. Es ist einmalig und zeitlich begrenzt. Dazu gehören Naturkatastrophen (zum Beispiel der Tsunami in Ostasien 2004), technische Katastrophen (zum Beispiel das ICE-Unglück von Eschede 1998), Überfälle, Unfälle oder gewalttätige Übergriffe.

Beim Typ-II-Trauma handelt es sich um länger andauernde traumatisierende Phasen, hervorgerufen etwa durch wiederholte Gewalteinwirkung, fortgesetzten sexuellen Missbrauch oder Misshandlung in der Kindheit, Geiselhaft, Folter oder Kriegserlebnisse.

Beide Arten können zu einer posttraumatischen Belastungsstörung (PTBS) führen. Diese liegt dann vor, wenn der Betroffene Symptome aus folgenden drei Bereichen aufweist: Die Person durchlebt das traumatische Ereignis immer wieder in Form von wiederkehrenden Bildern, Gedanken oder Träumen. Das Wiedererleben wird dabei oft als genauso real erfahren wie die eigentliche Traumasituation – mit Todesangst und körperlichen Reaktionen wie Herzrasen, Schweißausbrüchen, Zittern und so weiter. Die Person vermeidet zweitens Reize, die an das Trauma erinnern, zum Beispiel Gespräche, Gedanken, Aktivitäten oder Orte. Dahinter steht die Angst, die dann aufkommenden Gefühle nicht im Griff haben zu können. Und der Betroffene zeigt drittens Symptome von Anspannung und erhöhter Aktivierung, zum Beispiel Schlafstörungen, Konzentrationsschwierigkeiten und Reizbarkeit.

Diese Symptomatik muss mindestens einen Monat lang bestehen. In der Phase vom traumatischen Ereignis bis zu diesem Zeitpunkt sprechen wir von einer »akuten Belastungsstörung«. Bei dieser beobachten wir die gleichen Symptome, gehen jedoch davon aus, dass es sich um eine normale Reaktion auf ein unnormales Ereignis handelt, und viele Betroffene sich in den ersten Tagen oder Wochen von allein wieder erholen. Erst wenn dieser Zustand länger anhält, ist von einer posttraumatischen Belastungsstörung auszugehen.

Manchmal treten auch Sonderformen der PTBS auf, etwa in Form eines verzögerten Beginns. Hierbei merken die Betroffenen nach einem traumatischen Ereignis zunächst keine Veränderung bei sich (oder gestehen sich diese nicht ein). Monate, teils sogar Jahre später trifft sie eine PTBS dann doch mit voller Wucht. Ein Auslöser kann sein, dass die Person durch ein anderes Lebensereignis schwer belastet wird.

Die Wahrscheinlichkeit, ein Trauma und in der Folge eine PTBS zu entwickeln, hängt von verschiedenen Faktoren ab. Entscheidend ist zunächst die Art der Katastrophe. Wir können diese grob in drei Ereigniskategorien einteilen, die unterschiedlich schwer verarbeitet werden können, also unterschiedliche Störungsraten nach sich ziehen. Am ehesten können wir eine Naturkatastrophe bewältigen, am wenigsten eine von Menschenhand verursachte Gewalttat. Technische Katastrophen liegen, was die Auslösung von Traumastörungen angeht, zwischen den beiden genannten Kategorien.

Während nach einer Naturkatastrophe nur bei ca. 5 Prozent der beteiligten Menschen eine PTBS auftritt, sind bei Unfällen und technischen Katastrophen zwischen 7 und 10 Prozent davon betroffen. Bei Vergewaltigungen indes tritt bei über 50 Prozent der Opfer eine PTBS auf. Nach Amokläufen in Schulen wie in Winnenden, Erfurt oder Meißen entwickeln ca. 35 bis 45 Prozent der Schülerinnen und Schüler eine PTBS. Schwere Misshandlungen oder sexueller Missbrauch während der Kindheit (Typ-II-Trauma) ziehen bei 30 bis 35 Prozent der Betroffenen Traumastörungen nach sich.

Die Erklärung für diese unterschiedlichen Folgewirkungen liegt auf der Hand: Bei Naturkatastrophen sind wir erschüttert, wissen aber auch, dass wir dagegen nichts ausrichten können. Flutwellen und Erdbeben gibt es seit Menschengedenken, damit müssen wir uns irgendwie abfinden.

Eine von Menschenhand verursachte Gewalttat können wir nicht so leicht akzeptieren. Sie erschüttert unser Urvertrauen in ihren Grundfesten. Wir müssen erkennen, dass der Mensch nicht per se gut ist, dass es Personen gibt, die willentlich ihr zerstörerisches Potenzial entfalten und viel Leid über ihre Opfer bringen. Menschen, die ihre Liebsten durch Gewalttaten verloren haben, quälen sich oft über

Jahre mit den Erinnerungen an die Tat: Sie hadern mit der Sinnlosigkeit und Willkür, entwickeln oft Rachegedanken, sind verzweifelt, wollen den Täter bestraft sehen und können nicht zur Ruhe kommen. Es fällt ihnen schwer, wieder Vertrauen zu anderen Menschen zu fassen, in ihrem Gegenüber nicht automatisch den nächsten potenziellen Täter zu sehen.

Posttraumatische Belastungsstörungen sind nicht die einzigen psychischen Folgen nach einem Extremereignis. Es gibt eine Reihe von anderen Reaktionen wie zum Beispiel Depressionen, Angstzustände oder körperliche Beschwerden unterschiedlichster Art. Nicht selten führt ein Trauma bei den Betroffenen zu schwerem Suchtverhalten – Alkohol- oder Medikamentenmissbrauch sind dabei am häufigsten. Die Gefahr eines Suizids steigt, die Belastungen für die Angehörigen sind oft erheblich. 70 bis 80 Prozent der Traumatisierten weisen eine oder mehrere dieser sogenannten komorbiden Störungen auf.

Risikofaktoren

Wenn wir uns die eben erwähnten Zahlen der traumatisierten Schüler nach einem Amoklauf noch einmal vergegenwärtigen, fällt auf, dass weniger als die Hälfte davon eine PTBS entwickelt hat. Das führt zwangsläufig zu der Frage, warum Menschen, die das Gleiche erlebt haben, unterschiedlich auf das Geschehen reagieren. Gibt es also gewisse Risikofaktoren, die das Auftreten einer Traumastörung begünstigen?

Tatsächlich gibt es verschiedene Untersuchungen, die genau diesen Verdacht bestätigen. Ob jemand ein Trauma entwickelt oder nicht, hängt von gewissen Merkmalen ab, die vor, während und nach dem Ereignis zum Tragen kommen.

Im Vorfeld bestehende Risikofaktoren

Generell unterliegen Frauen einem höheren Risiko für eine PTBS. Nahezu alle Studien bestätigen, dass sie nach einem traumatischen

Ereignis etwa doppelt so häufig entsprechende Symptome entwickeln wie Männer. Das mag zum einen an einer entwicklungsgeschichtlich bedingten stärkeren Verletzbarkeit von Frauen liegen: Männer gingen auf die Jagd, waren kampferprobt, lernten, mit Gefahren umzugehen, während Frauen in erster Linie für die Aufzucht des Nachwuchses und die Versorgung des Hauses zuständig waren. Zum anderen dürfte eine Rolle spielen, dass Frauen eher bereit oder in der Lage sind, über ihren verletzten emotionalen Zustand zu sprechen. Bei der Beantwortung von Trauma-Fragebögen gestehen sie eher schwere Belastungen und Symptome ein als Männer, zu deren Selbstbild es häufig nicht passt, vermeintlich Schwäche zu zeigen.

Weiterhin wissen wir, dass diejenigen, die vor dem traumatisierenden Ereignis schon psychische Probleme hatten oder andere belastende Lebensereignisse bewältigen mussten, ein größeres Risiko haben, eine PTBS zu entwickeln.

Während der Traumatisierung bestehende Risiken

Hier ist zunächst der Schweregrad des Ereignisses ein Hauptkriterium. Je schrecklicher das Erlebnis, desto höher die Störungsrate. Allerdings gibt es dabei eine subjektive und eine objektive Seite. Zwei Menschen, die der gleichen Bedrohung ausgesetzt sind, können diese subjektiv ganz unterschiedlich wahrnehmen. Während die eine Person Todesangst empfindet, schätzt die andere die Situation, aus der sie zum Glück heil herausgekommen ist, vielleicht nur als »brenzlig« ein. Diese subjektive Wertung ist entscheidend für den späteren Umgang mit der Krise.

Objektiv gesehen kann man sagen: Je mehr Tote der Betroffene sehen musste, je schlimmer deren Verletzungen und Entstellungen waren, desto höher ist das Risiko für eine PTBS. Die Schwere der eigenen Verletzung spielt eine Rolle, ebenso eine zeitlich verzögerte Rettung. Außerdem erhöhen negative emotionale Reaktionen wie Angst, Hilflosigkeit, Schrecken, Schuld oder Scham das Risiko für eine Traumastörung.

Nach dem Trauma bestehende Risiken
Entscheidende Faktoren nach dem Trauma sind mangelnde – oder als solche empfundene – soziale Unterstützung, das Gefühl, nicht über das Erlebte sprechen zu können, und damit einhergehend vermeidende Bewältigungsstrategien wie zum Beispiel der Versuch, allem aus dem Weg zu gehen, was an das Trauma erinnert. Menschen, die sich zurückziehen und alles mit sich alleine ausmachen wollen, haben ein erhöhtes Risiko, später eine Störung zu entwickeln. Ebenso Personen mit exzessiven Schuld- und Verantwortungsgefühlen, besonders, wenn keine reale Schuld vorliegt. Menschen, die von einer Naturkatastrophe betroffen waren, haben oft keinen sicheren Ort mehr, der ihnen Schutz bieten könnte, und entwickeln massive Existenzängste, weil sie Hab und Gut verloren haben. Wer zudem körperlich versehrt ist, irreversible Schäden wie den Verlust von Gliedmaßen oder chronische Schmerzen davongetragen hat, weist ebenfalls ein hohes Risiko für Traumastörungen auf.

Auswirkungen auf das Leben

Eine PTBS ist ein klinisch bedeutsames Leiden. Betroffene sind in sozialen, beruflichen und anderen wichtigen Funktionsbereichen des Lebens stark beeinträchtigt und nicht mehr oder nicht mehr voll einsatz- oder leistungsfähig. Viele Menschen beschreiben ihre Situation mit den Worten: »Nichts ist mehr wie vorher!« Sie fühlen sich, als würde ihr Leben nicht weitergehen, als gebe es keine Zukunft. Ihr Empfinden ist oft, an einem Abgrund zu stehen, ohne einen Weg zurück. Die Verzweiflung ist groß, Gedanken an einen Suizid sind keine Seltenheit. Der Leidensdruck der Betroffenen ist so enorm wie bei kaum einer anderen psychischen Störung. Viele können sich nicht vorstellen, dass es einen Weg gibt, mit dem Trauma zu leben. Sie möchten am liebsten nicht mehr daran erinnert werden und versuchen, es auszublenden. Mit der Folge, dass sie von den bereits erwähnten, plötzlich auftauchenden Bildern, sogenannten »Flashbacks«, heimgesucht werden.

Diese unkontrolliert auftretenden Erinnerungen stürzen die Betroffenen in ein Dilemma: Sie streben mit aller Macht weg vom Erlebten, spüren aber gleichzeitig, dass das Ereignis so prägend war, dass sie es niemals vergessen oder verdrängen können. Ich selbst habe Betroffene erlebt, die mir in einer therapeutischen Sitzung sagten, sie wollten mir als Einzigem nun ihre Geschichte erzählen – und sich anschließend umbringen. Für mich ist das keine einfache Situation. Bei manchen Traumatisierungen bin ich mir in der Tat nicht sicher, ob es einen Weg geben wird, damit weiter zu leben. Von meinen Patienten fordere ich in solchen Situationen ein Versprechen ein: sich nicht während der Therapie umzubringen, sich auf die Gespräche einzulassen, damit wir in Ruhe all das ausprobieren können, womit ich gute Erfahrungen gemacht habe und wovon ich überzeugt bin, dass es helfen kann. Vielen dieser schwer traumatisierten Menschen zolle ich höchsten Respekt, und ich bin voller Dankbarkeit, dass wir gemeinsam einen Weg finden konnten, der ihnen das Gefühl gibt, einen Sinn im Weiterleben erkannt zu haben.

Viele Menschen leben mit unbehandelten Traumatisierungen und werden alt damit. Besonders die Kriegsgeneration hatte weder Zeit noch Energie, die millionenfachen Traumata, die während des Zweiten Weltkrieges entstanden waren, aufzuarbeiten. Viele Menschen, die diese Zeit erlebt haben – Soldaten, die dem Grauen an der Front ausgesetzt waren, Frauen und Kinder, die durch Bombenangriffe, Flucht oder Vergewaltigungen schwer erschüttert wurden –, reagierten auf meine Fragen nach Traumafolgestörungen oft ausweichend oder abweisend. »Da haben wir uns keine Gedanken drüber gemacht«, »Das war eben eine schlimme Zeit«, »Wir hatten nach dem Krieg anderes zu tun, mussten das Land wieder aufbauen« waren gängige Antworten.

Aber heißt das auch, dass diese Menschen das Erlebte tatsächlich erfolgreich verdängen konnten? Oder ist es nicht vielmehr so, dass sie schlicht aufgrund der gesellschaftlichen Situation keine Möglichkeit hatten, über ihre psychischen Probleme zu reden? Alle hatten Schreckliches erlebt, kaum jemand wollte daran erinnert werden. Die Diagnose PTBS kam erst in den 1980er-Jahren auf. Von daher »versteckten« sich viele Kriegstraumatisierungen hinter anderen Diagnosen wie zum Beispiel Depressionen, Alkoholabhängigkeit oder Herz-Kreislauferkrankungen. Erst vierzig, fünfzig Jahre nach dem Krieg wurde das Schweigen langsam gebrochen. Viele Frauen berichteten, dass sie das Trauma ihrer Vergewaltigung jahrzehntelang mit sich herum getragen hätten, die Erinnerung daran sie immer wieder gequält habe. Je älter die Augenzeugen von damals werden, umso stärker ist ihr Drang, über ihre Kriegserlebnisse zu sprechen. In Altenheimen ist häufig zu beobachten, dass Demenzkranke Bedrohungs- und Angstsituationen halluzinieren, die über siebzig Jahre zurückliegen. Alte Bilder, Gefühle, Gerüche, Ängste und psychischer Schmerz drängen mit aller Macht nach außen und lassen sich nicht länger im Zaum halten. Der Körper vergisst ein Trauma nicht!

Ein eindrückliches Beispiel dafür erlebte ich in meiner Praxis: Eine Frau Anfang sechzig, die aufgrund der Folgewirkungen nach einem Autounfall eine Reihe von sehr belastenden Operationen und weiteren medizinischen Behandlungen über sich hatte ergehen lassen müssen, bat mich telefonisch um einen Termin. Sie habe während der Behandlungen unsagbare Qualen erlebt und sei vor Angst fast verrückt geworden. Die Ärzte hätten sie regelrecht gefoltert. Nun stünde die nächste Behandlungsreihe an, und sie wisse nicht, wie sie das durchstehen solle. Der Ausdruck, die Ärzte hätten sie »gefoltert«, machte mich hellhörig. In der Anamnese schilderte die Frau, dass die schlimmsten Ängste in dem Moment in ihr hochgekommen seien, als die Ärzte sie bei einem Eingriff aus medizinischer Notwendigkeit fixieren mussten. Meine Frage nach früheren schweren Lebensbelastungen verneinte sie.

Während der Behandlung mit einer speziellen Therapiemethode (siehe Kapitel 13) erinnerte sie sich plötzlich an eine Vergewaltigung durch einen Bekannten der Familie; damals war sie 13 Jahre alt gewesen. Der Täter hatte sie in eine Position gezwungen ähnlich der Körperhaltung, die sie während der aktuellen medizinischen Behandlung einnehmen musste. Sie hatte nie über den Vorfall gesprochen. Ein zaghafter Versuch, damals mit der Mutter darüber zu reden, war daran gescheitert, dass diese den Andeutungen der Tochter keinen

Glauben schenkte. Im Laufe der folgenden Jahrzehnte gelang es ihr, die traumatische Erinnerung Stück für Stück verblassen zu lassen, bis sie »gar nichts mehr davon wusste«. Nur ihr Körper hatte das Trauma nicht vergessen. Die medizinische Behandlung war der Auslöser dafür, dass der unbearbeitete Schmerz die Frau regelrecht überflutete, so dass sie ihn nicht länger ignorieren konnte.

Auch wenn die Auswirkungen schwerer Traumatisierungen eine Zeit lang in Schach gehalten werden können, manchmal sogar über Jahrzehnte – vergessen sind sie nicht. Im Nachhinein erinnern sich Patienten dann häufig, dass sie »immer mal wieder gespürt haben, dass irgendetwas nicht in Ordnung ist«. Es ist der Körper, der oft Signale sendet: Die Betroffenen fühlen sich in bestimmten Situationen »unwohl«, sie halten es zum Beispiel nicht aus, wenn ihnen Fremde zu nahe kommen, sie können nicht in ein Flugzeug steigen, nicht in einem abgedunkelten Raum schlafen, leiden unter Angstträumen oder körperlichen Beschwerden, für die sich keine somatischen Ursachen finden lassen. Verantwortlich dafür ist in vielen Fällen eine nicht aufgearbeitete Traumatisierung.

Suchen diese Menschen ärztliche Hilfe, werden häufig nur die Symptome behandelt und nicht deren Ursachen. Hausärzte verschreiben Schlaftabletten, Beruhigungsmittel, Angstblocker und Antidepressiva. Untersuchungen der Psychotherapieforschung haben ergeben, dass viele dieser Patienten eine bis zu sieben Jahre andauernde Odyssee durch verschiedenste Arztpraxen hinter sich haben, bis sie in effektive psychotherapeutische Behandlung gelangen.

Aus meiner langjährigen Erfahrung weiß ich, dass auch Menschen, die eine weit zurückliegende Traumatisierung erlitten haben, erfolgreich therapiert werden können. Schwere Traumatisierungen müssen aufgearbeitet werden, früher oder später. Welcher Weg dabei für den Betroffenen der beste ist, wird sich im Einzelfall weisen. Es geht nicht darum, jeden, der etwas Schlimmes erlebt hat, auf die Couch zu legen und jahrelang zu analysieren. Wenn eine Traumatisierung vorliegt, ist es eher zielführend und heilsam, sich eine Zeit lang intensiv mit den Ursachen zu beschäftigen und dann anzuerkennen, dass dieses Ereignis eine tiefe Narbe hinterlassen hat. Im nächsten Schritt geht es darum, diese Narbe als Bestandteil des eigenen Lebens zu akzeptieren und daran zu arbeiten, wie man mit ihr am besten weiterleben kann. Es ist letztlich wie bei einem alten Baum: Man kann ihm ansehen, dass er viele Stürme durchgemacht hat, dass er Wunden davongetragen und harte Jahre überstanden hat, in denen kein aufrechtes Wachstum möglich war. Aber am Ende wächst er doch immer weiter, schmücken ihn Jahr für Jahr im Frühling neue Blüten und Blätter. Die alten Narben und das neue grüne Kleid machen die Einzigartigkeit dieses Baumes, seine unverwechselbare Schönheit aus.

Mutmacher 7
Wenn Sie spüren, dass Sie ein unverarbeitetes Trauma mit sich tragen, das Sie an einem guten Leben hindert, trauen Sie sich, eine qualifizierte verhaltenstherapeutisch orientierte Traumatherapie aufzusuchen. Auch wenn das Trauma schon viele Jahre zurückliegt, gibt es gute Erfolgschancen!

11. Warum Verdrängen alles noch schlimmer macht

Die häufigste Reaktion nach einem erlebten Trauma ist Rückzug und Vermeidung. Es handelt sich dabei zunächst einmal um einen natürlichen Schutzmechanismus, der unser Überleben sichert. Der Aufbau derartiger Angst- und Vermeidungsreaktionen ist ein normaler und kein pathologischer Prozess. Ohne die Fähigkeit, aus Gefahren zu lernen und entsprechende Konsequenzen zu ziehen, hätte die Menschheit nicht überlebt. Ein Kind etwa, das sich an der Herdplatte die Finger verbrannt hat, wird die Berührung mit dieser Herdplatte in Zukunft meiden. Problematisch für das zukünftige Leben des Kindes würde es aber dann werden, wenn die Eltern es nicht schafften, ihm den sinnvollen Umgang mit einem Herd, seine Gefahren, aber auch seinen Nutzen zu vermitteln. Denn dann würde es diesem nützlichen Gerät fortan nur noch mit einer starken Angstreaktion begegnen.

Dieses einfache Beispiel zeigt verschiedene Muster, denen wir immer wieder folgen: Wir tun etwas oder uns widerfährt etwas Unvorhergesehenes, das uns Leid zufügt. Wenn wir uns dem nicht stellen, uns mit der Quelle des Schmerzes nicht auseinandersetzen, sondern eine Vermeidungshaltung einnehmen, werden wir die Phase des Leids unnötig verlängern, im schlimmsten Fall ein Leben lang.

Zunächst ist der Rückzug – wie bereits erwähnt – eine ganz natürliche Reaktion. Ich habe zum Beispiel eine Krankenschwester kennengelernt, die in einem Vollzugskrankenhaus arbeitete. Kurz vor unserer Begegnung war sie von einem ihrer Patienten als Geisel genommen, stundenlang bedroht und sexuell missbraucht worden und hatte schließlich mit ansehen müssen, wie dieser sich umbrachte. Nach diesen traumatischen Erlebnissen trat sie zunächst den vollkommenen Rückzug an. Sie verweigerte den Dienst, weil sie Angst hatte, so etwas könne ihr noch einmal passieren. Eine absolut nachvollziehbare Reaktion. Bedenklich wird es allerdings, wenn sie sich nicht nur weigert, die Krankenstation wieder zu betreten, sondern auch Gespräche über den Vorfall meidet, weil sie dadurch zu sehr aufgewühlt wird. Wenn sie den Anblick von Klebeband nicht mehr ertragen kann, weil dieser sie daran erinnert, wie ihr Peiniger ihr die Augen verklebte; wenn sie auf dem Weg in die Stadt einen großen Umweg um das Gebäude macht, oder wenn sie sexuelle Kontakte mit ihrem Mann meidet, weil sie durch diese Intimität an die Missbrauchssituation erinnert wird.

All diese Vermeidungshandlungen verfolgen nur einen Zweck: der Erinnerung an das Trauma und der Auseinandersetzung mit den psychischen und physischen Folgen aus dem Weg zu gehen. Dieses Verhalten ist menschlich verständlich und hat zumindest kurzfristig durchaus Vorteile für die Betroffenen. Durch das Umgehen einer belastenden Konfrontation wird weniger Stress ausgelöst – und das ist in den Augen vieler Betroffener ein Segen. Denn sie sind überzeugt davon, eine zusätzliche Belastung nicht verkraften zu können. Sie schleichen sich gewissermaßen immer wieder um den Schmerz herum, der unweigerlich ausgelöst würde, wenn sie sich mit dem Erlebten auseinandersetzten.

Mit der Zeit jedoch müssen sie erkennen, dass sie das Trauma durch diese Strategie nicht ausschalten können. Ein Kennzeichen der posttraumatischen Belastungsstörung ist wie gesagt das unwillkürliche Auftauchen von Erinnerungen, die bereits genannten Flashbacks. Sie können durch Gerüche, Geräusche, Bilder, irgendwelche Kleinigkeiten ausgelöst werden und die Betroffenen tagsüber und in ihren Träumen heimsuchen. Sie erleben dabei nicht nur jene Angst, jenen Schrecken und jenes Gefühl der Hilflosigkeit wie während der traumatischen Ausgangssituation. Ihre Gefühle werden letztlich dadurch potenziert, dass sie diese Flashbacks nicht steuern können. Sie erinnern sich an die traumatische Erfahrung nicht wie wir, wenn wir zum Beispiel ungewollt an eine unangenehme Szene aus einem Horrorfilm denken und uns dann sagen: »Schluss damit, das war doch nur ein Film, jetzt will ich mich wieder auf meine Arbeit konzentrieren!« Diese unwillkürlich auftauchenden Flashbacks lassen sich nicht einfach stoppen und das besonders Unangenehme an ihnen ist, dass sie in der Regel in Situationen auftauchen, in denen die Betroffenen dies überhaupt nicht brauchen können: wenn sie sich konzentrieren müssen, entspannen wollen, sich mitten in einem Gespräch mit dem Chef befinden oder beim Austausch von Zärtlichkeiten mit dem Partner.

Haben die Betroffenen einmal diese quälende Erfahrung gemacht, steigert sich die Furcht davor – und führt zu einer noch konsequenteren Vermeidungshaltung. Der Traumatisierte ist überzeugt davon, dass offenbar schon die kleinste Erinnerung an das Trauma (wie im beschriebenen Fall der Anblick von Klebeband) ein starkes Unwohlsein auslöst, das sich schnell zu einem Panikgefühl steigern kann. Die fatale Schlussfolgerung lautet für viele: Ich muss versuchen, alles zu vermeiden, was mich an das Schreckliche erinnert, nur dann kann ich es überleben.

Im Fall der Krankenschwester könnte dieses Szenario so aussehen: Sieht sie eine Szene in einem Fernsehkrimi, in der eine Frau als Geisel genommen wird, schaltet sie sofort auf einen anderen Kanal um. Der auslösende Reiz wird durch die Sendung geliefert, er erinnert an die eigene Situation, führt zu körperlichem und psychischem Unwohlsein und zu einem Programmwechsel. Vieles dabei geschieht unbewusst; der Zusammenhang zwischen der Szene im Fernsehen und dem eigenen Trauma ist der Frau nicht bewusst. Das sind Automatismen unserer Psyche, nicht die rational gesteuerte Erinnerung, die sie zu dem erlebten Trauma herstellen würde, wenn sie es emotional verarbeitet hätte.

Das Problematische an diesen »Lösungsansätzen« – in der Psychologie sprechen wir von dysfunktionalen Lösungen – besteht darin, dass die Betroffenen lernen, dass man durch dieses Verhalten kurzfristig Erleichterung verspüren kann. Die bedrohliche Situation gehört zum »Tatort« im Ersten, jetzt sehe ich im Zweiten einen Tierfilm, die Angst hatte nichts mit mir zu tun, nur mit einem Film. Das ist eine Form der Abspaltung, die nicht dazu führen kann, dauerhaft die Ängste jener Frau zu beseitigen. Eine Scheinbewältigung, die langfristig gesehen zu einer ständig wachsenden Verunsicherung führt, was die eigenen Bewältigungsfähigkeiten betrifft. Denn letztlich müssen die Betroffenen immer ausgefeiltere Vermeidungsstrategien einsetzen, um nicht mit den gefürchteten, stressauslösenden Situationen konfrontiert zu werden: Der nächste Schritt der Krankenschwester könnte zum Beispiel darin bestehen, den Fernseher erst gar nicht mehr einzuschalten oder trickreich dafür zu sorgen, dass die Familie von einem gemeinsamen Ausflug so spät nach Hause kommt, dass der »Tatort« – und damit die mögliche Konfrontation mit Details, die an das Trauma erinnern – verpasst wird.

Im Zusammenhang mit dem Grubenunglück von Borken erlebte ich, dass ein überlebender Kumpel jedes Mal die Straßenseite wechselte, wenn er der Witwe eines befreundeten Bergmannes begegnete. Er konnte nicht damit umgehen, dass er überlebt hatte, während sein Kumpel umgekommen war. Durch den Anblick der schwarz gekleideten Frau wurden Flashbacks in ihm ausgelöst, die er nicht ertragen konnte. Im Gesichtsausdruck der Witwe meinte er, einen stummen Vorwurf zu erkennen: »Warum bist du hier, während mein Mann da unten jämmerlich gestorben ist?« Nach einigen weiteren derartigen Erfahrungen bestand der nächste Schritt seiner Vermeidungsstrategie darin, mit der Zeit gar nicht mehr in die Stadt zu fahren, weil er solche Konfrontationen in jedem Fall umgehen wollte.

Auf diese Weise engen viele Betroffene ihre Spielräume immer mehr ein, bis sie im Extremfall das Haus gar nicht mehr verlassen können. Für sie ist das der einzige Weg, um den auslösenden Reiz für Gefühle wie Schmerz und Hilflosigkeit zu meiden. Gleichzeitig können sie natürlich auch in den eigenen vier Wänden nicht sicher sein vor plötzlichen Erinnerungen, da es auch »interne Auslösereize« gibt, etwa bestimmte Körperempfindungen oder Gedanken, die das Unwohlsein in Gang setzen. Auf diese Weise kommt es bei traumatisierten Menschen häufig zu bizarren Verhaltensmustern, deren Irrationalität sie manchmal zwar selbst erkennen, diese aber nicht ohne weiteres verändern können. Die Vermeidungshaltung führt zwar kurzfristig zu Gefühlen der Erleichterung (etwa: »Gott sei Dank habe ich es geschafft, der unangenehmen Begegnung mit der Witwe meines Freundes aus dem Weg zu gehen«), langfristig kommt es jedoch zu wesentlich umfangreicheren Problemen. Diese Muster können letztlich dazu führen, dass ein Lebensentwurf komplett scheitert – wie in folgendem Beispiel.

Das Geiseldrama von Gladbeck hielt 1988 die ganze Republik in Atem. Zwei brutale Gangster hatten eine Bank überfallen, mehrere Geiseln genommen, einen 15-Jährigen erschossen, Lösegeld und freies Geleit erpresst. In ihrem späteren Fluchtfahrzeug hielten sie zwei junge Frauen fest. Die Bilder der Gangster, die ihren verzweifelten Opfern die geladenen Pistolen an den Hals hielten, während sie von Medienvertretern interviewt wurden, gingen um die Welt. Millionen Zuschauer waren live dabei, als die Geiselnehmer drohten, die beiden Frauen zu erschießen – ein äußerst zweifelhaftes Medienspektakel. Schließlich wurde das Fluchtauto auf der Autobahn von einem Sondereinsatzkommando gerammt, es gab einen Schusswechsel, bei dem eine der Geiseln erschossen wurde, die Täter wurden gefasst.

Einige Monate nach dem Ereignis traf ich die überlebende Geisel im Rahmen einer Fernsehsendung, in der ich über die Notwendigkeit sprach, gravierende traumatische Erlebnisse psychologisch aufzuarbeiten, damit man sich nicht im Vermeidungsverhalten festfährt. Die sehr nette junge Frau vertrat jedoch die Meinung, sie habe das nicht nötig, sie habe ihre Familie, und die werde ihr helfen, das Erlebte zu vergessen. Selbstverständlich ist die Familie ein ganz wichtiger Faktor bei der Bewältigung traumatischer Ereignisse und nicht jede(r) Betroffene braucht die Unterstützung eines Fachmanns. Aber sie erwartete sich offensichtlich eine Hilfe ihrer Familie beim Vergessen des Grauens – und dieser Versuch ist von vornherein zum Scheitern verurteilt. Eine traumatische Erfahrung, wie diese junge Frau sie machen musste, ist so gravierend, dass man sie letztlich niemals vergessen kann. Die einzige Chance besteht darin, sie als Bestandteil des eigenen Lebens zu akzeptieren. Und das geht in der Regel nur, wenn man einen Modus findet, sich dem Erlebten zu stellen.

Einige Jahre später sah ich die ehemals attraktive junge Frau als sehr übergewichtige Person in einer Talkshow wieder; sie klagte darüber, dass ihr Leben nach der Geiselnahme körperlich und psychisch vollkommen aus den Fugen geraten sei. Sie litt unter Ängsten und Panik, hatte ihre Arbeit verloren, die Partnerschaft war zerbrochen, und sie hatte keine Perspektive, wie ihr Leben weitergehen könnte. Sie hatte es offenbar nicht geschafft, die schwere Erfahrung der erlebten Todesangst und den Verlust ihrer Freundin zu verarbeiten und in ihr Leben zu integrieren. Sie hatte innerlich stagniert und die Fähigkeit zu aktivem Handeln verloren. Durch ihre Vermeidungshaltung war sie in eine Sackgasse geraten, die zum Gefängnis wurde, aus dem sie sich nicht mehr befreien konnte.

Ein noch genaueres Bild davon, wie sich Vermeidungsmuster entwickeln können, die einen traumatisierten Menschen daran hindern, Anschluss an sein normales Leben zu behalten, ergibt sich durch die Betrachtung der Reaktionen eines Schülers in Erfurt, der den Amoklauf an seiner Schule hautnah miterlebte. Für jenen Schüler, nennen wir ihn Frank, hatte es dabei folgende Erlebnis-Variablen gegeben: Es geschah an einem Dienstag, der Amokläufer trug schwarze Kleidung. Frank saß in der dritten Reihe, hatte einen roten Pullover an, neben ihm saß Birthe, sie hatten gerade Englisch-Unterricht, draußen war ein bewölkter Tag, er war mit dem Gedanken beschäftigt, dass er heute noch Geigenunterricht haben würde, und hatte unmittelbar vor dem Amoklauf heimlich in sein Schinkenbrötchen gebissen.

Diese Variablen führten zu folgenden Reaktionen: Immer wenn er in der Stadt einem schwarz gekleideten Jugendlichen begegnete, fühlte er Angst und Panik, bekam Schweißausbrüche und zitterte. Jeder Dienstag war ein »schwarzer Tag«, ein Tag, an dem er morgens nicht mehr aufstehen wollte. In seinem roten Pullover fühlte er sich extrem unwohl. Jede Begegnung mit Birthe war irgendwie unangenehm. Im Englisch-Unterricht konnte er sich kaum noch konzentrieren und war hoch angespannt. Bei einem bewölkten Tag fühlte er sich depressiver als an einem sonnigen. Seine ohnehin länger schon bestehende Unlust am Geigenunterricht wurde verstärkt. Ihm schmeckte kein Schinkenbrötchen mehr.

Einige Wochen später wurde Franks Tagesablauf vollkommen von Vermeidungsstrategien bestimmt: In der Stadt wechselte er immer die Straßenseite, wenn er einem schwarz gekleideten Jugendlichen begegnete. Später vermied er es immer häufiger, überhaupt in die Stadt zu gehen. Dienstags fühlte er sich meistens krank und ging nicht in die Schule. Als Grund gab er an, sich elend zu fühlen, da er unter starken Schlafstörungen aufgrund schrecklicher Albträume leide. Seinen roten Pullover zog er nicht mehr an. Mit Birthe redete er nur noch das Nötigste, auch von anderen Freunden zog er sich mehr und mehr zurück. Seine Englisch-Leistungen ließen stark nach, am Ende des Schuljahrs war er von ehemals 10 auf 4 Punkte abgefallen. Depressive Gedanken und Gefühle wurden immer massiver, eine behandlungsbedürftige Depression wurde diagnostiziert. Den Geigenunterricht kündigte er, und er aß übermäßig viel Süßes.

Das Vermeidungsverhalten dieses Jugendlichen war so ausgeprägt und erfasste so viele Bereiche, dass er kaum noch angenehme Erlebnisse hatte. Er bekam Probleme in der Schule und wurde sozial immer isolierter. Mit verhaltenstherapeutischem Vokabular spricht man hier von einem »Verstärkerverlust«: Das heißt, so gut wie alles, was Frank vorher Spaß im Leben bereitet hatte, womit er sich belohnt fühlte, war weggefallen. Die Konsequenz war, dass er sich immer selbstunsicherer, schwächer und depressiver fühlte. Ein Teufelskreis.

Viele Traumatisierte sitzen in dieser »Vermeidungsfalle« fest. Sie glauben sogar, es gehe gar nicht anders, da ihnen die Kraft und der Mut fehlten, etwas zu verändern. Sie haben sich gewissermaßen in einer Sackgasse festgefahren, aus der es kein Entrinnen gibt. Nach dem heutigen Stand der Wissenschaft können wir indes klar sagen, dass ein derartiger, vermeidender Bewältigungsstil ein eindeutiger Risikofaktor für das Entstehen oder Aufrechterhalten einer posttraumatischen Belastungsstörung ist, die ein Leben nachhaltig zugrunde richten kann.

Die Betroffenen stehen vor einer für sie unlösbaren Aufgabe. Einerseits wollen sie nicht an das Trauma erinnert werden, weil es so unendlich schmerzt. Andererseits spüren sie, dass ihnen bei fortgesetzter Vermeidung alles entgleitet, sie nicht mehr funktionieren wie bisher. Wenn sie in dieser Phase zu mir in die Praxis kommen und Hilfe suchen, sind sie meist sehr verzweifelt und wollen nur noch weg von all dem, was ihnen das Leben so schwer macht. Am liebsten würden sie irgendein Wundermittel schlucken, das alles vergessen macht. Dieses Wundermittel ist letztlich der mutige Entschluss zur

Konfrontation, ein anderes gibt es leider nicht. Nur die Auseinandersetzung mit dem unsäglich Schlimmen kann in ihnen neue Einsichten und Kräfte freisetzen.

Diese Erfahrung kann man jedoch nur erlangen, wenn man sich der Erinnerung an das Trauma stellt. Es ist die Vermeidung, die sie mehr und mehr schwächt, am Ende dieser Spirale bleibt oft nur ein psychisches und physisches Wrack übrig.

Die allermeisten Traumatisierten erkennen irgendwann klar, dass es keine Möglichkeit gibt, das Trauma zu vergessen, ungeschehen zu machen oder dauerhaft beiseite zu schieben. Wenn es diesen Weg nicht gibt und wenn die Person wieder an das psychische Funktionslevel anknüpfen möchte, über das sie vor dem traumatischen Ereignis verfügte, gibt es nur einen Weg: zurück durch das Trauma (siehe dazu auch die Skizze zur Traumabewältigung im Anhang). Dieses ist kein einfacher Weg, und für Viele muss er therapeutisch begleitet sein. Er bedeutet, sich den schmerzhaften Erinnerungen zu stellen, sich klar bewusst zu machen, wen oder was man verloren hat und welche Konsequenzen daraus entstanden sind. Es ist ein anstrengender Weg, auf dem man sich in vielerlei Hinsicht dem stellen muss, was man nur allzu gerne vermeiden möchte: Denn er bedeutet, auf kognitiver, emotionaler und physiologischer Ebene Belastung, Anspannung und Stress auszuhalten.

Mutmacher 8

Wagen Sie einen kritischen Blick auf sich selbst und überprüfen Sie, ob Sie mit bestimmten Vermeidungsstrategien versuchen, schmerzhaften Erinnerungen an kritische Situationen aus dem Weg zu gehen. Versuchen Sie, sich schwierigen Situationen zu stellen und dadurch neue Stärke zu erlangen.

Wenn Sie Ihr Vermeidungsverhalten allein nicht überwinden können, suchen Sie Hilfe bei einem Therapeuten, der Sie bei diesem Vorhaben unterstützt.

Hilfe durch eine qualifizierte Traumatherapie

Als Beispiel für diesen Erkenntnisprozess, den Traumatisierte durchlaufen müssen, bevor sie verstanden haben, dass nur die Konfrontation und intensive Auseinandersetzung mit dem Trauma weiterhelfen kann, möchte ich noch einmal die Geschichte der bereits erwähnten Krankenschwester aufgreifen.

Die traumatische Erfahrung
Die Frau wollte einen Gefangenen medizinisch versorgen, der sich beim Küchendienst in den Finger geschnitten hatte und stark blutete. Ein Bediensteter brachte ihn in das Behandlungszimmer und ging danach wieder auf seine Station zurück. Als sie sich vor dem Schrank bückte, um eine Flasche mit Desinfektionsmittel und etwas Verbandsmull herauszuholen, spürte sie einen harten Griff im Nacken und hörte die Worte: »Das ist eine Geiselnahme!« Dann zerrte der Täter sie auf einen Stuhl, fesselte sie an Armen und Beinen und verklebte ihr die Augen. Offenbar hatte er die Tat von langer Hand geplant. In ihr stieg eine lähmende Angst hoch, sie war zutiefst verunsichert, da sie nichts mehr sehen konnte und sich nur anhand von Geräuschen orientieren konnte. Plötzlich spürte sie die Hand des Häftlings auf ihrem Knie und hörte ihn sagen: »Ich werde mir gleich die Pulsadern aufschneiden! Vorher will ich noch ein wenig Spaß haben! Wenn du dich wehrst, nehme ich dich mit! Ich gebe dir fünf Minuten Zeit, dann kannst du mir sagen, wie du dich entschieden hast.«

Panik ergriff sie, sie ahnte, was er vorhatte, sie schwitzte, ihr Herz pochte bis zum Hals, die Augen brannten unter dem Klebeband.

Als er schließlich fragte, wie sie sich »entschieden« habe, nickte sie nur und sagte: »Ja.«

In den nächsten Minuten durchlitt die Frau ein Martyrium, dessen Details ich Ihnen ersparen möchte. Während er sie missbrauchte, klingelte das Telefon. Der Täter zwang sie, abzuheben. Am Apparat war eine Kollegin, die an die gemeinsame Mittagspause erinnerte. Unter Aufbietung aller Kräfte log sie und sagte, sie sei gleich fertig mit der Versorgung des Gefangenen. Als der Häftling endlich von ihr abgelassen hatte, zündete er zwei Zigaretten an, steckte ihr eine davon in den Mund und begann, seine Lebensgeschichte zu erzählen. Sein Vater habe die Familie früh verlassen, die Mutter habe sich umgebracht. Danach sei er in ein Heim gekommen. Dort habe er viel Gewalt, sadistische Erzieher und sexuelle Übergriffe erlebt. Er schloss mit dem Satz: »Das, was meine Mutter geschafft hat, werde ich auch schaffen.« Dann riss er ihr das Klebeband von den Augen, zog einen Ring von seinem Finger und steckte ihn in die Tasche ihres Kittels: »Hier, der ist für dich, der ist was wert, den kannst du versetzen. Ich werde mich jetzt umbringen, du bleibst hier eine Viertelstunde sitzen, wenn du vorher aufstehst, wirst du es büßen!« Dann verband er ihr mit einer Mullbinde die Augen. Sie hörte, wie er sich am Schrank zu schaffen machte, dann ein Stöhnen. Als nach einer schier endlosen Zeit schließlich kein Laut mehr zu vernehmen war, wagte sie es, die Binde von den Augen zu nehmen und zum Telefon zu laufen. Das Bild des in einer Blutlache liegenden Gefangenen, an dem sie vorbei musste, verfolgte sie wochenlang.

Die psychischen Folgen

Die Schwester wurde zunächst krankgeschrieben und verbrachte die ersten Wochen nach dem traumatischen Erlebnis zuhause. Dort konnte sie jedoch kaum zur Ruhe kommen. Sie fragte sich, was sie hätte tun können, um die Geiselnahme zu verhindern, ob sie Anzeichen übersehen, was sie falsch gemacht habe, warum sie den Gefangenen nicht richtig eingeschätzt habe, ob sie dessen Suizid hätte verhindern können, sich hätte wehren müssen und so weiter und so fort. Wenn sie sich einmal nicht mit diesen Fragen quälte, überfluteten sie plötzlich Bilder aus dem Behandlungszimmer. Sie hörte seine Worte: »Dann nehme ich dich mit!« Sofort empfand sie Todesangst wie in der realen Situation. Für die Frau war das Ereignis nicht abgeschlossen, die Bedrohung allgegenwärtig. Wenn sie in den Keller ihres Hauses ging, glaubte sie, ihn hinter sich zu spüren, und rannte panisch nach oben in ihre Wohnung. Sie fühlte sich permanent angespannt, konnte nachts kaum schlafen, und wenn sie schlief, hatte sie schreckliche Albträume. Das Leben mit ihrem Partner wurde zu einer besonderen Belastungsprobe, da sie keinerlei Körperkontakt zulassen konnte. Gegenüber Kollegen, die sich nach ihrem Zustand erkundigten, wiegelte sie ab. Sie ging allem aus dem Weg, was sie nur im Entferntesten an die traumatische Situation hätte erinnern können. Sie sprach mit niemandem über das Ereignis, isolierte sich vollständig und stand vor den Trümmern ihres Lebens. Auch die Perspektive eines sicheren Jobs war dahin, was sie zusätzlich in Verzweiflung stürzte und depressiv machte.

Erklärung der Mechanismen

Das Bild, in einer Sackgasse zu stecken, entsprach dem Gefühl, das sich seit Wochen in ihr verfestigt hatte. Dabei hatte sie aus ihrer Perspektive alles unternommen, um eine Besserung ihres Zustands zu erlangen: Sie hat versucht, nicht mehr an das Ereignis zu denken. Sie hat sich von ihren Arbeitskollegen distanziert, ihre Gesprächsangebote ausgeschlagen. Sie hat sich krankschreiben lassen, geht nicht zur Arbeit und hat somit keinen Kontakt zu Patienten, die ihr Gleiches antun könnten. Und sie hat versucht, sich abzulenken – durch Lesen, Spazierengehen, Fernsehen. All das hat nichts geholfen, die Gedanken an das erlittene Trauma wurden zu ihren ständigen Begleitern, hätten »alles infiziert«, wie sie später sagte.

Im Laufe unserer späteren Sitzungen haben wir die Symptome notiert. Wichtig ist dabei, dass die Patientin ihr Vermeidungsverhalten erkennt und beschreibt. In ihrem Fall sah das so aus: »Ich kann meine Arbeit nicht mehr ausführen. Ich bin schreckhaft, leide unter ständiger Angst. Ich schlafe schlecht, habe Albträume. Ich vermeide es, darüber zu reden, und gehe Kollegen aus dem Weg. Ich grüble stundenlang, ob und wie ich es hätte verhindern können. Ich kann Sexualität nicht mehr zulassen, bin stark angespannt. Ich habe Flashbacks«, bin depressiv und habe keine Lebensperspektive mehr.«

Funktionslevel vor und nach dem Trauma

Vor diesem Ereignis hatte ihr Leben einwandfrei funktioniert: Die Frau konnte ihre Arbeit ohne Probleme ausführen, hatte einen inneren Plan, wie ihr Leben weitergehen werde, lebte in einer erfüllten Partnerschaft, hatte gute Sozialkontakte zu Kollegen, Nachbarn und Freunden. Sie litt unter keinem der sie inzwischen beherrschenden Symptome.

Meine entscheidende Frage als Therapeut war nun: »Was müssen Sie tun, um wieder zu diesem Zustand zurückzukommen?«

Ohne zu zögern antwortet sie: »Ich muss durch das Trauma!«

Ich versicherte ihr, dass ich sie auf dieser Wegstrecke nicht alleine lassen würde, sagte ihr aber auch, dass der Weg durch das Trauma kein Spaziergang werden würde, sondern ein schmerzhafter Prozess. Gleichzeitig aber sei dieser Weg der einzige, der ihr ein Leben im Guten danach ermöglichen könne. Das absolute Vergessen gibt es nicht – dazu war das Ereignis zu existentiell und einschneidend. Es bleibt nur die Chance, diese Erfahrung in sein Lebensbild zu integrieren und mit ihr weiterzuleben. In der Regel anders als vorher, aber nicht notwendigerweise schlechter. Denn nur durch eine Konfrontation mit dem Geschehenen werden wir wieder in die Lage versetzt, wirklich freie Entscheidungen für unseren weiteren Lebensweg zu treffen.

Auf unser Beispiel übertragen heißt das: Während sich die Betroffene in der Sackgasse befindet, sagt sie, sie wolle nie wieder im Vollzugskrankenhaus arbeiten und vor allem nie wieder Kontakt zu Gefangenen haben. Diese »Entscheidung« ist jedoch keine frei getroffene, sondern geprägt von Vermeidungsverhalten, von der Angst, erinnert zu werden, und der Befürchtung, das nicht aushalten zu können. Erst wenn die Betroffene »durch das Trauma durch« ist und ihre Erinnerungen daran nicht mehr durch Vermeidung zügeln muss, kann sie sich wirklich frei entscheiden, ob sie tatsächlich nie wieder auf der Krankenstation arbeiten möchte. Oder ob sie doch noch einen Weg finden kann, ihre Arbeit – vielleicht unter veränderten Rahmenbedingungen (zum Beispiel dass sie nie mit einem Patienten allein in einem Raum sein muss, sondern immer ein Kollege dabei ist) – wieder aufzunehmen.

Neue Stärke gewinnen durch »Habituation«

Die wichtigste Erfahrung, die Patienten, die sich auf eine Konfrontation einlassen, machen können, ist folgende – und sie ist für viele eine überraschende: Anspannung und Schmerz lassen nach, je intensiver sie sich mit dem Geschehen beschäftigen. Der therapeutische Fachbegriff hierfür ist »Habituation«. Dies bedeutet nichts anderes als die Gewöhnung an etwas Unangenehmes, uns ursprünglich Störendes. Menschen, die zum Beispiel an einer stark befahrenen Eisenbahnstrecke wohnen, bemerken nach einiger Zeit den Lärm der vorbeidonnernden Züge gar nicht mehr. Etwas Ähnliches passiert bei der Bewältigung traumatischer Erfahrungen. Die Auseinandersetzung mit dem Schmerz wird so intensiv betrieben, dass Körper und Geist im Laufe der Zeit nicht mehr hilflos von Gefühlen überflutet werden, sondern in diesen Stresssituationen immer ruhiger und gelassener reagieren. Die Betroffenen erleben dann, dass sie es nicht mehr nötig haben, dem Schmerz auszuweichen, sondern dass sie ihn bewältigen und irgendwann hinter sich lassen können. Es tritt letztlich eine Art Gewöhnung ein, die als neue Stärke empfunden wird.

Mit dem Mittel der Habituation arbeitet man auch in der Physiotherapie. Bei muskulären Problemen wie Rückenschmerzen sucht der Physiotherapeut nach sogenannten Triggerpunkten. Das sind Stellen, an denen ein mit dem Daumen ausgeübter Druck besonders weh tut. Dieser Punkt wird so lange gedrückt, bis der Patient nach einer Weile sehr deutlichen Schmerzes spürt, dass dieser nachlässt und er sich mehr und mehr entspannen kann. Analog zu diesem Beispiel wissen wir seit langer Zeit, dass es zum Beispiel bei der Therapie von Angststörungen sinnvoll ist, die relevanten Ängste gezielt zu aktivieren. Der Triggerpunkt bei einem Patienten mit Höhenangst wäre es etwa, diese bewusst – begleitet von einem Therapeuten – hervorzurufen. Man steigt gemeinsam auf einen hohen Turm, damit der Patient dort oben spürt, wie die Angst, nachdem sie für eine Weile auf einem hohen Belastungsniveau »gefeuert« hat, nach und nach absinkt. Am Ende einer derartigen Behandlung schafft es der Betroffene in der Regel, ohne körperliche Symptome wie Schweißausbrüche, Zittern, Kloß im Hals, eiskalte Hände und Füße etc. auf dem Turm zu verweilen.

Das Muster, das dem zugrunde liegt, ist offenbar die Tatsache, dass wir Menschen so »gestrickt« sind, dass wir uns an solche unangenehmen, schmerzhaften und angstbesetzten Reize gewöhnen können. Mit anderen Worten: In der Bearbeitung einer Belastung erleben wir Stärke und entwickeln neue Kräfte – nicht aber in deren Vermeidung.

Voraussetzung für eine derartige Entwicklung ist, dass der Patient gut vorbereitet ist, den Sinn dieser Behandlung versteht, damit einverstanden ist und dass er sich genügend Zeit beim Erleben der Angst nimmt und nicht vorzeitig, das heißt bevor sich das Phänomen der Habituation einstellt, abbricht.

Wenn der Betroffene bereit ist, sich dem Trauma zu stellen, gibt der Therapeut ihm eine entscheidende Meta-Botschaft mit auf den Weg. Sie lautet: »Du bist stärker als das Trauma. Du bist in der Lage, dich dem zu stellen und es dadurch zu bewältigen!« Eher zögerliche Therapeuten, die über einen längeren Zeitraum eher andere Wege wählen als den der Konfrontation (wie zum Beispiel Stabilisierungsübungen oder Übungen, das Trauma »wegzupacken«), vermitteln damit letztlich die fatale Meta-Botschaft: »Vorsicht! Das Trauma ist sehr mächtig, es ist stärker als du! Du bist zu schwach, du musst ihm ausweichen.«

Viele Traumatherapien kommen heute nicht über diese »Stabilisierungsphase« hinaus, in der die Patienten lernen, sich vom Trauma zu distanzieren oder sich an einem imaginierten »sicheren Ort« zu entspannen und Kraft zu tanken. Diese zweifellos sinnvolle Vorbereitungsphase wird zum schwächenden Element, wenn es anschließend nicht zur Konfrontation und damit zur eigentlichen Aufarbeitung kommt.

Stabilisierungsübungen können immer nur kurzfristig Erleichterung verschaffen, sind aber keine Lösung der eigentlichen Probleme. Auf Dauer angewandt, sind sie eher zu den Vermeidungsstrategien zu zählen und führen damit zu einer Destabilisierung des Patienten. Selbst in vielen Kliniken besteht die meiner Meinung nach unzureichende »Traumatherapie« oft nur darin, diese Stabilisierungstechniken zu üben und das Trauma »wegzupacken«. Nicht selten treffe ich Patienten, die aus sechswöchigen stationären Behandlungen frustriert und verunsichert in meine Praxis kommen und mir berichten: »Ich kann jetzt belastende Bilder in einen Tresor stecken, am sicheren Ort entspannen, auf Wolken schweben und Kraft aus einem Baum ziehen, aber über mein Trauma hat niemand mit mir geredet!« Eine grundlegende Stabilisierung kann nach meiner tiefsten Überzeugung nur aus einer intensiven Beschäftigung mit dem Trauma entstehen, die dem Patienten die Gewissheit gibt, dem Erlebten ins Auge blicken zu können, ohne gefühlsmäßig überflutet zu werden. Auf den Punkt gebracht: indem er durch diese Erfahrung Vertrauen in seine Überlebenskräfte erlangt.

Nach meiner langjährigen Erfahrung in der Therapie mit traumatisierten Menschen, ist die Meta-Botschaft des Appells an die eigene innere Stärke genau das, was unserem angeborenen Überlebensmechanismus entspricht. Das Gefühl für diese unglaublich starken Kräfte kann durch die schwere Erschütterung verschleiert sein, aber die meisten Menschen spüren, dass diese Kräfte vorhanden sind – und jederzeit wieder aktiviert werden können. Der Mensch hat in seiner Grundanlage die Fähigkeit mitbekommen, schwere Belastungen im Leben nicht nur zu ertragen, sondern gerade an diesen Situationen zu wachsen. Alte, längst verschüttet geglaubte Ressourcen werden aktiviert, neuer Lebensmut entwickelt sich, veränderte Sichtweisen dessen, was wichtig ist im Leben, kommen zum Tragen. Ich habe während meiner Arbeit Menschen kennengelernt, deren Genesung ich aufgrund des Erlittenen nicht für möglich gehalten hätte, so tiefgreifend war der Einschnitt. Ich persönlich glaube heute, dass es Kräfte sind, die nicht nur aus uns Menschen selbst entstehen, sondern die etwas Übersinnliches, Göttliches, aus der Natur Kommendes beinhalten, das größer ist als wir Menschen. Wie auch immer Sie persönlich das nun einschätzen mögen, sei dahingestellt. Ich weiß jedoch aus meiner Erfahrung, dass diese »Kräfte« erst dann wirkungsmächtig werden, wenn wir ihnen den Raum dazu geben. Oder wie der Volksmund sagt: »Hilf dir selbst, dann hilft dir Gott!« Als ich einmal mit einem schwer traumatisierten jungen Mann, der sich selbst als nicht gläubigen Menschen bezeichnete, nach einer erfolgreichen Therapie über seine erstaunlich angewachsenen Kräfte sprach und er selbst diesen Satz zitierte, meinte er augenzwinkernd: »Sie wissen doch, ich bin Atheist, Gott sei Dank!«

Die oben vorgestellte Krankenschwester hat es in der Therapie geschafft, sich jedes Detail des Vorfalls genau anzusehen. Sie musste Gespräche darüber nicht länger vermeiden, es gelang ihr sogar – unter therapeutischer Anleitung –, in das Behandlungszimmer des Vollzugskrankenhauses zu gehen, den Ort der Peinigung. Heute ist sie tatsächlich wieder in der Lage, an ihrem alten Arbeitsplatz zu arbeiten. Sie hat erfahren, dass nicht der Ort an sich gefährlich ist, sondern dass der Häftling ein gefährlicher Mensch war und sie daraus bestimmte Konsequenzen für ihren allgemeinen Umgang mit ihren Patienten ziehen musste. Sie muss nicht länger umschalten, wenn eine Filmsszene ihrem eigenen Erleben ähnelt, sondern hat vielmehr das schlimme Ereignis in ihr Leben integriert und kann mit der Erinnerung weiterleben. Letztlich ist sie dadurch stärker als vor dem Ereignis, da sie zu sich sagen kann: »Es war schlimm, aber ich habe einen neuen Weg für mich gefunden.« Sie ist an dieser Erfahrung gewachsen, hat zwei Jahre nach dem Vorfall ein Kind bekommen und engagiert sich heute ehrenamtlich in einem Verein, der sich um politisch Verfolgte kümmert, die oft sexuelle Gewalt oder Folter erlitten haben.

Mutmacher 9

Geben Sie Ihren verborgenen inneren Kräften eine Chance zu wachsen. Nutzen Sie die Möglichkeit, diesen Prozess durch unterstützende Kräfte von außen zu verstärken. Getreu dem Motto: Hilf dir selbst, dann hilft dir Gott!

Wenn Sie eine Traumatherapie machen, besprechen Sie mit Ihrem Therapeuten, dass Sie nicht nur eine Stabilisierung wünschen, sondern Unterstützung bei der Traumabearbeitung.

12. Sechs Bewältigungskiller

Betroffene von Katastrophen und anderen Traumatisierungen sind in unseren Augen immer Opfer. Wir empfinden Mitgefühl, wenn wir hören, was sie erlebt haben, wir finden sie arm und bedauernswert. Mitmenschen, die Opfer sexueller Gewalt geworden sind, schüren in uns Wut auf die Täter. Überlebende einer Katastrophe nehmen wir gerne als Helden wahr, die der Macht der Naturkräfte getrotzt haben und freuen uns über das Glück, das sie im Unglück gehabt haben.

Wie kommt es, dass diese Menschen sich häufig ganz anders fühlen, als wir vermuten? Warum fühlen sie sich häufig schuldig für etwas, das sie gar nicht beeinflussen konnten? Warum sind sie aus ihrer eigenen Sicht nicht die »Glückspilze«, als die sie in der Presse gefeiert werden, obwohl sie mit wenigen anderen die Katastrophe überlebt haben?

»Ich wäre lieber tot« – Überlebensschuld

Die sechs geretteten Kumpel des Grubenunglücks von Borken sind ein Protobeispiel für die sogenannte Überlebensschuld, die für einen Außenstehenden zunächst schwer nachvollziehbar erscheint. Als die Eingeschlossenen am Schein heller Lampen erkannten, dass der lang ersehnte Rettungstrupp endlich zu ihnen vorgedrungen war, konnten sie es im ersten Moment nicht glauben. Einer der Kumpel sagte hinterher: »Wenn du da unten liegst und verzweifelst, dann siehst du Lichter, die es gar nicht gibt. Und wenn dann tatsächlich Lichter kommen, dann glaubst du es gar nicht und denkst, du träumst nur!«

Retter und Gerettete fielen sich in die Arme und weinten vor Freude. Viel Zeit durften sie nicht verlieren, da die Sauerstoffvorräte begrenzt waren. Die Eingeschlossenen wurden anschließend von der

Grubenwehr mit schwerem Atemgerät ausgestattet und zum Schacht gebracht, aus dem sie mit einer Rettungsgondel einer nach dem anderen ausgefahren wurden. Für die Geretteten war es ein unvergessliches Erlebnis, wie sie »zuerst einen winzigen hellen Punkt oben sahen, das Tageslicht, der dann größer und größer wurde, Rettung und Freiheit bedeutete«. Kaum über Tage angekommen, stürmte mit einer ungeheuren Macht eine Vielzahl von Eindrücken, Informationen und Empfindungen auf sie ein, die die menschliche Psyche nicht auf einmal verarbeiten kann: Kamerateams aus aller Welt drängten sich um den Schacht, um Bilder ihrer Gesichter einzufangen; Vertreter der Firma klopften ihnen auf die Schultern, Betriebsleiter und Kollegen umarmten sie; Pressevertreter wollten Statements und hielten ihnen Mikrofone vors Gesicht, Sanitäter wollten sie versorgen. In einem abgeschirmten Raum trafen sie auf ihre Angehörigen, die sie weinend in den Arm nahmen, überhaupt wollte jeder sie anfassen, festhalten, drücken. Dann erfuhren sie, dass für sie bereits Särge bestellt worden waren; von offizieller Seite waren alle noch im Berg befindlichen Kumpel wegen der tödlichen Gase bereits für tot erklärt worden, niemand hatte offenbar mehr an eine Überlebenschance geglaubt. Und schließlich erhielten sie die bittere Nachricht, dass 51 Kumpel tödlich verunglückt und sie selbst die einzigen Überlebenden der Katastrophe waren. Nach einer endlos lang erscheinenden Zeit zuhause angekommen, wurden sie erneut von aufdringlichen Kamerateams erwartet, die sie interviewen wollten.

Am nächsten Tag prangten die Bilder der Geretteten groß auf sämtlichen Zeitungen, dazu die Schlagzeile: »Das sind sie – die Glückspilze von Borken!«

Auch in den folgenden Wochen und Monaten erhielten sie permanent Anrufe von Journalisten verschiedener Tageszeitungen, Wochenjournale und Magazine sowie von Fernsehsendern, die sie in ihre Talkshows einladen wollten, alle mit der Absicht, sie als »die Helden von Borken« darzustellen. Der allgemeine Tenor war: Diese sechs können sich glücklich schätzen, die schlimme Katastrophe überlebt zu haben.

Als ich die Geretteten zum ersten Mal traf, hatte ich sechs zutiefst verunsicherte Männer vor mir. Sie waren in nachdenklicher und depressiver Stimmung und wirkten ein bisschen wie Wesen von einem anderen Stern, die sich auf dieser Welt noch nicht richtig zurechtfinden können. Alles war so schnell gegangen, dass ihre Psyche noch im Stollen eingeschlossen schien. Ihre Körper waren gerettet und unversehrt, aber der Geist war nicht nachgekommen. Sie saßen mir zwar gegenüber, fühlten sich selbst aber mehr tot als lebendig, ihre Gefühle waren wie betäubt.

Wir gingen in aller Ruhe und in mehreren Treffen durch, was genau geschehen war, bis sie das ganze Ausmaß der Katastrophe begriffen hatten. Nachdem einige Zeit vergangen war und sie auch die Beerdigungen der engsten Freunde überstanden hatten, traten belastende Themen und Probleme deutlicher zutage: Eine der zentralen Fragen kreiste darum, warum sie überlebt haben, während die anderen umgekommen waren. Einer der Kumpel sagte: »Ich fühle mich nicht als besserer Mensch, warum also habe ich überlebt?« Ein anderer fragte sich, ob es dem ein oder anderen nicht vielleicht sogar recht gewesen wäre, wenn er »da unten geblieben« wäre – sein Sarg war ja bereits bestellt. Dass es nicht geliefert worden war, war letztlich den geringen Kapazitäten im Ort geschuldet war; das Bestattungsinstitut war heillos überfordert mit der hohen Zahl an Toten. Fast alle sorgten sich darum, ob die Angehörigen der Toten ihnen das Überleben nun neiden würden. Und Schuldgefühle und Albträume plagten alle sechs Bergleute: »Ich träume jede Nacht von meinen Freunden, sie rufen mich zu sich, sie sagen, ich gehöre doch zu ihnen!« – »Ich habe Angst im Dunkeln und vor dem Einschlafen, weil dann diese schrecklichen Träume wiederkommen.« – »Dauernd muss ich an den Kumpel denken, den wir liegen lassen mussten. Hätten wir ihn nicht doch retten können?«

Es dauerte nicht lange, bis auch der bittere Satz fiel: »Es wäre leichter für uns, auch tot zu sein, als all das jetzt ertragen zu müssen!«

Dieser Satz stand in völligem Widerspruch zu den Erwartungen ihrer Angehörigen und der Öffentlichkeit, sie müssten doch froh sein und glücklich, dankbar, es geschafft zu haben.

In der Gruppe versuchten sie, mir ihre Gefühle mit einem Beispiel zu verdeutlichen: »Wenn du mit fünf Freunden in den Wald gehst, und vier werden erschlagen, du kommst als Einziger lebend davon – dann kommt keine Freude auf, dann fühlst du dich nur noch schuldig!«

Bergleute sind ein ganz besonderer Menschenschlag. Sie haben ein sehr großes Zusammengehörigkeitsgefühl, das Wort »Kumpel« drückt viel mehr aus, als im heutigen Sprachgebrauch deutlich wird. Ein Bergmann, der bei dem Grubenunglück durch herumfliegende Trümmer über Tage schwer verletzt worden war und seinen Sohn verloren hatte, erklärte mir seine Gefühle so: »Bei dem Unglück habe ich nicht nur meinen Sohn verloren, sondern auch 51 Brüder!« Wer einen solchen Verlust erleidet, kann sich nicht ohne weiteres darüber freuen, überlebt zu haben. Natürlich waren alle sechs Bergleute froh, gerettet worden zu sein. Aber es konnte kein Glücksgefühl darüber aufkommen. Weil es sich nicht richtig anfühlte – sondern so, als hätten sie nicht länger eine Berechtigung, dazuzugehören. Der größte Teil ihrer eingeschworenen Gemeinschaft war im Berg geblieben.

Da ein solches Empfinden von der Gesellschaft einschließlich der eigenen Familie nur schwer nachvollzogen werden kann, fühlen sich Überlebende in ihrer Problematik häufig unverstanden und wenig unterstützt. Eine längere Zeit bestehende Überlebensschuld kann einen Menschen in eine Sackgasse führen, aus der er keinen Anschluss mehr an ein normales Leben findet. Mit dieser Schuld im Gepäck kann er keine Freude am Leben empfinden, im Grunde macht nichts mehr einen Sinn. Menschen mit einer ausgeprägten Überlebensschuld werden oft schwer depressiv und suizidal. Es ist daher wichtig, dass die Betroffenen eine für sie akzeptable Erklärung finden, warum es so und nicht anders gekommen ist. Eine Erklärung, mit der sie ihren Seelenfrieden wiederfinden können. Die ständige Auseinandersetzung mit der Frage »warum habe ich überlebt und nicht die anderen?« ist letztlich nicht zu beantworten und führt zu einem qualvollen Gedankenkreiseln, das einen nicht zur Ruhe kommen lässt.

Manchmal sind in solchen Situationen die »einfachen« Erklärungen die besten. Als einer der Kumpel überraschend auf eine der Witwen traf – eine Begegnung, der er bis dahin immer aus dem Weg gegangen war –, sagte diese zu ihm: »Ich bin froh, dass es dich noch gibt! Der liebe Gott hatte dich halt noch nicht vorgesehen auf seinem Plan, er wollte dich noch nicht haben! Es ist gut, dass du noch da bist, dann kannst du uns etwas davon erzählen, wie es da unten war und wie unsere Männer gestorben sind.«

Durch diese Begegnung löste sich das Kreisen um einen konkreten und sehr belastenden Gedanken; vermutlich war sie sehr viel heilsamer für die Psyche des Bergmanns als ausgefeilte psychotherapeutische Argumentationen. In der Gruppe der Geretteten führte diese kleine positive Geschichte zu der Einsicht, dass man das eigene Überleben als zweite Chance erkennen kann, aus der auch eine gewisse Verpflichtung entsteht: sich nicht hängen zu lassen, sondern etwas daraus zu machen. Im Gedenken an die umgekommenen Freunde ein gutes Leben zu führen und denen, die Schwierigkeiten haben, mit dem Verlust umzugehen, beizustehen und zu helfen. Die sechs geretteten Bergleute aus Borken schafften es mit der Zeit sogar, den jährlichen Gedenktag als ihren zweiten Geburtstag zu sehen – neben aller Trauer um die verlorenen Freunde und der Last des erlittenen eigenen Traumas.

»Ich habe versagt« – Übersteigertes Sich-verantwortlich-Fühlen

Bei einem anderen Industrieunglück war es in einem Chemieunternehmen bei Reinigungsarbeiten zu einer Verpuffung gekommen, bei der mehrere Mitarbeiter durch hochgiftige Gase verätzt worden waren. Ihre Gesundheit war auf Dauer geschädigt, sie waren arbeitsunfähig. Der Vorfall war natürlich Gegenstand ausführlicher staatsanwaltlicher Untersuchungen. Es musste überprüft werden, ob die Sicherheitsbestimmungen eingehalten worden waren, ob das Alarmsystem ordnungsgemäß funktionierte, Schutzanzüge ausgegeben und

Fluchtwege zugänglich waren und vieles mehr. Ein Mann stand dabei im Zentrum dieser Untersuchungen: der Sicherheitsingenieur des Unternehmens. Er musste Unterlagen beibringen und zu allen Fragen Rede und Antwort stehen. Die Untersuchungen dauerten ein Jahr, die Ergebnisse wurden mit großer Spannung erwartet.

Offensichtlich ist es ein menschliches Bedürfnis, nach Katastrophen und Unglücken einen Schuldigen zu finden. Das hat sicherlich damit zu tun, dass viele Menschen glauben, es werde ihnen besser gehen, wenn man jemanden für das Desaster verantwortlich machen, sozusagen das gesamte Leid auf eine Person abladen kann. Vielleicht ist es auch eine Art Versuch, im Nachhinein Kontrolle über die außer Kontrolle geratene Situation zu gewinnen. Denn wenn man sagen kann, Person XY war schuld, er hat einen Fehler gemacht, hat versagt, ist das Ereignis besser erklärbar – und eine unserer Grundannahmen über das Leben nicht völlig ausgehebelt. Aus psychologischer Sicht ist es jedoch ein Trugschluss zu glauben, es gehe einem besser, wenn ein vermeintlich Schuldiger für sein »Versagen« bestraft wird. Durch einen solchen Akt kann eine Traumatisierung nicht aufgehoben werden.

Die Staatsanwaltschaft kam nach langen Untersuchungen zu dem Ergebnis, dass alle Sicherheitsvorkehrungen eingehalten worden waren. Duch eine Verkettung unglücklicher Umstände, die nicht vorhersehbar waren, war es zu diesem schrecklichen Unglück gekommen. Die Untersuchungen wurden eingestellt. Eine Tatsache, die für viele Angehörige wie ein Schlag ins Gesicht war. Ihre Liebsten waren schwer verletzt worden und blieben dadurch ihr Leben lang gezeichnet und keiner wurde dafür zur Verantwortung gezogen? Es schien, als sei nur eine Person zunächst erleichtert über dieses Untersuchungsergebnis – der Sicherheitsingenieur. Doch trotz der offiziellen Absolution nagten Zweifel an ihm, ob wirklich alles getan worden war, um das Unglück zu vermeiden. Ich ging mit ihm in Gesprächen alle Details durch, ohne dass er ein Versäumnis feststellen konnte. Dennoch kam er nicht zur Ruhe. Er grämte sich, dass in seiner Ära als Verantwortlicher für die Sicherheit ein solch schreckliches Unglück geschehen war. Er beschäftigte sich Tag und Nacht mit diesem Thema, er geriet unter einen regelrechten Grübelzwang, baute psychisch und körperlich immer mehr ab. Einige Monate nach dem Unglück stellte man bei ihm eine Krebserkrankung fest und er wurde operiert. Ich besuchte ihn im Krankenhaus, wo er nur über seine Schuldgefühle sprach. Desgleichen nach seiner Entlassung. Er kreiste nur um die Themen Verantwortung und Versagen, obwohl es dafür keinerlei objektive Gründe gab.

Wenige Monate später wurde er wieder ins Krankenhaus eingeliefert und erneut operiert. Mein Besuch bei ihm sollte unser letztes Gespräch sein. Er sagte wörtlich zu mir: »Ich kann mit dieser Schuld nicht leben.« Kurz darauf starb er. Die Last der Verantwortung war zu schwer für ihn geworden, auch wenn die Faktenlage ihn entlastet hatte.

Immer wieder geschehen Unglücke, obwohl die Verantwortlichen alles getan und nach bestem Wissen und Gewissen gehandelt haben. Dennoch ist es zur Katastrophe gekommen. In solchen Situationen ist es wichtig zu erkennen, dass wir eben nicht alles unter Kontrolle haben, dass schlimme Dinge passieren, obwohl wir alles dafür getan haben, dass sie nicht passieren. Das müssen wir anerkennen und nachsichtig mit uns selbst sein. Wir dürfen uns nicht dauernd anklagen und geißeln für etwas, das wir nicht beeinflussen konnten. Man muss Milde mit sich selbst walten lassen und zu der Einsicht gelangen: »Ich habe getan, was ich tun konnte, trotzdem ist es zu diesem bitteren Ende gekommen.« Man kann mit dieser Haltung das Thema besser ablegen und aufhören, dauernd um die Frage der Schuld zu kreisen. So ist es eher möglich, dieses Ereignis in sein Leben zu integrieren und damit weiterzuleben.

Ganz anders sieht die Situation natürlich aus, wenn jemand tatsächlich Schuld auf sich geladen hat, beispielsweise ein Bahnwärter, der die Signalanlage falsch geschaltet hat. In diesem Fall muss genau überlegt werden, wie die Person es schaffen kann, mit dieser Bürde zu leben. Ob es möglich ist, etwas wiedergutzumachen, um Vergebung zu bitten, oder ob es sinnvoll ist, sich selbst eine Art Buße aufzuerlegen. Eine meiner Patientinnen zum Beispiel, die eine Teilverantwortlichkeit trug, dass ein Kind bei einem Unfall zu Tode gekommen war, verpflichtete sich trotz ihrer angespannten finanziellen Lage dazu, eine Patenschaft für ein Kind in der Dritten Welt einzugehen. Mit dieser »Wiedergutmachung« war die Schuld für sie leichter zu ertragen.

»Hätte ich nur nicht…« – Den Stein vermeintlich erst ins Rollen gebracht haben

Eine Mutter aus Borken verhilft ihrem Sohn zu einem Ferienjob in der Grube, damit er sich vor Beginn des Studiums etwas dazuverdienen kann. Sein erster Arbeitstag ist der Tag des Grubenunglücks, der Junge kommt um. Die Mutter quält sich mit »hätte, wenn und aber«.

Eine andere Mutter, die ihr Kind in den Unglückszug von Eschede gesetzt hat, um es nach Norddeutschland zur Oma zu schicken, leidet unter Schuldgefühlen, weil sie der Tochter erlaubt hat, allein auf diese Reise zu gehen.

Eine ältere Witwe aus Borken kommt nicht darüber hinweg, dass sie am Unglücksmorgen ihren Mann geweckt hat, weil dieser zum ersten Mal seit 24 Jahren verschlafen hat. Er hatte eigentlich liegen bleiben wollen, sie jedoch hatte ihn gedrängt, aufzustehen: »Hätte ich ihn nicht geweckt, wäre er heute noch am Leben!«

Eltern schenken ihrem 19-jährigen Sohn zum Abitur ein Auto, am nächsten Tag hat er einen tödlichen Unfall. Sind sie verantwortlich für seinen Tod?

Kinder und Enkel überraschen die Eltern beziehungsweise Großeltern zur goldenen Hochzeit mit einer Kreuzfahrt im Mittelmeer. Der Kapitän der »Costa Concordia« steuert zu nahe an der italienischen Küste vorbei, das »absolut sichere« Schiff kentert. Die Jubilare gehören zu den 32 Toten und Vermissten dieser Katastrophe. Die Hinterbliebenen haben das Gefühl, ihre beiden Lieben in den Tod geschickt zu haben.

Ein Vater bezahlt der 16-jährigen Tochter auf deren Drängen hin während des gemeinsamen Urlaubs am Meer einen Tauchkurs. Freudig winkend verabschiedet sie sich – und kehrt nie wieder zurück. Die Tauchschule hatte schlecht gewartetes Gerät, die Gruppe war zu groß, zwei Jugendliche starben. Der Vater kommt fast um vor Schuldgefühlen und hält fest an dem Gedanken: »Ich hätte es ihr nie erlauben dürfen!«

Allen diesen Beispielen gemein ist der quälende Gedanke: »Hätte ich das und das nicht getan, wäre es nicht zu dem Unglück gekommen.« Wer es nicht schafft, von diesen Schuldgefühlen wegzukommen, wird ein gebrochener Mensch bleiben. Denn aus dem hartnäckigen Festhalten an Selbstvorwürfen kann ein lebenslanges Leiden werden. Es gibt Menschen, die sich regelrecht verbieten, jemals wieder Glück und Freude zu empfinden.

Auch hier hilft wieder nur die Einsicht, dass wir den Lauf vieler Dinge schlicht nicht beeinflussen können. Es ist tragisch, dass es zu dieser Entwicklung gekommen ist, aber keiner der Betroffenen hat es so gewollt. Sie wollten anderen eine Freude machen, jemanden bei einem Vorhaben unterstützen oder ihm bei etwas helfen, das er alleine nicht geschafft hätte. Tragik ist etwas anderes als Schuld. Das gilt es zu erkennen, auch wenn es schwerfällt.

»Ich hatte ein ungutes Gefühl« – Dunkle Vorahnungen

Eine Witwe aus Borken träumte vor dem Unglück von einem großen Brand in der Grube. Sie warf sich später vor, ihren Mann und all die anderen nicht gewarnt zu haben, machte sich dafür verantwortlich, das Unglück nicht verhindert zu haben. All meine Gespräche mit ihr änderten nichts an ihrer Selbstanklage: »Ich hatte eine Vorahnung, einen eindeutigen Traum, ich hätte es verhindern müssen!« Diese Gedanken waren so quälend für sie, dass sie trotz vielfältiger Unterstützungsversuche – durch andere betroffene Frauen und trotz intensiver psychotherapeutischer Interventionen – immer depressiver wurde und aus ihrer Verzweiflung nicht mehr herauskam. Ihre nicht ernst genommenen »Vorahnungen« spielten dabei eine gewichtige Rolle.

Auch Opfer von Misshandlungen oder sexueller Gewalt berichten immer wieder, dass sie eine Art Vorahnung gehabt, diese aber ignoriert hätten: »Schon aus 50 Metern Entfernung sah ich in den Augen des Täters einen Blick, dass ich wusste, er hat nichts Gutes vor!« Sie glauben, wenn sie nur auf ihr »Bauchgefühl« gehört hätten, wäre das alles nicht geschehen.

Wenn ich diese Betroffenen frage, ob sie diese »Vorahnungen«, dieses »ungute Gefühl« nicht auch aus Situationen kennen, in denen anschließend nichts passiert ist, stellen sie in der Regel schnell fest, dass nur dieses eine Mal etwas geschehen ist. Aus psychologischer Sicht ist es wichtig, diese Menschen, die sich mit der Frage des Realitätsgehalts von Vorahnungen beschäftigen, »aufzuklären«. Wir haben nun einmal nicht die Fähigkeit, in die Zukunft zu sehen, auch wenn einige das von sich behaupten und damit Geld machen.

Dennoch kennen viele von uns das unangenehme Gefühl, das einen überkommt, wenn etwas passiert ist und man erschreckt feststellt, dass man vorher schon eine ungute Ahnung hatte, die jetzt bestätigt wurde. Gleichzeitig war es unzählige Male im Leben umgekehrt. Alle Eltern werden mir zustimmen, wie oft man ein schlechtes Gefühl hatte, wenn man den Kindern ein Stück mehr Selbständigkeit zugestanden hat; man hatte Angst vor Unfällen, schlechten Einflüssen oder sonstiger Unbill – aber es ging in der Regel gut. Die Kinder wären nie selbständig geworden, wenn wir sie mit unserer Furcht, dass etwas passieren könnte, davon abgehalten hätten.

All diese »Vorahnungen« haben wir hinterher schnell wieder vergessen, sofern ein negatives Ereignis ausgeblieben ist. Wenn es aber zu einem wirklich schlimmen Unfall kommt, erinnern wir uns an unser mulmiges Gefühl. Der Schritt zu Selbstvorwürfen, auf dieses Gefühl nicht reagiert und so das Unglück nicht verhindert zu haben, ist dann nicht mehr weit.

An dieser Stelle ist es jedoch wichtig, eine Abgrenzung vorzunehmen: Wir neigen dazu, nach einem negativen Vorfall die Tage und Stunden davor rückblickend auf Anzeichen abzuklopfen, die wir möglicherweise übersehen haben.

Ganz anders verhält es sich jedoch, wenn wir in einer bestimmten Situation gegen unsere innere Stimme handeln, die uns eigentlich einen klaren Hinweis gegeben hat, wie wir uns hätten verhalten sollen und wie nicht. Wir können es auch die »innere Weisheit« nennen. Wenn sich alles in uns sträubt und wir dennoch dagegen agieren – etwa aus einem Sachzwang heraus oder um andere nicht vor den Kopf zu stoßen. Meistens kommen wir mit einem »blauen Auge« davon, ärgern uns vielleicht und lernen im Idealfall aus dieser Erfahrung und ziehen unsere Konsequenzen.

Manchmal kann es indes zu sehr tragischen Situationen kommen, wenn man nicht den Mut hatte, zu seiner inneren Weisheit zu stehen. Wie wichtig es ist, darauf zu hören, zeigt das Beispiel einer jungen Erzieherin, die von einem Jugendlichen niedergestochen und lebensgefährlich verletzt wurde. Als sie an jenem Tag zur Arbeit kam, fand sie auf ihrem Schreibtisch ein ungewöhnliches Übergabeprotokoll ihrer Kollegen vor. Sie las, dass einige Jugendliche Kevins Bett auf den Balkon gestellt und diesen mit Zetteln und Pfeilen an der Wand zu seinem »neuen Zimmer« geleitet hatten. Diese Aktion war Ausdruck einer gewissen Wut, die sich bei den anderen aufgestaut hatte. Der spätere Täter hatte wiederholt gegen Regeln verstoßen, weswegen die ganze Gruppe zum Beispiel mit Fernsehverbot belegt worden war. Anscheinend wollten sie sein fortgesetztes Fehlverhalten nicht länger mittragen. Im Übergabeprotokoll las sie außerdem, dass Kevin nach einer telefonischen Auseinandersetzung mit seiner Mutter den Apparat an die Wand geworfen habe. Der Junge war also durch zwei Ereignisse frustriert. In diesem Augenblick erreichte sie ein Notruf aus der Küche. Kevin habe sich verletzt und würde bluten. Als sie in die Küche kam, sah sie den Jugendlichen über das Spülbecken gebeugt. Sie vermutete, er habe sich massiv geschnitten und würde die blutende Hand daher über das Becken halten. Sie eilte auf ihn zu, um ihm zu helfen. In diesem Moment drehte er sich ruckartig um und rammte ihr mit voller Wucht ein großes Küchenmesser in den Bauch.

Das Gefühl, als sie verletzt zusammenbrach, beschrieb sie hinterher so: »Es war, als sei ich die ganze Zeit auf einem Laufband gelaufen und plötzlich ist es stehen geblieben.« Sie habe im Fallen noch gesehen, dass die Lampe an der Decke nicht richtig befestigt war, dann verlor sie das Bewusstsein. Sie selbst sei überzeugt gewesen zu sterben. Der Notarzt brauchte eine Stunde, um sie überhaupt transportfähig zu machen. In der Klinik räumten die Ärzte der jungen Frau eine Überlebenschance von gerade einmal 5 Prozent ein. In einer langen Notoperation konnte sie gerettet werden, an den inneren Verletzungen wird sie ein Leben lang zu laborieren haben.

In der Therapie musste zunächst ihre Erinnerung reaktiviert werden, da sie an einer Amnesie litt. Sie war vollkommen verunsichert, begegnete Menschen mit großer Angst und konnte sich nicht vorstellen, je wieder in ihrem alten Beruf zu arbeiten. Das für sie Schlimmste in jener Situation war der Gedanke an die Vorbehalte, die sie nicht geäußert hatte, als es um die Aufnahme des betreffenden Jugendlichen in die Gruppe gegangen war. Sie hatte sich nicht getraut, ihren negativen Eindruck vor den Kollegen zu äußern, war über ihre innere Weisheit hinweggegangen und hatte dem Mehrheitsbeschluss, den Jungen aufzunehmen, zugestimmt.

Als wir in der Therapie an diesem Punkt angelangt waren, zeigte sich, welche unterschiedlichen Schlüsse Menschen aus dieser Erkenntnis ziehen: Während viele der oben genannten Betroffenen in der Vergangenheit verharrten und sich vorwarfen, nicht auf ihr Gefühl gehört zu haben, orientierte sich die Erzieherin nach vorn. Sie zog für sich den Schluss, in Zukunft zu ihrem Bauchgefühl oder ihrer inneren Weisheit zu stehen, sich zu trauen, mehr auf ihre innere Stimme zu hören und diese auch zum Ausdruck zu bringen, selbst wenn darauf unangenehme Diskussionen folgen.

Hätte sie permanent mit sich gehadert, warum sie damals bei den Aufnahmegesprächen nicht den Mund aufgemacht hatte und die Katastrophe so vielleicht verhindert hätte, würde das Trauma sie vielleicht heute noch fest im Griff halten. So aber konnte sie nicht nur die Konfrontation mit dem »Ort des Grauens« aushalten, sondern kann heute sogar wieder mit Jugendlichen arbeiten. Auf ihre innere Stimme reagiert sie mit einer größeren Sensibilität, sie hat das Geschehen als Teil ihres Lebens akzeptiert und eine Kraft entwickelt, die sie positiv in die Zukunft blicken lässt.

Natürlich sollte man aus diesem Beispiel nicht den Schluss ziehen, dass man immer und überall nur nach seinem Bauchgefühl entscheiden sollte. Aber man sollte es in seine Überlegungen mit einbeziehen. Der Kontakt zur eigenen inneren Weisheit ist wichtig – man sollte in gewissen Situationen auch auf sie hören. Ich bin überzeugt davon, dass sich viele Menschen bei kleineren Krisen hin und wieder eingestehen müssen: »Dass das schiefgegangen ist, war aber jetzt mit Ansage …« Eine Ansage, eine innere Stimme, die man aufgrund von Zwängen (der Job, die Familie, die Rolle usw.) schlicht überhört oder nicht ernst genug genommen hat.

»Ich habe es provoziert« – Scham- und Schuldgefühle nach sexuellem Missbrauch

Viele meiner Patientinnen wurden als Kind vom eigenen Vater, einem Onkel oder einem anderen Erwachsenen oft jahrelang sexuell missbraucht und immer wieder vergewaltigt. Neben der schwer zu überwindenden Scham, darüber zu sprechen, sind es vor allem Schuldgefühle und Selbstvorwürfe, die diese Frauen veranlasst haben, das daraus entstandene psychische Leid oft über Jahrzehnte für sich zu behalten. Die seelischen Qualen sind immens, sie haben oft Angst vor Nähe, können Sexualität kaum genießen, hassen häufig ihren Körper, den sie deswegen quälen, indem sie magersüchtig werden oder sich selbst verletzen. Viele entwickeln psychische Erkrankungen, etwa eine Borderline-Störung.

In der Therapie ist die Bearbeitung der Schuldgefühle von zentraler Bedeutung. Für mich als Therapeuten ist es mitunter schwer auszuhalten, dass die betroffenen Frauen, die damals kleine Kinder waren, sich selbst die Schuld daran geben, dass ein Erwachsener sich an ihnen vergangen hat: »Ich hätte es nicht zulassen dürfen!«, »Ich habe ihn vielleicht durch mein Verhalten oder durch meine Kleidung sexuell provoziert«, »Ich hätte weglaufen müssen!«, »Ich bin wertlos, nicht liebenswert«, »Ich bin schuld!«

Solche Gedanken und Schuldgefühle sind häufig der Grund für

ein langes Leiden und ernste psychische Fehlentwicklungen. Die Schuld- und Schamgefühle der Betroffenen sind so stark, dass sie es nicht schaffen, sich vertrauten Personen gegenüber zu öffnen, die ihnen erklären könnten, dass sie damals als kleines Mädchen gar keine Chance hatten, sich gegen einen erwachsenen Mann durchzusetzen. Gelingt es in der Therapie, die Bewertung des sexuellen Missbrauchs wieder realistisch zurechtzurücken – hier der Täter, dort das chancenlose Opfer –, dann haben diese Frauen eine Chance, ihr Trauma hinter sich zu lassen. Sie müssen die negativen Gedanken über sich selbst als unzutreffend und destruktiv erkennen und durch positive ersetzen, die zum Beispiel lauten können: »Ich habe getan, was ich konnte«, »Es ist vorbei, heute kann ich mich schützen«, »Ich bin wertvoll und liebenswert«.

Hält eine frühkindlich sexuell traumatisierte Frau dagegen an der Sichtweise der eigenen Schuld weiter fest, wird sie sich immer stärker hassen – und alles daran setzen, sich und ihren Bezugspersonen zu beweisen, dass sie tatsächlich nicht liebenswert ist. Das Ausmaß der psychischen und körperlichen Zerstörung ist immens, man muss es in manchen Fällen als schleichenden Suizid bewerten.

»Ich habe nicht genug aufgepasst« – Sich Vorwürfe machen

Immer wieder erleben wir Situationen, in denen wir plötzlich entsetzt feststellen, dass wir nicht alles wie gewünscht im Blick hatten. Dann wischen wir uns den Schweiß von der Stirn und sagen uns: »Das ist ja Gott sei Dank noch mal gut gegangen!« Und was, wenn doch nicht?

Ich selbst habe einmal eine solche Situation erlebt – Gott sei Dank aus der ersten Kategorie –, als meine Tochter fünf Jahre alt war: Wir waren im Urlaub, es war ein schöner Tag, in ausgelassener Stimmung liefen wir einen Waldweg entlang. Wir näherten uns einer Eisenschranke, die verhindern sollte, dass unbefugte Fahrzeuge diesen Weg befahren. Übermütig rannte ich auf die Schranke zu, meine

Tochter lief hinter mir her. Ich wollte das Hindernis mit einem Satz überqueren, kletterte auf die Schranke – und merkte im Moment des Absprungs, wie sich die Stange aus ihrer Verankerung löste und nach hinten schnellte. Noch in der Luft wusste ich, dass es ein katastrophaler Fehler gewesen war, doch ich konnte nichts tun. Mir war klar, dass die schwere Eisenschranke meine heranstürmende Tochter mit voller Wucht treffen würde und in Bruchteilen von Sekunden schrie es in mir: »Du bist Schuld, wenn ihr etwas passiert!« Im gleichen Moment hörte ich, wie die Stange aufschlug. In Panik blickte ich zurück: Meine Frau hatte die Kleine rechtzeitig zurückreißen können, außer einem ausgeschlagenen Zahn war nichts weiter passiert.

Nicht auszudenken, wäre wirklich etwas Schlimmeres geschehen oder wäre meine Tochter gar tödlich getroffen worden. Ich hätte mir schreckliche Vorwürfe gemacht, dass ich diese Gefahr nicht erkannt hatte, und wäre meines Lebens nicht mehr froh geworden. Aber was hätte ich mir vorzuwerfen gehabt? Ist es falsch, mit der fünfjährigen Tochter übermütig durch den Wald zu tollen? Hätte ich sie diszipliniert an die Hand nehmen und ihr beibringen müssen, dass überall Gefahren lauern, und die Schranke deshalb umrunden müssen? Oder hätte ich gar nicht erst in den Urlaub fahren und zuhause bleiben sollen?

Heute kann ich sagen: Egal wie wir uns absichern, was wir tun, um Unheil von uns fernzuhalten – es kann immer etwas passieren. Und deswegen können wir auch nicht schuld sein an etwas, das wir nicht bedenken oder beeinflussen konnten. Das Leben birgt nun einmal gewisse Risiken, gegen die es keine Versicherung gibt.

Nicht immer geht so etwas glimpflich aus – wie bei jenem tragischen Sturz des Kindes einer meiner Patientinnen vom Balkon. Das schreckliche Ereignis wog für die Mutter umso schwerer, weil sie sich die Schuld dafür zuschrieb. Sie bewohnte mit ihrem Mann und dem Kind eine Wohnung im ersten Stock eines Hauses. Es gab einen großen Balkon mit einem Holzgeländer. Haus und Geländer waren nicht älter als zwei bis drei Jahre. Die Mutter ließ das Kleinkind, das noch nicht laufen konnte, auf dem Balkon spielen, während sie den Abwasch in der Küche mit direktem Zugang zu diesem Balkon machte. Der Balkon war wie ein großes Laufställchen für das Kind. Plötzlich spürte die Mutter, dass irgendetwas nicht in Ordnung war, ein kurzer Moment eines lähmenden Schrecks überfiel sie. Sie wollte auf dem Balkon nach ihrem Kind schauen, es war nicht da. Sie dachte, es sei in die Wohnung gekrabbelt, ohne dass sie es bemerkt hätte. Ängstlich durchsuchte sie jeden Winkel, ohne Erfolg. Sie geriet in Panik, und plötzlich schoss ihr durch den Kopf: »Schau mal über das Geländer am Balkon, nur damit du es da unten nicht liegen siehst!« Als sie sich hinüberbeugte, sah sie ihr Kind auf dem Steinboden. Es stellte sich heraus, dass es sich an die Balkonlatten gelehnt hatte, eine davon war morsch gewesen und hatte nicht gehalten. Das Kind stürzte in die Tiefe. Es hatte eine schwere Kopfverletzung erlitten und wurde mit dem Hubschrauber in die Klinik gebracht, wo die Ärzte jedoch nichts mehr tun konnten. Das Kind verstarb in den Armen der verzweifelten Mutter.

Wahrscheinlich würde jeder von uns nach einem solchen Erlebnis von Schuldgefühlen gequält. Auf der anderen Seite wäre sicher niemand auf die Idee gekommen, in einem neuen Haus mit einem neuen Balkon alle 68 Bretter auf ihre Haltbarkeit zu überprüfen.

Ein Kind zu verlieren ist das Schlimmste, was Eltern passieren kann. Es ist das traumatische Ereignis, das psychisch am schwersten zu verarbeiten ist. Wenn man sich dann auch noch für den Tod des Kindes verantwortlich und schuldig fühlt, ist es schwer, überhaupt noch einen Sinn im Leben zu sehen. Das Einzige, was meine Patientin damals noch im Leben hielt, war die Verantwortung für ihr zweites Kind.

In solchen Fällen ist es wichtig, den Eltern die Sicherheit zurückzugeben, alles Menschenmögliche getan zu haben, um sie von der nagenden Schuld zu befreien. In langwieriger und schmerzvoller Auseinandersetzung mit ihren Schuldgefühlen gelang es dieser Mutter ihren »Bewältigungskiller« zu besiegen. Sie fand neuen Sinn in ihrem Leben, indem sie heute in einem Hospiz sterbende Menschen begleitet.

Immer wieder kommt es zu Unfällen mit Kindern, die nicht vorhersehbar und somit nicht zu verhindern waren. Das beste Beispiel für unsere Machtlosigkeit in derartigen Situationen ist der plötzliche Kindstod. In Deutschland sterben jedes Jahr rund 360 Kleinkinder vor Vollendung ihres ersten Lebensjahres. Die meisten Eltern wissen, dass es solche Fälle gibt, und versuchen sich davor zu schützen, indem sie die Kinder nicht auf den Bauch legen, kein Tuch oder ähnliche Dinge im Bettchen liegen lassen, mit denen sich das Kind strangulieren könnte. Sie installieren Babyphones, ja sogar Videokameras – und trotzdem gibt es keine absolute Sicherheit.

Es fällt uns schwer, zu akzeptieren, dass wir hin und wieder machtlos sind, trotz ausgereifter Technik und trotz des Einsatzes all unseres Menschenverstandes nicht in der Lage sind, alles zu beeinflussen, zu lenken und im Griff zu haben. Besonders für unsere westliche Industriegesellschaft scheint mir diese Haltung charakteristisch. Bei allen fantastischen Entwicklungen und technischen Errungenschaften, die uns die Illusion geben, alles unter Kontrolle zu haben, geschieht es schnell, dass wir uns verantwortlich fühlen und Schuldgefühle entwickeln, wenn uns etwas aus den Händen gleitet, wir die Kontrolle verlieren. Gleichwohl müssen wir akzeptieren lernen, dass Dinge geschehen, die so nicht vorhersehbar waren oder so unwahrscheinlich sind, dass sie statistisch gesehen kaum hätten passieren können.

Mutmacher 10

Identifizieren Sie Ihre persönlichen »Bewältigungskiller« und schlagen Sie sich nicht alleine damit herum. Haben Sie den Mut, darüber mit vertrauten Menschen zu sprechen. Und vor allem: Lassen Sie andere Sichtweisen zu, die Ihre Auffassung korrigieren und zurechtrücken können.

13. Acht Bewältigungsstrategien

Wenn Menschen nach dem Erleben von Extremereignissen trotz familiärer und sozialer Unterstützung auch Monate danach unter deutlichen Symptomen leiden, die sie allein nicht in den Griff bekommen, ist eine professionell unterstützte, individuelle Aufarbeitung im Rahmen einer Traumatherapie nötig.

Ich möchte die einzelnen Schritte einer solchen Therapie hier kurz darstellen, damit Sie wissen, was auf Sie zukommen wird, falls Sie sich zu einer solchen Therapie entscheiden. Aber auch für diejenigen, die keine Therapie machen, ist es hilfreich zu wissen, welche Strategien dort gewählt werden, um zumindest Teile davon für seinen eigenen Weg der Bewältigung zu übernehmen. Denn auch in ganz normalen Lebenskrisen, die wir alle zu überstehen haben, kann es helfen, sich an diesen Wirkprinzipien zu orientieren.

Die grundsätzliche Aufgabenstellung bei einer solchen Therapie lautet: *Verstehen und akzeptieren, was passiert ist.* Es geht also um die Einsicht, dass wir bestimmte Dinge nicht ändern können, auch wenn wir es uns noch so sehr wünschen. Um die Erkenntnis, dass wir ständigen Veränderungen in unserem Leben ausgesetzt sind und dass diese sich häufig ohne unseren Einfluss vollziehen. Und dass wir gerade in den Situationen, in denen wir die Kontrolle verloren haben, in denen ein Ereignis über uns hereingebrochen ist, das wir nicht aufhalten konnten, nur eine einzige Chance haben, damit klarzukommen: nämlich, diese Entwicklung radikal zu akzeptieren.

Der umgekippte Kleiderschrank

Zu Beginn ist es notwendig, erst einmal genau nachzuvollziehen, was eigentlich passiert ist. Schon in der notfallpsychologischen Begleitung nach Katastrophen wie einem Bahnunglück oder einem Massenunfall auf der Autobahn ist es ein Hauptziel in der Akutphase, dass die Betroffenen die Ereignisse anhand einer logischen Zeitfolge rekapitulieren und verstehen können. Dadurch erreichen wir, dass ein gewisses Gefühl der Sicherheit wiederhergestellt werden kann. Man gewinnt sozusagen die Hoheit über das Geschehen zurück – und sei es nur erzählerisch.

Allerdings scheuen viele Menschen davor zurück, sich genau zu erinnern, da sie befürchten, die damit entstehenden starken Emotionen nicht ertragen zu können. Sie versuchen, ihre Erinnerungen wegzuschließen. Häufig sind sogar schon eigene Schutzmechanismen aktiv geworden und haben die Erinnerung an das Trauma teilweise, manchmal sogar ganz verschleiert.

Als Beispiel für die Situation eines Menschen, der ein schlimmes, nicht verarbeitetes Erlebnis hatte, sich bisher nicht an die Bearbeitung herantraute und von Vermeidungsverhalten geprägt ist, wähle ich für meine Patienten oft das bereits erwähnte Bild des »umgekippten Kleiderschranks«: »Stellen Sie sich vor, Ihr Kleiderschrank ist umgekippt. Alles ist aus dem Schrank herausgefallen. In Panik haben Sie den Schrank hektisch wieder aufgestellt, alle Sachen hineingestopft und schnell die Tür zugedrückt. Im Schrank herrscht jetzt totales Chaos, nichts liegt mehr an seinem richtigen Platz, und manchmal springt die Tür von alleine auf, weil die ungeordneten Kleidungsstücke herausquellen. Das ist vergleichbar mit den plötzlichen Flashbacks, die Sie immer wieder überfallen. Sie versuchen die ganze Zeit über, die Schranktür zuzuhalten – und können kaum noch Zeit und Energie für etwas anderes aufwenden. So aber können Sie gar kein normales Leben mehr führen. Während der Aufarbeitung machen wir nun Folgendes: Wir öffnen gemeinsam den Schrank, holen alle Sachen heraus und schauen sie an. Jedes einzelne Stück steht für einen Aspekt der schlimmen Erfahrung. Wir betrachten jedes Kleidungsstück ganz genau, legen es anschließend zusammen und ordnen es dann in die jeweiligen Fächer des Schrankes ein: Hemden zu Hemden, Socken zu Socken, Handtücher zu Handtüchern. Ist alles aufgeräumt, können Sie den Schrank wieder zumachen und brauchen nicht länger zu befürchten, dass die Sachen von allein wieder herausfallen. Sie können den Schrank schließen, sich von ihm entfernen und sich in aller Ruhe anderen Aufgaben widmen. Sie können auch ab und zu zum Schrank zurückgehen, ihn öffnen und sich ansehen, auf welche Weise die Sachen dort geordnet liegen. Dann können sie ihn wieder beruhigt hinter sich lassen. So wie mit dem Schrank werden Sie später auch mit Ihren geordneten Traumaerfahrungen umgehen können.«

Dieses Beispiel macht es den Betroffenen leichter, den Sinn der Auseinandersetzung mit den schrecklichen Erfahrungen (also das Betrachten und Zusammenfalten der Wäsche- und Kleidungsstücke) nachzuvollziehen und sich selbst dafür zu motivieren. Die Metabotschaft des Therapeuten lautet hier: Wir schaffen es gemeinsam, uns das Geschehene anzusehen, uns dem zu stellen, auch wenn es grausam, unaussprechlich schlimm oder eklig war. Aber – wie bereits erwähnt – je öfter man das Unaussprechliche ausspricht, umso mehr verliert es seinen Schrecken. Auch wenn die Vorstellung, sich den Inhalt des umgekippten Kleiderschranks genau anzuschauen, zunächst einmal Angst macht. Denn natürlich ist es nicht leicht, über Schuldgefühle oder sehr schmerzhafte Erlebnisse wie eine Vergewaltigung, einen schlimmen Unfall, den Verlust eines geliebten Menschen oder gar des eigenen Kindes zu sprechen, ohne dabei emotional an Grenzen zu kommen. Unser erster Impuls ist: schnell wieder in den Schrank hineinstopfen und die Tür zumachen. Das Problem dabei ist nur, dass belastende Erlebnisse, schlimme Erfahrungen, für die wir noch keine Worte gefunden haben, in uns weiter gären; sie werden sich, ohne dass wir etwas dagegen tun könnten, immer wieder und mit immer stärkerer Macht melden, weil sie das Etikett »unerledigt« tragen. Mit anderen Worten: Das Leid potenziert sich oft, je länger wir abwarten, statt aktiv damit umzugehen.

Grundsätzlich vermeiden Menschen Gespräche über ein traumatisches Erlebnis vor allem deshalb, weil sie befürchten, dabei so sehr an ihre Belastungsgrenzen zu gelangen, dass sie glauben, den Schmerz nicht aushalten zu können. Wenn sich Betroffene überhaupt Freunden oder Angehörigen öffnen, tun sie das daher in der Regel nur bis zu einem gewissen Punkt. Entweder um sich selbst oder aber die Zuhörer vor einer zu großen emotionalen Erschütterung zu schutzen.

Weil es leicht zu einer emotionalen Überflutung kommen kann, ist es wichtig, zu Beginn einer therapeutisch begleiteten Aufarbeitung den Fokus auf die kognitive Ebene zu setzen. Die kognitive Ebene meint alles, was wir kontrolliert und logisch denken können, sie ist der Gegenpart zur emotionalen Ebene.

Durch bildgebende Verfahren wissen wir heute, dass traumatische Ereignisse, die emotional sehr aufgeladen sind, größtenteils im »limbischen System« unseres Gehirns und hier besonders in der Amygdala gespeichert werden. Wenn Traumatisierte über ihre Erlebnisse berichten, ist die Aktivität des Gehirns hauptsächlich in diesen Arealen nachzuweisen, kaum jedoch in jenen, die für logisches Denken zuständig sind. Das traumatische Erlebnis ist also im »emotionalen Gehirn« gespeichert, mit den dazugehörigen Gefühlen wie (Todes-) Angst und den damit zusammenhängenden Körperreaktionen wie Herzklopfen, Zittern oder Schweißausbrüchen.

Das erklärt, warum Betroffene beim Reden oder auch nur beim Denken an die traumatische Erfahrung in einer bestimmten Weise reagieren. Oft reicht schon ein Schlüsselreiz, den man mit der Situation verbindet, dass die Traumatisierten emotional schnell überfordert sind und sich genauso hilflos fühlen wie zum Zeitpunkt des traumatischen Ereignisses. Dann kann es passieren, dass sie sich an Teile des Geschehens (manchmal sogar an das Ganze) nicht mehr erinnern können oder aber große Angst haben, es könnte sie überfordern, und daher die Erinnerung lieber abbrechen. Mit der Konsequenz, dass sie jeder Situation ausweichen, die jene Erinnerung wieder nach oben bringen könnte.

Der sogenannte präfrontale Kortex ist in unserem Gehirn dafür zuständig, starke emotionale Reaktionen zu dämpfen, die Dinge eher rational anzugehen. Daher ist es Ziel des therapeutischen Gesprächs, diesen zu aktivieren, also auf die kognitive Ebene zu fokussieren. Man kann das erreichen, indem man den Betroffenen zu einer sachlichen und detailgenauen Schilderung des Ereignisses auffordert. Folgende Fragestellungen sind dabei hilfreich: »Was haben Sie gesehen oder gehört?« – »Was haben Sie gerochen?« – »Wie war der Täter gekleidet?« –»Wo haben Sie gestanden?« – »Wie lag der Tote da?« – »Wie sah die Verletzung aus?« usw.

Durch solche Fragen werden die Betroffenen gezwungen, genau hinzuschauen – sie müssen Erinnerungsprozesse aktivieren, nachdenken und Details genau beschreiben. Man könnte nun einwenden, diese exakte Beschreibung der einzelnen Stationen des traumatischen Geschehens sei eine unnötige Quälerei. Das Gegenteil ist der Fall: Viele Menschen fühlen sich durch das gezeigte Interesse an auch noch so kleinen Details gewürdigt in der Schwere oder Tragik ihrer außergewöhnlichen Erfahrung. Durch die dazu gegebene Erklärung des Therapeuten, dass er genau verstehen möchte, was dem Patienten damals passiert ist, fühlt sich dieser als Mensch wertgeschätzt.

Emotionale Schleife

Immer dann, wenn es zu Gefühlsäußerungen des Patienten kommt, wenn er Zeichen von Belastung, Trauer, Angst, Panik, Ekel und Ähnlichem zeigt, führt der Therapeut eine sogenannte »emotionale Schleife« durch.

Ein Beispiel: Jener Mutter, die ihr eineinhalbjähriges Kind durch einen Sturz vom Balkon verloren hat, kommen die Tränen bei der Schilderung, wie sie ihren Sohn dort unten in der Tiefe liegen sah.

Der Therapeut sagt: »Das ist ein ganz schlimmer Moment für Sie, da kommen alle Gefühle wieder hoch. Das kann ich gut nachvollziehen, und das ist auch ganz normal. Ich möchte Sie bitten, jetzt erst einmal nur beim Ablauf zu bleiben, damit ich mir alles genau vorstellen kann. Über Ihre Gefühle werden wir später noch ausführlich sprechen. Ist das in Ordnung?«

Nachdem die Patientin zugestimmt hat, fragt er weiter auf der Faktenebene: »Was haben Sie genau gesehen? Wie lag er da?«

Durch diese Fragen weiß die Frau einerseits, dass der Therapeut ihre starke Betroffenheit versteht und dass sie darüber später sprechen kann, andererseits muss sie sich auf ihre Erinnerung konzentrieren und beschreiben, was sie damals vom Balkon aus genau gesehen hat – waren die Beine verdreht, die Arme, auf welcher Seite lag er usw. Durch die Veränderung des Fokus auf die beobachteten Fakten, auch wenn sie noch so grauenhaft sein mögen, gewinnt sie ihre Fassung wieder, sie schnäuzt sich die Nase, hört auf zu weinen und schildert ihre Beobachtungen. Die kognitive Ebene ist aktiviert. Der Mutter gelingt es nun, eine sehr detailgetreue Schilderung des gesamten Ereignisses auf der Sachebene wiederzugeben: vom Moment des Sturzes über das Eintreffen des Notarztes, den Flug mit dem Rettungshubschrauber in die Klinik, die Untersuchungen und Rettungsversuche der Ärzte – bis zu dem Punkt, als der Tod des Kindes festgestellt wurde.

Solche emotionalen Schleifen führt der Therapeut immer wieder an jenen Stellen durch, an denen er eine emotionale Beteiligung wahrnimmt. Trotz der Tragik und aller Belastung wird die Frau am Ende des Gesprächs eine neue Stärke empfinden, da sie es geschafft hat, alles detailgetreu zu erzählen, ohne dabei zu dekompensieren. In ihr entsteht bereits an dieser Stelle ein leises Gefühl dafür, was es heißen kann, *über* dem Trauma zu stehen, damit zurechtzukommen, auch wenn es noch so traurig ist. Sie hat Kontakt mit ihren Überlebenskräften bekommen.

Anschließend bittet der Therapeut die Patientin, ihm zuzuhören und ihn gegebenenfalls zu berichtigen: Denn nun wird er ihr die ganze Geschichte anhand seiner schriftlichen Aufzeichnungen noch einmal schildern. Die Patientin hört sich also ihr eigenes Erlebnis erneut an – sozusagen aus zweiter Hand. Dies sowie die Aufforderung, korrigierend einzugreifen, führt zu einem Erleben aus der Distanz und zu einer teilweisen Wiedererlangung ihres Kontrollgefühls. Diese Erfahrung der emotional kontrollierten Konfrontation mit ihrem Trauma gibt der Betroffenen die notwendige Stabilität für die weiteren therapeutischen Schritte.

Mit Hilfe dieser »kontrollierten Traumaexposition« lassen sich auch häufig Erinnerungslücken schließen. Durch das »zentimeterweise« Vorgehen fallen den Patienten oft Details ein, an die sie nie gedacht hatten, obwohl sie ihre Geschichte schon viele Male erzählt hatten.

Die bereits vorgestellte Erzieherin, die durch eine Messerattacke lebensgefährlich verletzt worden war, litt nach dem Vorfall unter einer kompletten Amnesie; sie konnte sich an nichts erinnern, obwohl sie von den betreuenden Ärzten, Psychiatern und von der Kriminalpolizei mehrfach befragt worden war. Für die Erinnerungslücke gab es keinerlei medizinische Erklärung. Aus psychologischer Sicht treten solche Amnesien häufig dann auf, wenn die Betroffenen (unbewusst) fürchten, sie könnten mit ihren dann auftretenden Gefühlen nicht umgehen. Insofern ist das »Vergessen« ein Schutzmechanismus unserer Seele, der bis zu einem gewissen Punkt Sinn macht. Die traumatische Erfahrung ist so mächtig, dass sie nicht vollumfänglich von unserem Bewusstsein aufgenommen werden kann. Wie eine Sicherung, die plötzlich herausspringt, weil das System sonst überfordert wäre, wird das traumatische Ereignis vom Bewusstsein abgespalten. Aber daraus zu folgern, dass es dadurch möglicherweise ganz vergessen würde, ist ein Trugschluss.

Dieser Schutzmechanismus ist nur für eine relativ kurze Zeit wirklich sinnvoll, später kann er zu einem gravierenden Problem werden. Der Körper und das Unbewusste »merken« sich nämlich bestimmte Charakteristika der Situation und melden später, in einer an sich neutralen Situation: GEFAHR! Ein Geräusch, ein Geruch, der Anblick einer bestimmen Farbe reicht aus, um Panik auszulösen. Die Betroffenen können oft nicht sagen, was genau dieses Gefühl ausgelöst hat. Sie fühlen sich höchst angespannt, verwirrt, haben starke körperliche Begleiterscheinungen und möchten nur noch fliehen. Wenn sie in dieser Situation von einem Menschen angesprochen werden, der in irgendeiner Weise dem Täter ähnelt, kann es sein, dass sie nicht mehr der Situation angemessen reagieren, sondern so, als befänden sie sich in der damaligen Gefahrenlage. Hinterher darauf angesprochen, können sie in der Regel den Zusammenhang nicht herstellen, haben keine Erklärung für ihr »überzogenes« Verhalten.

Erst wenn bei solchermaßen Betroffenen ein Sicherheitsgefühl entstanden ist, mit sich und den eigenen Emotionen klarkommen zu können, ist der Grund für ein Ausblenden der Erinnerungen nicht länger gegeben, die Amnesie löst sich Schritt für Schritt auf. Diese Sicherheit kann durch die oben erwähnten »emotionalen Schleifen« zurückgewonnen werden. Die Betroffenen merken, dass ihre Emotionen kontrollierbar sind und sie nicht zwangsläufig von ihnen überflutet werden.

Im Fall der bereits erwähnten Erzieherin war es durch gezielte Fragen nach Details, an die sie sich noch erinnern konnte, möglich, nach und nach den gesamten Ablauf des Geschehens zu rekapitulieren: »Was haben Sie an jenem Morgen gefrühstückt?«, »Welche Farbe hatten die Socken, die Sie sich noch vor der Arbeit gekauft haben?«, »Welche Musik haben Sie auf dem Weg zur Arbeit gehört?«, »Was haben Sie als erstes gemacht, als sie dort ankamen?« usw.

Stück für Stück konnte sie tiefer in das Geschehen eintauchen und sich erinnern: Dass Kevin aufgrund eines belastenden Telefonats mit seiner Mutter hoch angespannt gewesen war, wie ein anderer Jugendlicher sie zu Hilfe gerufen hatte, da Kevin sich verletzt habe, wie sie ihn in der Küche über die Spüle gebeugt hatte stehen sehen und wie er sich dann umdrehte, sie hasserfüllt anschaute, sie anschrie und ihr dann mit aller Kraft die Faust in den Bauch stieß. Dass sie erst in dem Moment realisierte, als sie zusammenbrach, dass er in der Faust ein Messer gehalten hatte.

Aus zwei Gründen war für die junge Erzieherin das Wiedererlangen ihrer Erinnerung ausgesprochen wichtig und hilfreich: Erstens hatte sie sich bis dahin immer mit den beunruhigenden und beängstigenden Gedanken gequält, sie habe möglicherweise etwas falsch gemacht, den Jugendlichen vielleicht durch eine unbedachte Äußerung provoziert. Das exakte Rekapitulieren des Vorfalls – und das spätere Einbeziehen auch der Tage und Wochen davor – hat sie von dieser Last befreit. Zweitens hat sie durch das Schließen der Lücke eine wichtige Voraussetzung dafür geschaffen, ihr Trauma zu bewältigen: Das Trauma ist nicht länger abgespalten, sie kann sich dem Erlebten stellen, weil sie ihre gedankliche Vermeidung aufgegeben hat.

Den Kern der Traumatisierung aufspüren

Im nächsten Schritt der »kontrollierten Traumaexposition« geht es darum, die individuelle Traumatisierung der Betroffenen zu erkennen. In der Regel ist es ein ganz bestimmter Aspekt des Ereignisses, der den Kern der Traumatisierung ausmacht. Eine bestimmte Geste des Täters, ein Satz, der gesagt wurde, ein Begleitumstand, ein winziges Detail, das vielleicht zusätzlich an eine frühere dramatische Erfahrung erinnert. Auch für einen Therapeuten ist es nicht einfach, an diesen Punkt heranzukommen, den die meisten Betroffenen nicht ohne weiteres benennen können, – selbst bei einem tiefgehenden Gespräch.

Ich möchte zum besseren Verständnis dieser Problematik zwei Beispiele aus meiner Praxis berichten: Beim Grubenunglück von Borken kamen damals verschiedene Grubenwehren zum Einsatz. Als sie in den Schacht eingefahren waren, erkannten sie das unvorstellbare Ausmaß der Zerstörungen. Dicke Betonwände waren in Stücke gesprengt und aus der Grube geschleudert worden, Pfeiler, Stützen, die Schienen der Hängebahn unter Tage verbogen, zerrissene Kabel überall. Im gesamten Stollensystem hingen die giftigen CO-Gase in einer so starken Konzentration, dass ein Atemzug genügte, um einen Menschen zu töten. Ein Grubenwehrmann erzählte mir, wie deprimiert er von der Erkenntnis gewesen war, kein Leben mehr retten, sondern nur noch Tote bergen zu können. Wie groß seine Angst gewesen war, dass er mit seiner Atemschutzmaske an einem herumhängenden Metallteil hängen bleiben und durch das Einatmen der Gase elendig krepieren könnte. Wie er sich in der zerstörten Grube auf allen Vieren vorwärtsbewegte, kaum etwas sehen konnte und schließlich mit den Händen einen toten Körper ertastete. Wie er diesen dann mit einem Kollegen in einen Plastiksack hievte, um dann mit dem Toten auszufahren. Da diese Rettungskapsel aber nur einen Durchmesser von weniger als einem Meter hatte, war er gezwungen, den Toten aufrecht festzuhalten und an sich zu drücken. Oben angekommen, habe er ihn in den Umkleideraum, die sogenannte Waschkaue, transportiert, dort abgelegt – um dann erneut in den Schacht einzufahren und den nächsten Toten zu bergen. Später habe er »Spezialaufträge« ausführen und einen fehlenden Kopf oder ein Bein suchen und über Tage bringen müssen. Zwischendurch sei er auf dem Grubengelände mit verzweifelten Angehörigen und erschütterten Betriebsangehörigen konfrontiert gewesen.

Auf meine Frage, was von all dem das Schlimmste für ihn gewesen sei, antwortete er: »Dass ich ein Versager bin!«

Im ersten Moment war das für mich überhaupt nicht nachvollziehbar. In meinen Augen war er ein Held, der schier Übermenschliches geleistet hatte. Auf meine erstaunte Nachfrage erklärte er mir: »Ich bin ein Versager, weil ich es nicht geschafft habe, zu den weinenden Frauen zu gehen und ihnen ein Wort des Trostes zu spenden.«

Das Bergen der Toten und der Leichenteile sei furchtbar gewesen, auch die eigene Angst in den Griff zu bekommen, sei schwer gewesen. Das, was sich indes in seinem Unterbewussten festgesetzt habe, sei etwas anderes gewesen: Heute träume er fast jede Nacht von diesen verzweifelt weinenden Frauen – und er quäle sich mit seinem Unvermögen, sie zu trösten.

Der Kern seiner Belastung lag also nicht in seiner unmittelbaren Erfahrung, sondern in der, die damit indirekt verbunden war.

Etwas ähnlich Überraschendes erlebte ich in meinen Gesprächen mit der Erzieherin. Das Schlimmste für sie sei gewesen, dass sie ein halbes Jahr vor dem Messerattentat ein ungutes Gefühl gehabt habe (Stichwort »innere Weisheit«). Damals hatte das Team über eine Aufnahme des Jugendlichen in die Einrichtung debattiert. Kevin war ihr irgendwie unheimlich gewesen, und sie hatte ihn eigentlich nicht in die Gruppe nehmen wollen. Da alle anderen Kollegen jedoch dafür gewesen waren, habe sie geschwiegen. Mit anderen Worten: Im Grunde fühle sie sich selbst verantwortlich dafür, dass das Ganze passiert sei. Der Kern ihrer Belastung lag also in Schuldvorwürfen gegen sich selbst, da sie nicht auf ihre innere Stimme gehört hatte.

Das individuelle Trauma zu erkennen und vor allem zu benennen hat eine hohe Relevanz für die weitere Verarbeitung. Würde man mit dem Grubenwehrmann beispielsweise nur über das Bergen der Leichen sprechen, weil man davon ausgeht, dass dies die schwerste Bürde war, würde man an seinem wichtigsten Problem vorbeitherapieren. Für die Erzieherin ist wiederum die Auseinandersetzung mit ihren Selbstvorwürfen für die Verarbeitung des erlebten Traumas von entscheidender Bedeutung. Sie kann daraus nämlich einen wichtigen Schluss ziehen – für ihr Arbeits- wie für ihr Privatleben: sich mehr auf ihre innere Stimme zu verlassen, dazu zu stehen, auch wenn diese Meinung möglicherweise niemand teilt.

Wenn Therapeuten das individuelle Trauma nicht kennen, können sie ihren Patienten nicht wirklich helfen; und wenn die Betroffenen nicht genau benennen können, was sie so schwer getroffen hat, laufen ihre eigenen Bemühungen um eine Bewältigung am Zentralproblem vorbei, sie werden sich nie richtig davon befreien können.

Im Laufe meiner über zwanzig Jahre andauernden Arbeit mit Katastrophenopfern und Traumatisierten habe ich mit Hunderten Betroffenen solche minutiös rekapitulierenden Gespräche geführt. Kurz bevor ich die Frage nach dem individuellen Trauma stelle, mache ich häufig eine kleine Wette mit mir selbst, was das Schlimmste für meinen Patienten gewesen sein mochte. Eine Wette, die ich fast immer verliere! Meine ganze Erfahrung hilft mir so gut wie nichts, wenn es um eine Prognose geht, was wohl das Belastendste an einer traumatischen Erfahrung gewesen sein könnte. Weil wir letztlich doch immer von eigenen Prämissen, dem eigenen Erleben ausgehen. Unsere Tendenz, voreilig Schlüsse aus den Schilderungen eines Menschen zu ziehen, kann manchmal in die Irre – und damit an den Bedürfnissen der Betroffenen vorbeiführen. Etwa indem man Sätze sagt wie: »Sie hatten einen Autounfall und haben dabei ein Kind überfahren, ich kann mir vorstellen, was Sie durchgemacht haben …« Oder: »Er hat gesehen, wie seine Lehrerin erschossen wurde, ich weiß, wie es ihm geht …« – »Sie ist von zwei Männern brutal vergewaltigt worden, ich kann mir ausmalen, wie schrecklich das war …« – »Er ist von einem Jugendlichen niedergestochen worden, da muss er ja wohl nicht mehr erzählen …«

Eben doch! Weil jeder in dem Erzählten etwas anderes erkennt, das der eigenen Erfahrungswelt entnommen ist – aber nicht notwendigerweise mit dem Erleben des Betroffenen übereinstimmen muss.

Sowohl für die Opfer selbst als auch für deren Therapeuten ist es also von zentraler Bedeutung, den Kern der seelischen Erschütterung freizulegen, das individuelle Trauma zu erkennen. Dafür bedarf es des genauen Hinsehens, jedes Detail kann wichtig sein, nichts darf aus Vermeidungsgründen ausgeblendet werden. Die kontrollierte Traumaexposition bedeutet ein gründliches Aufräumen, Ordnen und Sortieren der erschütternden Erlebnisse.

Um zum Bild des Kleiderschranks zurückzukehren: Der gesamte Inhalt des Schrankes muss betrachtet werden, auch die Kleinigkeiten, vor allem die »Sortierung« vor dem Unglück. Denn auch wie ein Betroffener vorher seinen ganz persönlichen Schrank definiert hat, ist wichtig, um die anschließende Verheerung nachvollziehen zu können. Gemeinsam und Schritt für Schritt wird nun das zusammengesucht, was zusammengehört, und systematisch wieder in die dafür vorgesehenen Fächer eingeordnet. Wenn man dann vor der geöffneten Tür steht, kann man den gesamten Inhalt wieder überblicken und muss keine Angst mehr davor haben, dass irgendein Teil unkontrolliert herausfällt. Es ist ein beruhigendes Gefühl, einen aufgeräumten Schrank vor sich zu haben – auch wenn dessen Inhalt nicht schön ist.

Für einen Teil meiner Patienten (in der Mehrzahl solche, die kein schweres Trauma, sondern leichtere bis mittelschwere Belastungen erlebt haben) reicht diese »Aufräumarbeit« auf kognitiver Ebene, um danach wieder das Gefühl zu haben, keine fremde Hilfe mehr zu benötigen. Die Erfahrung nach dem Gespräch, entgegen ihren Befürchtungen nicht verzweifelt zusammmengebrochen zu sein, sondern die schrecklichen Erlebnisse ausgesprochen und sortiert zu haben, hat sie selbstbewusst gemacht, ihnen eine neue Stärke verliehen. Sie haben ihre Überlebenskraft im Fokussieren auf das Schmerzhafte wiedergefunden. Das bedeutet eine wesentlich wirksamere Stabilisierung für die Patienten als die sogenannten »Stabilisierungsübungen«, mit denen man sich in eine heile oder sichere Welt imaginiert, die Auseinandersetzung mit dem Trauma aber letztlich vermeidet. Oder, um noch einmal das Bild des »umgekippten Kleiderschranks« aufzugreifen: Nach dem Sortieren und Aufräumen des Inhalts kann der Betroffene sagen: »Es ist schlimm, was passiert ist, aber ich kann darüber reden und es mir anschauen, ohne zusammenzubrechen.« Er spürt nun, dass seine Überlebenskraft stärker ist als das Trauma. Darauf kann er alles Weitere aufbauen und neue Wege für sein Leben finden.

Emotionale Verarbeitung

Bei denjenigen, die nicht das Gefühl haben, das Trauma nun aus eigener Kraft bewältigen zu können, liegt der Schwerpunkt im weiteren Verlauf der Therapie auf der emotionalen Verarbeitung. Die Erinnerung an das schreckliche Ereignis ist immer mit Gefühlen der Angst, der Trauer, der Panik, der Hilflosigkeit und Verzweiflung, möglicherweise des Ekels verbunden. Weil wir diese Gefühle als zu belastend empfinden, versuchen wir, sie zu vermeiden. Auch physiologisch sind wir so gestrickt: Wenn uns eine Stelle im Körper schmerzt, zum Beispiel das Knie, nehmen wir automatisch eine Schonhaltung ein, ohne dass dies bewusst gesteuert wäre. Wir spüren dann den Schmerz weniger häufig oder weniger intensiv, handeln uns aber eine Menge Folgeprobleme ein. Aufgrund einer eigentlich unnatürlichen Haltung werden wir immer verspannter – und das greift auf andere, ursprünglich unbeteiligte Körperregionen über. Auf die Hüfte, den Rücken, den Nacken und so weiter.

In der Phase der emotionalen Traumaverarbeitung wollen wir erreichen, dass der Schmerz so verarbeitet wird, dass es nicht länger nötig ist, ihm auszuweichen und »Schonhaltungen« einzunehmen, von denen wir wissen, dass sie das Leben eines Traumatisierten immer mehr einschränken und ihm den Zugang zu seiner Überlebenskraft und den aus der Bewältigung erwachsenden neuen Kräften verschließt.

Um diese seelischen Schmerzen einer Verarbeitung zugänglich zu machen, muss man diese zunächst einmal auslösen. Das geschieht nicht, weil Therapeuten die Patienten unnötig quälen oder gar retraumatisieren wollen, sondern weil wir sie in der Verhaltenstherapie lange bekanntes und wissenschaftlich belegtes Phänomen nutzen wollen – die bereits erwähnte »Habituation«.

Wenn wir uns in eine Situation begeben, die uns Angst macht (objektiv gesehen aber ungefährlich ist), erleben wir regelmäßig, dass wir uns zunächst sehr überwinden müssen, unsere Angst auch eine gewisse Zeit lang steigt, dann aber auf einem Plateau stehen bleibt, um anschließend langsam wieder abzufallen. Am Schluss stellen wir erleichtert fest, dass wir uns zwar immer noch in der ursprünglich Angst auslösenden Situation befinden, unsere starken physiologischen Angstsymptome aber deutlich abgeklungen sind. Wir haben uns an die Situation gewöhnt, wir haben »habituiert«.

Eine solche Erfahrung hat jeder von uns schon einmal gemacht, etwa wenn wir uns überwinden, etwas Unangenehmes, Beängstigendes, lange Aufgeschobenes endlich in Angriff zu nehmen. Wenn wir uns einer Aufgabe, die uns vorkam wie ein unüberwindlicher Berg, endlich stellen, wirken unsere Ängste im Nachhinein oft völlig überzogen: »Was? Davor habe ich mich so lange gedrückt? War ja gar nicht so schlimm!« Auf die Therapie übertragen heißt das, den Betroffenen mit seiner konkreten Angst zu konfrontieren. Dabei ist es wichtig, die Konfrontation lang genug aufrechtzuerhalten, damit der Habituationseffekt sich auch wirklich einstellen kann.

Solche Expositionstechniken (ein Mensch mit Höhenangst erklimmt einen hohen Turm, ein Arachnophobiker wird dem Anblick einer Spinne ausgesetzt) kann man sowohl in Gedanken als auch in der Realität durchführen. Beides dient dem Ziel, die Betroffenen so lange mit ihren inneren, sie quälenden Gefühlen und Gedanken zu konfrontieren, bis deren aversive Qualität deutlich nachgelassen hat.

Traumadrehbuch

Um die Konfrontation durchführen zu können, erstellen die Patienten gemeinsam mit dem Therapeuten ein sogenanntes Traumadrehbuch. Das besondere an diesem »Drehbuch« ist die Tatsache, dass es im Präsens geschrieben ist, also ganz so, als finde das schlimme Ereignis/der Schicksalsschlag im Hier und Jetzt statt. Das Traumadrehbuch beginnt an einem Punkt, als alles noch normal war, beschreibt dann sämtliche mit Stress, Anspannung und Belastungen verknüpften Punkte, besonders die Situationen extremer Panik und Todesangst. Bis die Geschichte zu einem Ruhepunkt gelangt, an dem die (Todes-) Gefahr vorüber, der Betroffene sich wieder in Sicherheit befindet und die akute Krisensituation zu Ende ist.

Im Gegensatz zur vorherigen Konzentration auf die kognitive Ebene und dem Versuch, die Emotionen hintanzustellen, ist es nun gewünscht, die belastenden Gefühle bei der Erinnerung an das traumatische Ereignis deutlich zu spüren. Wichtig ist dabei, dass die Betroffenen sich nicht ablenken, sondern die eigenen schmerzhaften Gefühle bewusst spüren und wahrnehmen.

In der Durchführung dieser gedanklichen Exposition liest der Patient dem Therapeuten sein Traumadrehbuch vor und stuft an den jeweils besonders beängstigenden Punkten, die vorher festgelegt wurden, seine aktuell empfundene Belastung ein (auf einer mit ihm verabredeten Skala von 0 bis 10, wobei 0 bedeutet: neutral, keine Belastung, 10 die maximal empfundene Belastung). Unmittelbar danach liest der Therapeut dem Patienten das Traumadrehbuch vor, und dieser stuft wiederum jeweils an den relevanten Punkten seine empfundene Belastung ein. Dieses gegenseitige Vorlesen und Einstufen wird so lange durchgeführt, bis der Patient eine deutliche Reduktion seiner Belastungswerte spürt.

Bei jener Mutter, die ihr Kind durch den Sturz vom Balkon verloren hatte, konnte man die Entwicklung im Verlauf der Durchgänge sehr gut beobachten. Anfangs musste sie sich unter großer Anstrengung durch das Traumadrehbuch durchkämpfen, ihr versagte immer wieder die Stimme, die Tränen liefen, sie saß sehr angespannt auf der Kante ihres Sessels. Wenn sie mir beim Vorlesen zuhörte, knetete sie angespannt ihre Hände, schluchzte immer wieder auf. Auch ich empfand es als anstrengend und sehr belastend, die tragische Geschichte immer wieder zu lesen oder zu hören. Im Laufe der Zeit wurde sie jedoch ruhiger, die Tränen wurden weniger, die Stimme fester, die Körperhaltung entspannter. Gegen Ende der Exposition (nach dem 14. Durchgang!) saß sie nach hinten gelehnt in ihrem Sessel, hatte die Augen geschlossen, der Atem ging ruhig, die Hände lagen locker auf ihren Beinen. Die Belastungswerte waren immer weiter gesunken von anfänglich 10 bis auf 1 oder 2. Den Habituationseffekt konnte auch ich als Therapeut deutlich spüren, die schreckliche Geschichte verlor mehr und mehr an Brisanz, obwohl sie natürlich traurig blieb.

In der Auswertung gab die Mutter später an, sie könne über das tragische Geschehen nun sagen: »Ja, so war das. Ich kann mir das alles anhören oder selbst vorlesen und kann dabei ruhig bleiben.« Durch das wiederholte Durchgehen des Geschehens konnte die Mutter eine gewisse Distanz dazu entwickeln und den Tod des Kindes langfristig als einen von vielen Aspekten ihrer Biografie einordnen. Die anfangs überbordenden Gefühle der Schuld und des Versagens traten in den Hintergrund, so dass sie nach einigen Wochen sagen konnte: »Ich kann mich jetzt viel besser auf mein Kind konzentrieren und es besser betrauern.«

Oft ist es nämlich so, dass Traumatisierte, die einen schweren Verlust erlebt haben, aufgrund ihrer starken Symptomatik und ihrer Vermeidungshaltung gar nicht richtig trauern können. Diese Trauerphase ist wichtig und ganz normal, doch wird sie allzu oft überlagert von den eigenen Panik-, Angst- und Schockgefühlen. Die Mutter konnte nach dieser Intervention in einer ganz anderen Intensität Trauerrituale ausführen. Sie konnte sich freier an ihr Kind erinnern, auf dem Friedhof Kerzen und Blumen aufstellen, in Kontakt mit der Seele des Kindes treten und es sich friedlich in Gottes Händen im Himmel vorstellen, was ihr als gläubiger Mensch unendlich wichtig war. Durch ihre schwere Traumasymptomatik hatte sie nicht zu der Ruhe finden können, die sie sich aufgrund ihres Glaubens ersehnt hatte.

Das Traumadrehbuch spielt auch in der weiteren Therapie immer wieder eine wichtige Rolle. Lange nach Ende der Therapie sagte die Mutter in einem Nachgespräch zu mir: »Immer wenn es mir mal wieder an einem Tag nicht gut geht, ich wieder verzweifelt bin, dann nehme ich mir das Traumadrehbuch vor, das ich in einem Schrank eingeschlossen aufbewahre. Ich lese es einige Male durch, merke, wie ich dabei ruhiger werde, und verschließe es danach wieder. Anschließend geht es mir deutlich besser!«

Wie ein solches Traumadrehbuch aussehen kann, möchte ich Ihnen an einem weiteren Beispiel verdeutlichen. Es stammt von der bereits vorgestellten Erzieherin:

»Ich fahre mit meinem Auto, begleitet von Musik, zu meiner Arbeitsstelle. Hinter der Bäckerei biege ich links ab. Mein üblicher Parkplatz ist besetzt, und ich parke direkt an der Hauswand vor der Einfahrt zum Hof der Gruppe.

Meine schwarze Tasche sowie meinen Rucksack mit den üblichen Dingen für meinen Nachtdienst hole ich hinter dem Fahrersitz beziehungsweise Beifahrersitz hervor und verschließe mein Auto. Ich gehe über den Hof und brauche gar nicht meinen Schlüssel hervorzuholen, da die Kinder mir schon die Tür öffnen. Laut und fröhlich werde ich begrüßt.

Fredi erzählt mir von Zetteln, die in der Wohnung als Wegweiser hängen. Ich kann ihm nicht richtig folgen und versuche ihn erst einmal mit dem Erzählen zu stoppen. Ich bringe meine Tasche in das Bereitschaftszimmer, gehe zurück zu den Kindern und schaue mir die Zettel an. Da Kevin erneut die Schule geschwänzt hat, wurden sein Bett und sein Schreibtisch auf den Balkon gestellt. Auf den Zetteln stehen Hinweise für ihn als Wegweiser zu seinem »neuen Zimmer«. Ich bin etwas genervt von der Information, dass Kevin nicht in der Schule war und trotz Verbotes das Haus durch das Badezimmerfenster heimlich verlassen hat.

Im Büro können Michael und ich dann endlich unser Übergabegespräch führen. Draußen ist es noch recht unruhig, ich kann die Kinder hören und weiß, dass es etwas Zeit dauern wird, sie alle pünktlich auf ihre Zimmer zu verteilen.

Es gibt ein lautes Geräusch. Irgendetwas ist in dem Zimmer über uns passiert. Michael sieht nach. Er berichtet mir, dass Kevin das Telefon an die Wand geworfen hat.

»Auch das noch! Es wird wohl doch kein so ruhiger Abend!« Michael bietet mehrere Male an, dass er noch bleiben könnte. Ich lehne sein Angebot ab und versuche ruhig zu wirken, obwohl ich innerlich doch angespannt bin. Bevor er sich verabschiedet, fällt mir auf, dass er sich unwohl fühlt mit der Entscheidung, nach Hause zu fahren.

Tom steht vor der Bürotür und bittet mich, ich solle nach Kevin schauen, der sich irgendwie verletzt hat. Soll ich schon ein Pflaster mitnehmen? Ich entscheide mich, erst einmal nach ihm zu schauen, und verlasse das Büro. Ich gehe zu ihm in die Küche und denke daran, wie er sich wohl verletzt hat.

Ich betrete die Küche. Kevin steht an der Spüle, den Rücken zu mir gedreht. Wahrscheinlich blutet er doch schlimmer, er lässt das Blut ja schon in die Spüle tropfen.

Kevin dreht sich um zu mir. Ich kann sein Gesicht sehen. Er guckt so entschlossen, sein Gesicht wirkt verzerrt.

Ich bleibe aus meiner Bewegung heraus stehen. Fühle mich wie gelähmt. Was passiert hier?

Kevin ruft: »Du Bitch!« und »schlägt« mir in meinen Bauch. Ich fühle ein warmes, mich durchflutende, angenehmes Gefühl und zugleich den Druck des »Faustschlages«. Ich fasse mit beiden Händen an meinen Bauch. Langsam gehe ich ein paar Schritte. Ich spüre jemanden in meiner Nähe. Ich sage etwas, aber ich kann meine eigene Stimme nicht hören. Ich blicke zu dem Fenster, sehe die Esstischlampe. Ich fühle mich schwach. Es fühlt sich an, als wäre ich lange Zeit auf einem Laufband gelaufen und plötzlich bleibt das Band stehen.

Fredi und Tom reagieren sofort. Sie laufen zu den Nachbarn, die den Notruf betätigen und dann weiter zu Wulf.

Als Wulf in der Gruppe eintrifft, ist der Notarzt schon da. Mein Bauch ist völlig gebläht von dem Blut, welches in den Bauchraum fließt. Ich blute aus dem Mund, den Ohren, den Augen. Der Notarzt kämpft fast eine Stunde lang um mein Überleben beziehungsweise um meinen Zustand irgendwie zu stabilisieren, um überhaupt transportiert werden zu können.

Nach einer weiteren halben Stunde komme ich im Klinikum an. Die Pupillen sind verengt, ein Puls nicht mehr fühlbar. Ärzte schätzen die Überlebenswahrscheinlichkeit auf 5 Prozent.

Das erste Mal bewusst wache ich auf der Intensivstation auf, mein Mann ist bei mir.

Eine richtige Erinnerung habe ich ab der Zeit auf der Station. Ich darf in einem Einzelzimmer liegen. Überall sind Blumen, Bilder, Karten, Briefe, Fotos.

Aus den späteren Erzählungen wird mir erst nach und nach bewusst, dass ich viele Schutzengel hatte, die mir beigestanden haben!«

Aus diesem Drehbuch wird deutlich, wie man ein sehr komplexes Geschehen komprimiert zusammenfassen kann, ohne dabei wichtige Belastungen zu vermeiden. Da sie aufgrund ihrer Bewusstlosigkeit nach dem Messerstich den weiteren Verlauf nicht wissen konnte, wurden diese Details von den anderen Jugendlichen, Teammitgliedern, Nachbarn und dem Notarzt erfragt. Das ist wichtig, denn sonst bleibt die Geschichte eine »offene Gestalt«. In diesem Fall also eine Geschichte mit Lücken und ohne Schluss.

Nachdem wir uns das Traumadrehbuch viele Male gegenseitig vorgelesen hatten, fragte ich die Erzieherin, wie es ihr gehe. Sie antwortete: »Gut!« Auf meine Nachfrage, wie es ihr gut gehen könne, wo wir uns doch mit so etwas Schrecklichem befassten, sagte sie verblüffend einfach: »Man gewöhnt sich daran!«

Damit traf sie den Nagel genau auf den Kopf. Der Mensch ist ein Gewohnheitstier, auch an schreckliche Dinge können wir uns gewöhnen. Und das Schreckliche büßt in dem Maß an Macht ein, in dem wir nicht länger die Augen davor verschließen, sondern uns ihm zuwenden.

Mutmacher 11
Aus diesen Erfahrungen kann jeder von uns etwas lernen. Es muss nicht ein Trauma sein, wie die eben geschilderten, es kann sich auch um ein ganz alltägliches Problem handeln. Wenn wir in einer Situation an unsere Grenzen kommen, hilft es, die Schwierigkeiten zu benennen und aufzuschreiben. Beginnen Sie die Geschichte an einem Punkt, als alles noch normal war (Weg zur Arbeit, Gang ins Büro usw.), fahren Sie anschließend fort, alle belastenden Punkte zu beschreiben (etwa die heftige Auseinandersetzung mit Kollegen oder dem Chef während einer Sitzung), und enden Sie an der Stelle, an der Sie »wieder in Sicherheit« waren (zurück im eigenen Büro, zuhause). Das Aufschreiben bringt Distanz, Sie können Ihre eigenen Reaktionen und die der Kollegen nüchterner betrachten und auf eventuelles Fehlverhalten überprüfen. Der distanzierte Blick auf das Geschehen ist eine wichtige Voraussetzung dafür, dass Sie den Vorfall sachlich noch einmal aufrollen können.

Stimulation unserer Gehirnhälften

Es gibt ein spezielles traumatherapeutisches Verfahren, auf das ich an dieser Stelle kurz eingehen möchte. Es hilft, sich aus der depressiven Schleife zu befreien, die Fixierung auf ein bestimmtes, mit dem Trauma verbundenes Bild oder Ereignis Schritt für Schritt zu reduzieren. Die Methode, die von der amerikanischen Psychologin Francine Shapiro entwickelt wurde, heißt Eye-Movement-Desensitization-and-Reprocessing (EMDR) und beruht auf einer wechselseitigen Stimulation beider Gehirnhälften. Über Augenbewegungen sollen Verarbeitungsprozesse, die sozusagen in der rechten Hirnhälfte (im emotionalen Zentrum) stecken geblieben sind, an andere Hirnzentren »weitergegeben« werden, die dann bei der Verarbeitung helfen. Keine andere der gängigen Therapiemethoden ist nach meiner Erfahrung so gut in der Lage, unsere Selbstheilungskräfte und die Überlebenskräfte von Traumatisierten so wirkungsvoll und nachhaltig zu aktivieren wie EMDR. Die Erfolge dieser Methode lassen sich auch durch bildgebende Verfahren auf beeindruckende Weise belegen. Vor der Behandlung eines Betroffenen sieht man starke Aktivitäten im emotionalen Zentrum des Gehirns und kaum welche in den übergeordneten Gehirnarealen, die für analytisches und logisches Denken zuständig sind. Nach einer erfolgreichen Behandlung mit EMDR ändert sich das Bild: Neben dem emotionalen Zentrum sind nun auch die übergeordneten Hirnareale aktiv, sie unterstützen den Verarbeitungsprozess. Hirnforscher sprechen hier vom Entstehen neuer synaptischer Verbindungen im Gehirn.

Der Elefant mit dem rosa Rüssel

Diese spezielle Methode in der Behandlung von Traumapatienten ist vor allem in den folgenden drei Bereichen wirksam: Zunächst einmal hilft sie, intrusive Bilder zu neutralisieren. Die meisten Betroffenen haben lange versucht, die überfallartig erscheinenden Szenen aus ihrem Kopf zu verbannen – ohne Erfolg. Ein Phänomen, das wir letztlich alle kennen. Wenn ich zu Ihnen sage: »Lassen Sie uns ein kleines Experiment machen. Sie dürfen jetzt alles denken, was Sie wollen, nur an eine Sache dürfen Sie auf gar keinen Fall denken. Denken Sie nicht an einen weißen Elefanten mit rosa Rüssel und Augen, die wie Edelsteine funkeln!«

In dem Moment, in dem Sie sich sagen: »Jetzt aber bloß nicht an diesen Elefanten denken!«, haben sie dessen Bild bereits vor Augen. Das Gleiche geschieht mit intrusiven Bildern. In dem verzweifelten Bemühen, keinesfalls daran denken zu wollen, arbeiten wir unbewusst daran, dass diese Bilder uns sogar noch häufiger überfallen. In gewisser Weise eine andere Art der Vermeidungshaltung, die auf uns zurückschlägt.

Während der EMDR-Sitzung stellen viele Betroffene fest, dass das belastende Bild zum Beispiel farblich immer blasser wird, kleiner und undeutlicher, bis es schließlich nur noch die Größe einer Briefmarke hat oder ganz verschwindet. Aber wie kann das sein? Um diesen Prozess zu verstehen, betrachten wir noch einmal die Mutter, deren Kind beim Sturz vom Balkon ums Leben gekommen ist. Der Therapeut fordert die Patientin auf, sich auf ein Bild zu konzentrieren, das für sie den schlimmsten Moment der traumatischen Erfahrung markiert. Sie sagt: »Ich stehe auf dem Balkon und sehe ihn unten auf dem Boden liegen.« Nun soll sie einen negativen Gedanken über sich selbst formulieren, der im Zusammenhang mit diesem Bild steht: »Ich bin schuld! Ich habe versagt!« Anschließend soll sie einen entsprechenden Wunschgedanken formulieren: »Ich habe alles getan, was ich tun konnte.«

Für die Mutter ist dieses klare Benennen dieser beiden Extrempositionen so, als würde sie sich in das Auge eines Taifuns begeben. Sie hat ihr Innerstes offengelegt und steht in engem Kontakt mit ihren Gefühlen. Der Therapeut fordert sie nun auf, sich auf das Ausgangsbild, die damit verbundenen negativen Gedanken und ihre Gefühle zu konzentrieren. Dann hebt er seine Hand, bewegt sie hin und her, und fordert die Patientin auf, den Fingern mit den Augen zu folgen. Der Therapeut hält immer wieder inne und fragt, was die Betroffene nun wahrnimmt. Ob sich etwas verändert und wenn ja, was. Oft werden Szenen aus dem erlebten Trauma nochmals durchlebt, wobei viele überraschende Assoziationen auftauchen können. Im EMDR spricht man dabei von »Kanälen«, die alle irgendwie mit dem Trauma zusammenhängen: Das können mit dem Trauma verbundene andere Lebensereignisse sein, frühere Schockerlebnisse, eigene Lebenserfahrungen oder allgemeine Lebensweisheiten, die einem bei der Verarbeitung des jetzigen Problems behilflich sein können. Welche Kanäle bei einer Sitzung auftauchen, hängt vom Patienten selbst ab, dessen »System« steuert diese Entwicklung. Das Faszinierende ist jedoch, dass am Ende eines manchmal sehr quälenden Prozesses bei den meisten Patienten ein Gefühl entsteht, die Situation meistern zu können.

Bei der Mutter führte der Weg in den EMDR-Sitzungen durch die verschiedenen Stationen des Unglückstages. Schrittweise bis hin zu dem Moment, als sie noch einmal durchlebte, wie ihr Kind in ihren Armen verstarb und sie den verzweifelten Impuls verspürte: »Ich will mit ihm gehen! Ich will nicht mehr leben!« Diesen Augenblick tiefster Verzweiflung vor Augen, drängten plötzlich andere Bilder nach oben. Von einem schweren Erdbeben in der Türkei und einer verzweifelten Mutter, die ihr totes Kind im Arm hielt. Noch mehr Schmerz, aber auch die Gewissheit, nicht allein mit einem solchen Schicksal in der Welt zu stehen. Dieses Bild schob sich vor das andere und führte zu der Einsicht, dass sie loslassen muss, um ihrem Kind den Übergang in Gottes Hände nicht unnötig schwer zu machen. Dass es solche traurigen Dinge gibt, dass der Tod ein Teil des Lebens ist und dass sie die Kraft hat, diesen Tatsachen ins Auge zu sehen. Und mehr noch: Dass sie die Kraft hat, mit diesem Schicksal weiterzuleben und sich zu sagen: »Ich habe alles getan – aber es war offenbar der Weg, den mein Kind gehen musste.«

Zwei Säcke wiegen schwerer als einer

Außerdem hilft die Methode dabei, Verbindungen des Traumas zu anderen Lebensereignissen aufzuzeigen. Wenn das Geschehene an frühere belastende Begebenheiten erinnert, hängt am aktuell Erlebten dann noch eine »Blase« mit unverarbeiteten Gefühlen. Zusammen wiegt alles doppelt und dreifach schwer. Die Verbindung zu dieser früheren Lebensbelastung ist vielen Menschen nicht bewusst; sie spüren nur, dass sie die Bürde nicht tragen können, möchten nur noch weg – und reagieren mit noch ausgeprägteren Vermeidungstendenzen. Wenn wir diese Verbindung zu einem früheren Trauma bewusst machen können, kann man daran arbeiten, sie zu kappen und bewusst erst an das eine und dann an das andere Problem heranzugehen. Es ist in etwa so, als wollten wir zwei Zementsäcke aus unserem Auto holen – eine Verkaufsstrategie des Baumarkts, die beiden Säcke gab es nur im Doppelpack. Wenn wir versuchen, sie auf einmal in die Garage zu schleppen, werden wir zu Boden gehen. Wenn wir aber das Klebeband lösen und erst den einen, anschließend den anderen Sack aus dem Wagen heben, ist die Last deutlich verringert.

Dazu ein kurzes Beispiel aus meiner Arbeit mit Lehrern, die die Tötung von Kollegen bei Amokläufen in Schulen miterleben mussten. Eine der Lehrerinnen litt unter schlimmen Schuldgefühlen, ihrer Kollegin im Ringen mit dem Tod nicht beigestanden zu haben. Wie unter Schock habe sie reglos neben der Sterbenden gestanden, ihr nicht einmal die Hand gehalten. Die Selbstvorwürfe, ihre Kollegin alleingelassen zu haben, und die immer wiederkehrenden schrecklichen Bilder machten ihr das Leben unerträglich.

Ausgehend von dem Bild – sie steht im Flur neben der abgedeckten Leiche ihrer Kollegin – entwickelte sich während der EMDR-Sitzung eine neue Szene. Die Lehrerin erinnerte sich plötzlich an einen Anruf, der zwölf Jahre zurücklag. Ihr Vater hatte sie damals gebeten, schnell zu kommen, die Mutter liege im Sterben. Sie war zu ihrem Auto geeilt, das jedoch nicht ansprang, weil die Batterie leer war; sie hatte am Abend vorher vergessen, das Licht auszuschalten. Es dauerte eine Ewigkeit, bis sie eine andere Fahrmöglichkeit aufgetan hatte. Als sie endlich beim Haus der Eltern ankam, war es zu spät. Die Mutter war bereits verstorben. Sie machte sich endlose Vorwürfe, weder der Sterbenden noch dem Vater in dieser schweren Stunde beigestanden zu haben. Und das alles wegen einer dummen Unachtsamkeit. Aus ihrer Sicht hatte sie einen schweren Fehler begangen und Schuld auf sich geladen.

Diese ganze Geschichte hing gefühlsmäßig mit dem Erlebnis der getöteten Kollegin auf dem Schulflur zusammen und machte das ohnehin schwere aktuelle Trauma für sie noch gewaltiger und unerträglicher, auch wenn sie sich dieses Zusammenhangs nicht bewusst gewesen war. Ihre in der Schule empfundenen unbegründeten Schuldgefühle, zu spät gekommen zu sein, der Kollegin nicht beigestanden zu haben, resultierten aus der Erfahrung des selbst verschuldeten zu späten Kommens beim Tod der Mutter. Das Entkoppeln dieser beiden Lebensereignisse machte es der Lehrerin deutlich leichter, ihr aktuelles Trauma zu verarbeiten.

An solche mit dem neuen Trauma verknüpfte frühere Belastungen kommt man nach meiner Erfahrung mit rein sprachlichen psychotherapeutischen Methoden viel schwerer und langsamer heran, manchmal auch überhaupt nicht. Mit EMDR ergeben sich solche Verknüpfungen sozusagen wie von alleine.

»Ich habe es getan!«

Wie jene Lehrerin leiden viele Menschen nach traumatischen Erlebnissen unter dem Gefühl, etwas versäumt oder unterlassen zu haben. Sie werfen sich vor, nicht so oder so reagiert zu haben; hätten sie dieses oder jenes getan, wäre alles nicht so schlimm verlaufen, oder das Ganze wäre vielleicht gar nicht erst passiert. Möglicherweise entsteht diese Haltung aus dem unerträglichen Gefühl heraus, vollkommen die Kontrolle verloren zu haben; daher könnte man das Entstehen dieser Haltung auch als den verzweifelten Versuch verstehen, die Kontrolle zurückzugewinnen. Denn hätte man tatsächlich die Wahl gehabt, sich in der Situation anders zu verhalten, hätte dies nichts anderes bedeutet, als dass man die Kontrolle noch gehabt hätte.

Manchmal werden die Betroffenen mit solchen Vorwürfen auch durch ihre Mitmenschen konfrontiert – wie ein Jugendlicher, der einen Mordanschlag eines Mannes auf seine Ex-Geliebte, mit der der Jugendliche auch selbst bekannt war, in einer Disco erlebt hatte. Da er einer der Größten und Stärksten seiner Gruppe war, meinten einige seiner Freunde, er hätte eingreifen, den Täter wegziehen oder irgendetwas tun müssen. Er selbst machte sich ähnliche Vorwürfe, konnte nicht verstehen, warum er in der Situation vollkommen gelähmt und handlungsunfähig gewesen war. Durch diese Doppelbelastung geriet er psychisch so stark unter Druck, dass er depressiv wurde und sogar autoaggressive und suizidale Gedanken entwickelte.

In der EMDR-Behandlung durchlebte er die Situation in der Disco kurz vor dem Mord noch einmal in allen Einzelheiten. Er sah sich neben seinem Freund auf einer Couch sitzen und schaute seiner Bekannten beim Tanzen zu. Plötzlich stürmte eine ganz in schwarz gekleidete Person schnellen Schrittes auf die Tanzfläche. Die Person hielt in der hoch erhobenen Hand ein Messer und lief zielstrebig auf die junge Frau zu. Diese rief noch: »Was soll denn das jetzt!?«, als der Täter mit Wucht zustach.

Genau in diesem Moment der EMDR-Behandlung entstand in dem Jugendlichen der Wunsch, etwas zu tun. Auf meine Frage hin, was er denn gerne tun würde, antwortete er: »Ich würde ihm (dem Täter) am liebsten einen Stuhl ins Kreuz werfen!« Ich forderte ihn auf, dies während des nächsten Sets von Augenbewegungen auszuprobieren. Er stellte sich also vor, wie er dem Täter tatsächlich einen Stuhl in den Rücken schleuderte, dieser daraufhin zu Boden ging und von ihm und einigen Freunden überwältigt wurde. In seiner Phantasie hatte er den Mord an seiner Bekannten verhindert.

Am Ende der EMDR-Sitzung war der junge Mann voller Energie, er strahlte, verließ das Zimmer wie ein Sieger und sagte triumphierend: »Ich habe es getan!« In der Folgezeit wurde er deutlich aktiver, seine schulischen Leistungen stabilisierten sich, depressive und suizidale Gedanken nahmen ab. Er benahm sich so, als hätte er das alles nicht nur in der Phantasie durchlebt, sondern wirklich getan. Und eben hierin liegt die dritte Stärke dieser Behandlungsmethode. Die intensive Vorstellung etwas zu tun, was man vorher nicht hatte tun können, scheint eine befreiende Wirkung zu haben.

Auch die Lehrerin aus dem vorangegangenen Beispiel profitierte übrigens von diesem Phänomen. Imaginativ ging sie während der EMDR-Behandlung zu ihrer sterbenden Kollegin, hielt ihr die Hand, begleitete sie beim Übergang in den Tod und bereitete ihr eine würdigere Ruhestätte als die des kalten Steinfußbodens im Schulflur. Diese Imaginationen hatten etwas sehr Tröstliches, Beruhigendes und Heilsames für sie.

EMDR ist ein hoch wirksames therapeutisches Verfahren, jedoch kein Allheilmittel. Wird es indes als *ein* Baustein innerhalb eines therapeutischen Gesamtkonzepts eingesetzt, ist diese Methode oft der entscheidende Schritt bei der Bewältigung traumatischer Erlebnisse.

Mutmacher 12

Wenn Sie an den Folgen eines Traumas leiden und Symptome einer posttraumatischen Belastungsstörung aufweisen, begeben Sie sich in eine qualifizierte traumatherapeutische Behandlung bei einem psychologischen Psychotherapeuten, der an den hier beschriebenen Prinzipien orientiert ist. Diese sollte konfrontativ-verhaltenstherapeutisch ausgerichtet und mit EMDR kombiniert sein. Der Therapeut sollte eine entsprechende Ausbildung und eine Kassenzulassung haben; vor allem aber sollte er Erfahrung in der Therapie von Traumastörungen haben. Fragen Sie ihn bei der Anmeldung danach. Entscheiden Sie spätestens nach der fünften Sitzung, ob Sie sich gut aufgehoben fühlen. Wenn nicht, haben Sie das Recht, den Therapeuten zu wechseln.

Alles kommt in Fluss – eine kleine Übung für zuhause

Die Funktionsweise der Methode EMDR können Sie übrigens – zumindest in Teilen – selbst einmal ausprobieren. Das Stichwort lautet: Walking und Augenbewegungen. Bei diesem Vorgehen werden zwei Erkenntnisse zu einer Methode zusammengefasst. Wir wissen, dass Bewegung gut geeignet ist, psychische Blockaden positiv zu beeinflussen. In der Behandlung von Depressionen werden in psychosomatischen Kliniken seit vielen Jahren Patienten angeleitet, zu joggen, zu wandern oder zu walken. Man hat festgestellt, dass dabei sogenannte Endorphine, körpereigene Opiate, freigesetzt werden, die Glücksgefühle erzeugen können. In einer positiven Stimmung erscheint uns die Welt nicht nur heller und ein Problem weniger schwer; wir sind auch in der Lage, leichter und unverkrampfter eine Lösung für unsere Probleme zu finden. Sowohl körperlich als auch psychisch kommt alles wieder in Fluss, wir sind in besserem Einklang mit uns selbst. Dieses Phänomen verbinden wir nun mit der positiven Wirkweise der Augenbewegungen für das Entstehen neuer synaptischer Verbindungen im Gehirn.

Für unseren kleinen Feldversuch sollten wir uns eine Strecke aussuchen, die nicht zu uneben ist, damit wir nicht stolpern, und wo links und rechts des Weges Bäume stehen. Ideal für den Verknüpfungsprozess ist es, wenn der vor uns liegende Weg leicht bergauf geht. Dadurch wird das Gefühl, etwas Problematisches, Anstrengendes, Schweres anzugehen, noch verstärkt.

Nach ein paar Minuten entspannten Walkens (das natürlich erst einmal gelernt werden muss und einem in »Fleisch und Blut« übergegangen sein sollte) konzentrieren wir uns nun auf eine starke Belastung, die wir mit einem Bild verknüpfen. Zum Beispiel auf eine Situation in der Arbeit, den Partner, mit dem es gerade nicht so rund läuft, oder Ähnliches. Nun blicken wir mit den Augen abwechselnd auf die Bäume auf der rechten und der linken Seite des Weges und walken dabei weiter. Die Augenbewegungen sollen immer im gleichen Rhythmus ablaufen wie unsere Stockbewegungen. Das bedeutet, wenn der rechte Stock vorne ist, sollten die Augen nach rechts wandern, wenn der linke Stock vorne ist, erfolgt die Bewegung nach links. Der Impuls, den wir durch die Stöcke in den Händen spüren, stellt auch wiederum eine bilaterale Stimulation unseres Gehirns dar. Weiterhin haben wir eine bilaterale Stimulation durch unsere Füße, die bei jedem Schritt links und rechts den Kontakt zum Boden bekommen. Die im EMDR so erfolgreiche bilaterale Stimulation des Gehirns geschieht hier also auf drei Ebenen: über die Augen, die Hände und die Füße.

Wir halten diese Augenbewegungen eine Zeit lang aufrecht und achten darauf, was sich verändert. Nach einer Weile stellen wir diese Augenbewegungen ein, blicken nur noch auf den Weg, um dann die Augenbewegungen wieder aufzunehmen. Wenn sich Veränderungen in unseren inneren Bildern ergeben, können wir diese während des Laufens und der Augenbewegungen weiter verfolgen. Ergeben sich keine Veränderungen, fokussieren wir immer wieder zurück auf das belastende Ausgangsbild. Dieser Vorgang muss in der Regel mehrfach wiederholt werden, wir müssen Körper und Geist genug Zeit lassen, um unsere Selbstheilungskräfte zu aktivieren.

Häufig stellen wir dann nach einer Weile fest, dass die Belastung nachlässt, die unangenehmen Bilder in den Hintergrund treten oder sogar ganz verschwinden. Möglicherweise kommt es auch zu Veränderungen in dem Sinne, dass wir andere Bilder sehen oder an andere Ereignisse denken.

Auch wenn sich kein Gefühl der Erleichterung einstellen sollte, ist diese Übung nicht umsonst. Ganz im Gegenteil: Wir bereiten damit unseren Organismus darauf vor, wieder in Kontakt mit unseren

Selbstheilungs- und Überlebenskräften zu kommen. Wenn wir aber die Erleichterung spüren, dann sollten wir uns darauf konzentrieren und uns möglichst einen positiven Satz oder ein positives Wort dazu denken. Ideal wäre es, wenn wir diesen Satz auf dem Rückweg, wenn es wieder bergab geht, denken und rhythmisch an unsere Schrittfolge anpassen. Das Bergabgehen symbolisiert und verstärkt noch einmal die Erleichterung.

Ich habe bei dieser Übung, mit der ich mich regelmäßig entlaste, einmal Folgendes erlebt: Ich konzentriere mich auf das Gesicht eines Menschen, der für ein mich belastendes Problem steht. Während des Laufens und der Augenbewegungen erscheint mir dieses Gesicht zunächst immer bedrohlicher, unangenehmer, die Belastung steigt. Ich fokussiere jedoch immer wieder nach kurzer Unterbrechung der Augenbewegungen auf das Gesicht. Es bekommt im weiteren Verlauf unnatürliche Konturen, die es noch grässlicher erscheinen lassen. Ich scheine es zu verlieren, konzentriere mich aber immer wieder neu darauf, auch wenn es unangenehm ist. Es wird immer größer und runder und ähnelt mehr und mehr einem aufgeblasenen Ballon mit einer Fratze. Plötzlich sehe ich, wie dieser Ballon wie ein Luftballon, den man stark aufgeblasen hat und dann loslässt, ohne einen Knoten in das Mundstück gemacht zu haben, mit einem »Furzgeräusch« in die Luft torkelnd, aufsteigend entschwindet. Er wird kleiner und kleiner und fällt schließlich als schrumpeliges, ausgeleiertes, kraftloses Überbleibsel auf den Boden. Ich laufe weiter und lasse es hinter mir. Ich spüre eine deutliche Erleichterung. Ich atme freier, mein Körper ist in einem angenehmen Rhythmus. Nachdem ich den Anstieg überwunden habe, entwickelt sich beim Herunterlaufen der Satz: »Ich steh drüber!« Ich sage mir diesen Satz immer wieder im Rhythmus des Laufens: ICH (re.) – STEH (li.) – DRÜBER! (re.), ICH (li.) – STEH (re.) – DRÜBER! (li.) … und ich bemerke ein Lächeln in meinem Gesicht.

Mutmacher 13
Gehen Sie Ihre Belastungen aktiv an, probieren Sie die Kombination aus Augenbewegungen und Walking einfach einmal aus. Wenn Sie Übungen wie diese immer wieder durchführen, werden Sie feststellen, dass durch diese Konfrontation die Intensität der Belastung deutlich abnimmt und Ihr Gefühl, Schwierigkeiten selbst meistern zu können, stetig wächst.

Den Ort des Geschehens besuchen

Ein weiterer wichtiger Schritt in der Traumabewältigung sind Verhaltensübungen, mit denen man Vermeidungsstrategien angehen kann. Viele Betroffene scheuen sich davor, Orte aufzusuchen, die an das schreckliche Ereignis erinnern. Das können Plätze oder Räume sein, die mit dem traumatischen Erlebnis zusammenhängen oder die mit dem Tod eines geliebten Menschen verbunden werden. Besonders der Ort, an dem das traumatische Ereignis stattgefunden hat, löst bei den meisten starke Angst- und Panikgefühle aus. Viele Traumatisierte nehmen oft weite Umwege in Kauf, um diesen Ort nicht wiedersehen zu müssen. Betroffene von Autounfällen zum Beispiel fahren oft gewaltige Umwege, um nicht an der Unfallstelle vorbei zu müssen. Augenzeugen des Amoklaufs von Meißen mieden die Stelle im Schulflur, an der die tote Lehrerin gelegen hatte. Angehörige des ICE-Unglücks von Eschede fuhren nicht mehr mit der Bahn, wollten auf keinen Fall den Ort der Katastrophe passieren, selbst Hamburg nicht, die Stadt, in der die Zugfahrt hätte enden sollen. Sie glaubten, dort werde etwas Schlimmes passieren, sie würden einen Nervenzusammenbruch erleiden oder irgendwie »durchdrehen«. All die negativen oder angstbesetzten Emotionen werden auf einen Ort projiziert, der so eine Gefährlichkeit bekommt, die objektiv natürlich nicht vorhanden ist. Aber die Geschichte geht noch weiter: Die Vermeidungshaltung hat die Tendenz, sich auszubreiten. Straßenbahngeleise erinnern plötzlich an den entgleisten ICE-Zug, eine Kreuzung mit einem gelben Haus gleicht der Ecke, an der ein tödlicher Unfall geschah. Es können auch bestimmte Gerüche sein, die mit einer Katastrophe verbunden sind und plötzlich an einem neutralen Ort auftreten und den Betroffenen in psychische Bedrängnis bringen. Es ist wie mit einem Korb voller schöner Äpfel, in dem eine faulige Frucht liegt und die anderen nach und nach ansteckt. In der Diktion der Verhaltenstherapie sprechen wir hier von einer »Generalisierungstendenz des Vermeidungsverhaltens«.

Kommt es zu einer solchen Generalisierung, können auch gute Erfolge, die in der Therapie der individuellen Aufarbeitung bis zu diesem Punkt erreicht wurden, wieder zunichtegemacht werden. Um das zu vermeiden, besprechen wir mit den Betroffenen den Verlauf der Angstkurve. Also wie es sein wird, wenn sie die Unfallstelle aufsuchen: dass Angst und Anspannung zunächst steigen, dann auf einem Plateau stagnieren werden – um dann wieder abzufallen. Wir begleiten die Patienten in der Situation und motivieren sie, dort so lange stehen zu bleiben, bis sie eine deutliche Entlastung spüren. Der Therapeut zieht sich dabei so weit zurück, dass die Patienten das Gefühl haben, es alleine zu schaffen, und nicht nur, wenn der Therapeut eng an ihrer Seite steht. Wichtig ist dabei, dass die Betroffenen von der Sinnhaftigkeit eines solchen Schrittes überzeugt und motiviert sind, ihre innere Hürde zu überwinden.

Bei der Durchführung solcher Konfrontationen bin ich immer wieder überwältigt von der Intensität der Gefühle der Betroffenen und auch von meiner eigenen emotionalen Beteiligung, die durch diesen schwierigen, aber immens wichtigen Schritt der Traumabewältigung ausgelöst wird. Man spürt auch als Außenstehender die große Anspannung und Kraftanstrengung der Betroffenen, an diesem Ort zu bestehen.

Als ich mit der bereits erwähnten Krankenschwester in ihre Abteilung des Vollzugskrankenhauses gehen wollte, in der ihr Martyrium stattgefunden hatte, zitterte sie bei dem Versuch, eine Tür mit einem großen Schlüssel und entsprechendem Schlüsselloch zu öffnen, so stark, dass es eine ganze Weile dauerte, bis sie es schaffte.

Die Mutter des tödlich abgestürzten Kindes ging zögerlichen Schrittes durch das Haus, aus dem sie ausgezogen war, bis zu dem Balkon, den sie seit dem Sturz ihres Kindes nie wieder betreten hatte. Nach der Aufforderung, dort, wo das Brett sich gelockert hatte, so lange stehen zu bleiben, bis sie sich deutlich beruhigt hatte, stützte sie sich auf das Geländer und begann bitterlich zu weinen. Es schüttelte ihren ganzen Körper, und sie schaute fassungslos nach unten zu der Stelle, wo ihr Kind aufgeschlagen war. Sie brauchte lange Zeit, bis die Tränen versiegten und ihr Körper ruhiger wurde. Nach einem vereinbarten Handzeichen ging ich zu ihr, und sie erklärte mir, dass sie sich jetzt ruhig und stark fühle. Sie freute sich sogar darüber, dass sie nun tröstliche Einzelheiten entdecken konnte: In einer Regenpfütze hatte sie eine Herzform erkannt, das Vogelgezwitscher aus den umstehenden Bäumen habe sie darin bestärkt, dass dies eigentlich ein friedlicher Ort sei.

Für die Erzieherin wiederum waren gleich mehrere Räume der Jugendeinrichtung belastet. Nach dem problematischen Betreten des Hauses durch die Eingangstür folgte das Büro, in dem sie damals gerade einen Bericht studierte, als sie nach unten gerufen wurde. Nachdem sie an beiden Stellen so lange verweilt hatte, dass die Belastung abnahm, kam der für sie schwierigste Schritt: die Küche, der Ort, an dem sie niedergestochen worden war. Sie blieb an der Türschwelle stehen, es war deutlich zu sehen, dass sie heftige Kämpfe mit sich ausfocht. Nach einer guten halben Stunde fragte ich sie, ob sie bereit sei, genau zu der Stelle zu gehen, an der sie nach dem Angriff kollabiert war. Sie wollte es versuchen, aber die Beine versagten ihr den Dienst. Sie war in diesem Moment wie gelähmt, es war ihr unmöglich, einen Fuß über die Schwelle zu setzen. Offensichtlich brauchte ihr Körper noch mehr Zeit, um diesen Schritt zu wagen.

Es ist interessant, wie unser eigener Organismus in solchen Situationen arbeitet, ohne dass wir selbst bewusst etwas tun müssen. Es scheint, als taste er sich langsam durch ein Dickicht, um wieder in Kontakt mit den verloren geglaubten Überlebenskräften zu treten. Man muss ihm nur genügend Zeit geben und ihn vorher mit den nötigen Voraussetzungen ausstatten, sich in dem Dickicht zurechtzufinden. Unser Organismus ist vergleichbar mit einem Menschen, der im Dschungel seinen Weg verloren hat. Ohne Hilfsmittel irrt er umher und kann sich nicht orientieren. Mit einem Kompass, einer Karte, einer Taschenlampe und einer Machete hat er die nötigen Voraussetzungen, den Weg wiederzufinden.

Die Hilfsmittel meiner Patienten bestanden in den vorherigen Therapieschritten: Ohne diese Vorarbeit würde die Erzieherin planlos, extrem belastet und letztlich erfolglos durch das Haus laufen.

Der »im Urwald verlorene Weg« steht hier für das allmählich entstehende Gefühl der Betroffenen, stärker zu sein als alle Angst und alles Unbehagen, das durch einen bestimmten Ort ausgelöst wird. Am Ende trägt die Gewissheit, dass nicht der Ort an sich gefährlich ist, sondern dass hier etwas Trauriges oder Schreckliches geschah. Und dass man die Kraft hat, hier zu bestehen, und sich an das Geschehene erinnern kann, ohne von seinen Gefühlen übermannt zu werden.

Im Fall der Erzieherin kehrte plötzlich die Kraft in den Körper und vor allem die Beine zurück, sie war in der Lage, die Küche zu betreten und sogar bis zu der Stelle zu gehen, an der sie nach dem Messerstich zu Boden gegangen war. Dort fand sie es gar nicht mehr schwer, stehen zu bleiben – ihr Körper hatte die Hauptarbeit längst geschafft. Im Anschluss daran berichtete sie mir, dass sie in ihrer Phantasie den Jugendlichen immer wieder leibhaftig vor sich gesehen hatte, während sie an der Schwelle zur Küche stand. Jetzt, nachdem alles vorbei war, sei auch dieses angstbeladene Bild weg. Etwas ganz Entscheidendes war durch diese Konfrontation zu Ende gegangen: die für viele Traumatisierte typische Vorstellung, das Ereignis sei noch gar nicht abgeschlossen.

Wenn die Betroffenen es geschafft haben, am Ort der Katastrophe zu bestehen, mache ich oft ein Foto von ihnen. Es ist ein »Siegerfoto«, das einen hohen Wert hat. Ich rate ihnen, dieses Foto gut aufzubewahren und es in »brenzligen Situationen«, etwa, wenn sie dazu tendieren, wieder eine schwierige Konfrontation zu vermeiden, als Wegweiser hervorzuholen.

Ein junger Mann, der unverschuldet einen Fußgänger überfahren und tödlich verletzt hatte und unter dem schrecklichen Bild des Gesichts auf seiner Windschutzscheibe litt, berichtete mir nach der Therapie Folgendes: »Immer wenn ich noch einmal schlecht von dem Unfall träume und nicht schlafen kann, gehe ich zu meinem Schrank im Wohnzimmer. Ich hole den Schlüssel, den ich unter der Uhr deponiert habe, schließe auf und hole die Schachtel mit den Fotos heraus, die Sie damals an der Unfallstelle gemacht haben. Die lege ich dann vor mich auf den Tisch, rauche eine Zigarette und schaue sie mir so lange an, bis es wieder gut ist. Dann lege ich die Bilder zurück in die Schachtel, stelle sie in den Schrank, verschließe ihn und lege den Schlüssel unter die Uhr. Anschließend gehe ich ins Bett und schlafe beruhigt ein.«

Es ist, als gebe er einer Pflanze, deren Blätter schlaff herunterhängen, weil er sie lange nicht gegossen hatte (sie symbolisiert in diesem Bild die Überlebenskräfte des Mannes), durch seine selbst gewählte Konfrontation so viel Wasser, bis sich die Pflanze wieder aufrichtet und er sich an ihrem festen Wuchs erfreuen kann.

14. Wie Kinder mit Katastrophen umgehen

Kinder, die von Katastrophen getroffen werden, erzeugen zunächst spontan ein größeres Maß an Aufmerksamkeit und Mitgefühl in der Gesellschaft. Es ist schwer auszuhalten, Bilder von weinenden, verzweifelten Kindern zu sehen, die etwa nach dem Erdbeben auf Haiti im Jahr 2010 vor den Trümmern der zerstörten Häuser umherirrten, in denen ihre Familien umgekommen waren. Emotional an ihre Grenzen geraten viele der Katastrophenhelfer immer wieder vor allem dann, wenn sie sich um Kinder kümmern müssen, die als Einzige ihrer Familie überlebt haben.

Ob ein Kind ein solches Trauma überhaupt bewältigen kann, hängt nicht zuletzt vom Alter ab. Besonders wenn die Traumatisierung während der vorsprachlichen Entwicklungsphase des Kindes geschieht, ist die Schädigung der Psyche sehr tiefgreifend und schwerwiegend. Kinder fallen durch den Schock des Traumas häufig zurück auf eine frühere Stufe der Entwicklung; das heißt, sie verlieren Fähigkeiten, die sie bereits erlangt hatten – zum Beispiel trocken zu sein. Sie entwickeln häufig Ängste, etwa vor der Dunkelheit, vor Monstern oder vor dem Allein-Sein. Sie können durch aggressives oder autoaggressives Verhalten auffallen und leiden oft unter sogenannten somatoformen Symptomen wie Bauch- oder Kopfschmerzen. Auch selbstschädigende Verhaltensweisen wie Drogen- oder Alkoholmissbrauch bei traumatisierten Jugendlichen sind keine Seltenheit.

Grundsätzlich aber habe ich die Erfahrung gemacht, dass Kinder besser und schneller als Erwachsene auf fundamentale Veränderungen ihres Lebensumfelds reagieren können. Veränderung und Entwicklung gehören noch ganz selbstverständlich zu ihrem Leben, sie entdecken jeden Tag etwas Neues, Spannendes und blicken mit großen Augen nach vorne in die Zukunft, nicht nach hinten in die Vergangenheit.

Ein vollkommen anderes Bild ergibt sich allerdings bei Kindern, die eine atomare Katastrophe erleben mussten. Der Unterschied besteht darin, dass bei »normalen« Extremsituationen ein Teil des Lebens der Vergangenheit zerstört wurde, während hier gleichzeitig das zukünftige betroffen ist. Die Strahlenverseuchung großer Landstriche führt dazu, dass viele Menschen aus den unmittelbar betroffenen Gebieten evakuiert werden, Haus und Hof und ihr gesamtes soziales Umfeld verlieren. In Fukushima wurde zunächst eine 20-Kilometer-Sperrzone eingerichtet, die kontinuierlich erweitert werden musste. Die radioaktive Strahlung machte natürlich nicht an dieser Grenze halt. Millionen von Menschen außerhalb dieser Zone, selbst im weit entfernten Tokio, waren zutiefst verunsichert.

Was das für die Kinder bedeutete, konnte ich selbst bei einer überraschenden Begegnung am Bahnhof erleben. Ich wartete auf den Zug, mit dem ich zu einem Vortrag in eine andere Stadt fahren wollte. Normalerweise treffe ich am Gleis nur auf wenige Mitreisende, doch diesmal tummelten sich dort zahlreiche Menschen, die wegen eines Triebwerkschadens der Lok in unserem kleinen Ort gestrandet waren. Darunter waren auch knapp zwanzig japanische Kinder aus der Region Fukushima mit fünf Betreuern. Ich erinnerte mich an einen Zeitungsartikel, der darüber berichtet hatte, dass die Gruppe zu einem 14-tägigen Erholungsurlaub nach Mittelhessen eingeladen worden war.

Ich beobachtete die Kinder eine ganze Weile. Sie lachten und tollten herum, machten auf den ersten Blick einen ganz »normalen« Eindruck. Kurz darauf kam ich mit einer der Betreuerinnen ins Gespräch und fragte sie, wie sehr dieser Zwischenfall ihre Reisepläne störe. Sie lächelte und antwortete, dass solche Kleinigkeiten nach dem Erleben der großen Katastrophe niemanden der Gruppe aus der Fassung bringen würden. Als ich dann aber wissen wollte, wie es denn den Kindern gehe, wurde sie ernst. Diese würden nach außen hin zwar fröhlich wirken, im Inneren aber sähe es ganz anders aus. Sie könnten sich keine Zukunft mehr vorstellen, fühlten sich von jeder Entwicklungsmöglichkeit abgeschnitten.

Von genau diesem Gefühl berichtet auch eine sehr bedrückende

Fernseh-Dokumentation, die ich im März 2012 sah. Unter dem Titel »Die Kinder des Tsunami« schildern viele Kinder aus Fukushima ihre Erlebnisse nach dem Beben, der Flutwelle und der folgenden Atomkatastrophe. Man sieht verzweifelte Eltern, die jeden Tag mit einem Messgerät den Boden untersuchen, bevor sie ihren Kindern erlauben, draußen zu spielen. Wie sie ihren Kindern einschärfen, nur an bestimmte Orte und auf keinen Fall an bestimmte andere zu gehen. Kinder erzählen vor der Kamera nicht nur über ihre traumatischen Erlebnisse während der verheerenden Flut (also der realen Bedrohung, der sie ausgesetzt waren), sondern auch von ihrer Angst vor strahlenbedingten Krebserkrankungen, die im weiteren Leben auf sie zukommen könnten (einer potenziellen, noch nicht greifbaren Bedrohung). Eltern sitzen mit Tränen in den Augen neben ihren Kindern und hören, wie diese sagen, dass sie sich ein Leben ohne Angst gar nicht mehr vorstellen können. Zukunft ist für diese Kinder nicht länger besetzt mit Träumen, wie das Leben als Erwachsener einmal sein wird, sondern mit Düsternis und Horror. Kinder sind für eine Gesellschaft das Versprechen für eine hoffnungsvolle Zukunft, das Versprechen, dass es weitergehen wird. Wenn aber die Kinder keine Hoffnung mehr haben, ist die Zukunft der ganzen Gesellschaft infrage gestellt.

Nach den vielen Katastrophen, mit denen ich in den vergangenen Jahrzehnten als Therapeut zu tun hatte, ist mir bei Kindern immer eines aufgefallen: dass ihre Hoffnung, ihr Überlebenswille, ihr Vertrauen in den Neubeginn stärker sind als alle Zerstörung, die über ihren Ort oder ihre Familie hereingebrochen ist. Die Gewissheit, dass neue, positive Kräfte Leid und Verheerung überwinden werden, hat die Menschheit über Jahrtausende aufrechterhalten. In jeder Kultur und zu allen Zeiten haben Eltern alles dafür getan, dass ihre Kinder es einmal besser haben werden als sie selbst. All das ist durch eine atomare Katastrophe aus den Fugen geraten. Ich selbst musste feststellen, dass all unsere bewährten Traumatherapie-Konzepte und aller durch Erfahrung begründeter Optimismus auf ein neues Wachstum der Überlebenskräfte angesichts eines Atomunglücks infrage gestellt sind. Bei Kindern, die Opfer anderer Katastrophen geworden sind, weiß ich, dass diese Konzepte greifen. Bei denen aber, die in eine atomar verseuchte Welt hineinwachsen, bleibt uns fürs Erste nur die Hoffnung, dass nicht Tausende hoffnungsvoller Lebenskonzepte von vornherein zum Scheitern verurteilt sind, sondern dass die Überlebenskräfte sich auch in diesem Fall als stärker erweisen als alle Zerstörung.

Schweigen heißt nicht Bewältigen

Nicht nur bei solchen Katastrophen, die Zehntausende Menschen ihrer Lebensgrundlage berauben, sondern auch bei »kleineren« Unglücken oder familiären Schicksalsschlägen geraten gerade die Kinder nach Abflauen der ersten Welle an Mitgefühl schnell wieder aus unserem Blickfeld. Das liegt auch daran, dass Kinder nach einer Katastrophe nicht oder nur sehr wenig über ihre verletzten Seelen reden und wir daraus fälschlicherweise den Schluss ziehen, sie hätten das Ereignis ganz gut verkraftet. Ohne therapeutische Behandlung sorgen die schlimmen Erinnerungen jedoch dafür, dass es zu Ängsten und Depressionen kommt, die oft einhergehen mit körperlichen Symptomen wie Zittern, Unruhe oder diffusen Schmerzen. Außerdem unterliegt das Leben dieser Kinder oftmals deutlichen Einschränkungen, da sie es vermeiden, bestimmte Orte aufzusuchen, Menschen zu treffen, Gespräche zu führen oder Tätigkeiten auszuüben, die sie an die Katastrophe erinnern würden.

Ein typisches Beispiel dafür ist Meiko, der als Zehnjähriger seinen Vater durch das schwere Grubenunglück von Borken verlor. Seine Mutter trauerte sehr um ihren Mann und fühlte sich psychisch und körperlich durch die neue Situation als Alleinerziehende mit zwei Kindern überfordert. Sie hatte abgenommen, schlief schlecht, war nervös und dauernd den Tränen nahe. Den Kindern gegenüber versuchte sie, das Bild der starken Mutter aufrechtzuerhalten. Meiko spürte jedoch, dass die Mutter am Rande ihrer Belastungsfähigkeit angelangt war. Er entwickelte die Angst, nach dem Vater auch die Mutter zu verlieren. Seine Gefühle behielt er für sich, um die Mutter nicht noch mit seinen Sorgen zu belasten. Bei ihr wiederum entstand so nach einigen Wochen der Eindruck, der Sohn habe das Ganze recht gut verkraftet, möglicherweise sei es ihm auch gar nicht so nahe gegangen, wie sie befürchtet hatte. Sonst würde er ja darüber reden.

Nach einiger Zeit stellten sich bei Meiko unerklärlicher Husten und permanente Kopfschmerzen ein. Da die behandelnden Ärzte keinerlei organische Ursachen finden konnten, wurde die Mutter mit ihrem Sohn bei mir vorstellig.

Um mit trauernden und traumatisierten Kindern die schwierige Situation zu umgehen, die in der Regel entsteht, wenn man sie fragt, was sie belastet, und sie dann nicht reden wollen, steht in meiner Praxis ein Kicker. Beim Kickern, wenn die Augen auf den Ball und nicht auf das Gesicht des Psychologen gerichtet sind, fällt es den meisten Kindern viel leichter, von sich zu erzählen. Auch mit Meiko habe ich als Erstes ein paar Runden am Kicker zugebracht. Schnell wurde dabei deutlich, wie sehr er tatsächlich unter dem Verlust des Vaters litt. Er hatte unzählige Fragen, die er seiner Mutter nicht hatte stellen wollen – aus Angst, sie zu sehr zu belasten: Wo der Papa jetzt sei, wie er umgekommen war, warum die Schutzpatronin der Bergleute, die heilige Barbara, denn nicht auf ihn aufgepasst habe und so weiter. Besonders quälend war für ihn die Frage, ob er womöglich am Tod des Vaters schuld sei, weil er kurz vor dem Unglück »so böse« zu ihm gewesen sei.

In unserem Gespräch erzählte er mir, dass er zuhause viel weinen, dies aber immer heimlich in seinem Zimmer oder unter der Bettdecke tun würde. Er wolle nicht, dass seine Mutter das mitbekam, schließlich müsse er ja auf sie aufpassen, weil es ihr so schlecht gehe und er Angst habe, dass auch sie sterben würde. In dem Jungen gärte es förmlich, weil er bislang kein Ventil für den Druck gehabt hatte, der sich in ihm aufgebaut hatte. Diese enorme Belastung war weniger durch das Primärereignis, also den Tod des Vaters, sondern vor allem durch die Situation danach entstanden: durch die Angst, die eigene Trauer gegenüber der Mutter zu formulieren, die Angst vor Fragen und vor allem die Angst um das Wohlergehen der Mutter.

In der Therapie gelang es mir, einige seiner drängenden Fragen zu klären, indem ich ihn vorsichtig mit dem Hergang des Unglucks konfrontierte. Wir besuchten zusammen das Gelände, sprachen mit dem Grubenleiter und betrachteten Fotos von der Arbeit unter Tage. In den anschließenden gemeinsamen Gesprächen mit Mutter und Kind wurde schließlich Schritt für Schritt auf beiden Seiten die Scheu abgebaut, den jeweils anderen mit den eigenen Problemen zu belasten. Die beiden erkannten die Chance, aus der gemeinsamen Trauer wieder neue Kräfte schöpfen und sich gegenseitig stützen zu können. Die positiven Auswirkungen waren rasch spürbar – nicht nur emotional. Es dauerte nicht lange, bis bei Meiko auch der Husten und die Kopfschmerzen verschwanden.

An diesem Beispiel wird deutlich, wie wichtig es ist, bei traumatisierten Kindern genau hinzusehen und nicht vorschnell zu glauben, sie hätten keinen Leidensdruck, nur weil sie nicht darüber reden. Andererseits verfügen vor allem kleinere Kinder über erstaunliche Selbstheilungskräfte, die sie durch eine bestimmte Form der Konfrontation wecken. Nach Unfällen und Katastrophen kann man Kinder beispielsweise dabei beobachten, wie sie Teile der traumatischen Situation immer wieder durchspielen. Ein Junge, der eine Massenkarambolage auf der Autobahn miterlebt und dabei die Schwester verloren hatte, stellte mit kleinen Matchbox-Autos immer wieder einzelne Szenen nach: wie die Autos ineinandergekracht waren oder sich der Krankenwagen den Weg durch das Chaos gebahnt hatte, um die Verletzten zu bergen und anschließend in die Klinik zu fahren. Auch die Beerdigung der Schwester inszenierte er immer wieder, was für die Mutter sehr belastend war.

Kinder können sich mit solchen »Spielen« oft wochenlang beschäftigen, bis sie kein Interesse mehr daran haben und das Thema für sie mehr und mehr in den Hintergrund rückt. Was manche Eltern schon als krankhaft empfinden oder auch als Belastung der eigenen Psyche, ist für die Kinder eine wichtige Art der Selbstheilung. Sie erinnert dabei an die oben beschriebene Methode in der Psychotherapie, nach der man Personen immer wieder dazu auffordert, das traumatische Erlebnis zu schildern – bis die starken Belastungssymptome deutlich nachlassen oder sogar ganz verschwinden. Kinder tun das eher spielerisch, weniger verbal.

Erwachsene, die mit Kindern über deren traumatische Erlebnisse reden wollen, um ihnen zu helfen, machen häufig die Erfahrung, dass die Kinder abblocken und sich verweigern. Es entspricht nicht ihrem Bedürfnis, sich wie Erwachsene hinzusetzen und ernsthaft über »die Sache« zu reden. Ein Grund für diese Verweigerung kann sein, dass sie die Erwachsenen schützen wollen, wie im Fall von Meiko. Oder sie sind einfach nicht in der entsprechenden Stimmung und haben in diesem Moment auch keinen Zugang zu ihrer verletzten Seele. Kinder dann zu drängen, sich zu öffnen, macht überhaupt keinen Sinn. Man kann nicht zu ihrem Inneren vorstoßen, und das Ergebnis ist oft das Gegenteil dessen, was man erreichen wollte. Erwachsene Bezugspersonen müssen Kindern vielmehr durch ihre Haltung deutlich machen, dass sie um die schwere Belastung wissen und ihre Kinder damit nicht alleine lassen. Dass sie immer da und bereit sind, ihnen zuzuhören und mit ihnen zu reden, wenn diese das Bedürfnis dazu haben.

Diese Momente können recht unerwartet kommen, das habe ich während meiner Arbeit mit Kindern in der Zeit nach dem Borkener Grubenunglück selbst erlebt. Die Kinder, die allesamt ihre Väter verloren hatten, wollten sich nicht in Gruppen an einen Tisch setzen und über ihre Situation reden. Manche malten zwar hin und wieder Bilder, Spiegelbilder ihres Inneren – Monster, die sie nachts bedrohten, oder Zeichnungen von Unfällen und Explosionen. Aber sie wollten kaum über die verstörenden Motive sprechen. Ich musste also einen anderen Rahmen finden und ging daher mit der Zeit dazu über, mit ihnen im Garten auf einer großen Wiese zu spielen: Verstecken, Tischtennis, Fußball und dergleichen. Ein Ortswechsel, die Bewegung in einem Raum, der nicht mit »Problembewältigung« assoziiert wird, hat oftmals verblüffende Wirkung. So auch diesmal: Wir veranstalteten ein kleines Elfmeterturnier, bei dem die Kinder und ich im Wechsel schossen oder im Tor standen. Wer als Torwart fünf Elfmeter kassiert hatte, schied aus. Ich stand gerade im Kasten, hatte mir bereits vier Treffer eingehandelt, drohte also bald aus unserem Turnier zu fliegen. Alles hing vom nächsten Schützen ab, einem kleinen Jungen, der sich sorgfältig den Ball zurechtlegte und Anlauf nahm. Schütze und Torwart waren hoch konzentriert, der Junge zog ab und rief im selben Moment aus: »Wo ist denn mein Papa jetzt?« Ich hielt verdutzt inne, der Ball landete im Netz und der Schütze drehte jubelnd ab.

Aus solchen Situationen ergaben sich meist Gespräche, in diesem konkreten Fall über die Vorstellungen des Jungen über das Leben nach dem Tod; denn er fragte sich, ob der Papa im Himmel wohl gesehen habe, wie gekonnt sein Sohn den Ball versenkt hat.

Ein Mädchen aus der Borken-Gruppe, die nie über ihren Kummer nach dem Verlust des Vaters hatte reden wollen und nicht nur ihrer Mutter, sondern auch der Klassenlehrerin Sorgen bereitete, weil sie in der Schule sehr ruhig geworden und in den Leistungen stark abgefallen war, zeigte sich begeistert von dem Vorschlag, mit den anderen Kindern die Gedenkstätte zu besuchen, die inzwischen auf dem ehemaligen Grubengelände errichtet worden war. Dort befindet sich ein großer Bronzering im Durchmesser des ehemaligen Schachts, auf dem alle Namen der Bergleute eingraviert wurden, die im Borkener Braunkohleabbau ihr Leben verloren haben. Sie suchte und fand unter den vielen Namen den ihres Vaters, setzte sich genau an dieser Stelle auf den Ring und blickte mich selig an. Dann begann sie über ihren Vater zu reden. Sie hatte für sich genau den richtigen Moment und die passende Situation gefunden, in der sie über ihren Schmerz sprechen konnte und wollte.

Kinder haben offensichtlich ein sehr feines Gespür dafür, wann sie so gut im Einklang mit sich selbst sind, dass es ihnen möglich ist, sich mit belastenden Erinnerungen zu beschäftigen. Für die Genesung ihrer Seele ist es wichtig, dass sie in diesen Momenten auch einen verlässlichen Gesprächspartner haben.

Diese Fähigkeit des inneren Austarierens können wir von Kindern lernen; wir sollten besser auf uns selbst hören, auf unser Gefühl, das in solchen Situationen ein guter Gradmesser ist. Es gibt Momente, in denen wir innerlich für eine Konfrontation gewappnet sind, und solche, in denen es besser ist, die Dinge ruhen zu lassen. Je älter wir werden, umso kopfgesteuerter werden wir. Wir setzen uns selbst unter Druck, meinen, müssen zu müssen, auch wenn wir uns damit überfordern. Eine intensive Beschäftigung in Phasen, in denen die inneren Voraussetzungen stimmen, ist jedoch sehr viel effektiver.

Keine Angst vor Gesichtsverlust

Eine weitere Besonderheit, die junge Menschen in ihrem Umgang mit traumatischen Erfahrungen auszeichnet, habe ich bei meiner Arbeit in einer Schule erlebt. Nach der Ermordung einer Kollegin taten sich die Lehrer mit der Aufarbeitung der Geschehnisse in der Gruppe recht schwer. Es herrschten Betroffenheit und Sprachlosigkeit, nur wenige waren in der Lage, offen über ihre Gefühle zu sprechen. Für viele Lehrer war es wie das Zugeben einer Schwäche, den Kollegen gegenüber zu äußern, dass sie durch den Mord emotional so verunsichert waren, dass es ihnen kaum gelang, normalen Unterricht abzuhalten. In Einzelgesprächen war das anders; hier konnten sie über alles reden, auch darüber, dass sie innerlich mehr mit der Frage beschäftigt waren, wer von den vor ihnen sitzenden Schülern wohl ebenfalls in der Lage sein könnte, mit einem Messer auf sie loszugehen. Oder dass sie unter bestimmten Traumafolgen litten wie Schlafstörungen und Albträumen. Doch in der Gruppe wollten sich die meisten keine »Blöße« geben.

Die Jugendlichen hingegen sahen die Möglichkeit des Austauschs mit Gleichaltrigen als Chance. Anders als die Erwachsenen waren sie in den Gruppengesprächen offener als im Einzelkontakt. Beim Sprechen über ihre jeweils individuellen Reaktionen nach dem schrecklichen Erlebnis entdeckten sie Gemeinsamkeiten, die sie bestärkten. Sie alle hatten das plötzliche Eindringen des maskierten und bewaffneten Täters in den Klassenraum erlebt, hatten gesehen, wie er mit zwei Messern auf die schreiende Lehrerin eingestochen hatte, wie das Blut an die Tafel spritzte, die Lehrerin sich auf den Flur geschleppt hatte und dort zusammengebrochen war. Sie konnten sich über das Gefühl der tiefen Verunsicherung austauschen, das sie befiel, sobald sie die Schule betraten, über die immer wiederkehrenden Bilder, über ihre Schlafstörungen und Konzentrationsprobleme, über ihre starken Schreckreaktionen, sobald die Klassentür unvermittelt von außen geöffnet wurde, über ihre Schuldgefühle, das Ereignis nicht verhindert zu haben, und das tiefe Misstrauen anderen Schülern gegenüber. Sie erzählten, was sie gedacht und gefühlt hatten, als es passierte, sprachen offen über ihre erlebte Hilflosigkeit und darüber, wie es ihnen nach dem Vorfall psychisch ging. Im Gegensatz zu den Erwachsenen nutzten sie die Gruppensitzungen, um gemeinsam Lösungen für ihre Probleme zu finden. Sie taten das mit großer Motivation und Offenheit, ohne Scheu vor Gesichtsverlust.

Zurück zur Normalität

Und noch etwas können wir von ihnen lernen: Kinder und Jugendliche haben den starken Drang, sich nach einer Phase der intensiven Beschäftigung mit dem Trauma schnellstmöglich auf die »neue« Normalität in ihrem Leben einzustellen. Ein beeindruckendes Beispiel für diese konsequente Anpassungsfähigkeit an neue Lebensumstände und für die Heilungs- und Wandlungsfähigkeit junger Menschen erlebte ich durch meine Begegnung mit Mary, einem 16-jährigen afrikanischen Mädchen. Mary hatte in ihrem Heimatland in Afrika eine Serie von unglaublichen Traumatisierungen erlebt. Sie wohnte in ärmlichen, aber geordneten Verhältnissen mit ihren Eltern in einer kleinen Hütte auf dem Land und besuchte die Schule im Nachbardorf. Das friedliche Leben der Gemeinschaft wurde von einer Gruppe Krimineller bedroht. Die Männer terrorisierten die Menschen in Mafia-Manier durch Brandschatzung, körperliche Gewalt und schreckten auch vor Entführungen und Mord nicht zurück. Marys Eltern waren eine Zeit lang mit Einigen dieser Gruppe befreundet gewesen, wollten aber dann nichts mehr mit ihnen zu tun haben.

Als Mary eines Tages von der Schule nach Hause kam, sah sie schon von weitem viele Dorfbewohner weinend und klagend vor der Hütte ihrer Eltern stehen. Als sie dort ankam, erfuhr sie, dass Mutter und Vater bestialisch ermordet worden waren. Das völlig verzweifelte Mädchen zog zu seiner Großmutter, die fortan für sie sorgte. Eines Tages wurde Mary auf dem Weg nach Hause von Mitgliedern der Gruppe abgepasst und mehrfach vergewaltigt; Wochen später wurde das Haus ihrer Großmutter niedergebrannt, die Großmutter selbst verschleppt. Mary hat sie nie wiedergesehen. Das Mädchen wurde nach der Vergewaltigung schwanger, Freunde der Familie sammelten Geld und schickten sie mit einem Fluchthelfer nach Deutschland. Dort wurde sie in ein Kinder- und Jugendheim aufgenommen, in dem es eine Mutter-Kind-Gruppe gab. Sie lernte Deutsch und konnte sich in einer sicheren Umgebung auf die Geburt des Kindes vorbereiten. Schon wenige Wochen nach der Geburt wurde sie als Schülerin an einer Hauptschule angenommen.

Obwohl Mary die denkbar schlechtesten Voraussetzungen hatte, um in einer fremden Kultur Fuß zu fassen – multipel traumatisiert, ihre drei wichtigsten Bezugspersonen tot oder verschleppt, vergewaltigt, ungewollt schwanger, aus ihrer gewohnten Umgebung gerissen und in ein fremdes Land gebracht –, entwickelte sie eine Einstellung, die es ihr ermöglichte, alle Hilfsangebote (unter anderem konsequente und liebevolle Begleitung durch die Mutter-Kind-Gruppe sowie meine psychotherapeutische Behandlung) für sich zu nutzen und eine beispiellos positive Entwicklung zu nehmen. Sie fasste schnell Fuß in ihrer neuen Schulklasse und erfuhr Selbstbestätigung durch gute Leistungen, vor allem in den nicht-sprachlichen Fächern. Sie schloss die Schule mit so guten Noten ab, dass man ihr vorschlug, sich an den Realschulabschluss zu wagen. Und während eines 14-tägigen Praktikums in einer Gärtnerei vermittelte sie ein so positives Bild von sich, dass der Besitzer ihr sofort eine Ausbildungsstelle anbot.

Natürlich waren die Schmerzen und die Trauer über die schrecklichen Ereignisse in ihrem Heimatland nicht von heute auf morgen in Deutschland ausgeschaltet. Aber sie schaffte es im Rahmen der Therapie, das Geschehen aufzuarbeiten, sich davon zu befreien und sich so auf die vielen neuen Anforderungen in ihrem Leben als junge Mutter in Deutschland einlassen zu können.

Eine zentrale Rolle bei dieser Aufarbeitung spielte die Erstellung eines sogenannten Trauma-Narrativs. Das bedeutet, Mary musste ihre schlimme Geschichte in Worte fassen und zusätzlich zum Therapeuten eine weitere Person ihres Vertrauens an allen Details dieses Erlebens teilhaben lassen. Ein solches Trauma-Narrativ soll gewährleisten, dass Erlebnisse nicht verdrängt werden; gleichzeitig soll der Betroffene das Gefühl bekommen, dass er mit seinem Leid nicht allein ist. Marys Trauma-Narrativ sollte die Überschrift »Lebensgeschichte« tragen. Dieser Titel war ganz bewusst gewählt: Mary sollte deutlich gemacht werden, dass ihre traumatischen Erfahrungen genauso zu ihrem Leben gehören wie ihre positiven Erinnerungen und all das, was sie als Person charakterisiert (bestimmte Eigenschaften, Hobbies und so weiter). Die Geschichte beginnt an dem Punkt in ihrem Leben, als noch Normalität herrschte, konzentriert sich dann auf die traumatischen Erlebnisse und endet in der heutigen Wirklichkeit.

Über das Leben vor den traumatisierenden Ereignissen schrieb sie unter anderem:

Ich war das einzige Kind von Familie Kulani. Ich habe gelebt mit mein Mutter und mein Vater. Ich habe sehr viel meine Eltern geliebt. Aber das Leben war nicht leicht, es war sehr schwer, aber Gott war immer mit mir. (…) Ich musste nach der Schule Wäsche waschen, obwohl wir hatten keine Waschmaschine, spülen, aufräumen, Tiere versorgen und ich musste Wasser holen vom Fluss oder vom Bach. Das war viel Arbeit und ich konnte nicht gut lernen, weil ich müde war. Ich bin manchmal ohne Schuhe, kaputte Uniform, ohne Essen, Bücher und Material in die Schule gegangen, weil meine Eltern kein viel Geld hatten. (…)

Nach der Schilderung des Alltags und der Situation zuhause und in der Schule folgen die Passagen über den Beginn des Martyriums:

Meine Eltern waren befreundet mit einer Gruppe schlechter Menschen. Die Gruppe macht unerlaubte Sachen: Menschen bedrohen, Autos kaputt machen und töten. Sie brennen die Häuser, wenn die Menschen das Geld nicht bezahlen, das sie fordern. Meine Mutter wollte raus aus der Gruppe, aber mein Vater hat immer gesagt: »Du weißt, dass sie dann den Mann, die Frau, das Kind oder die ganze Familie töten.« Meine Eltern hatten viel Angst, wenn die Männer sie besuchten und sagten: »Wenn ihr austretet, töten wir euch, damit ihr keine Geheimnisse verratet. Ihr wisst was passiert!« Sie kamen jeden Tag.

(...) Niemand wollte mir etwas sagen. Und dann kamen drei Frauen und gingen mit mir in ein Zimmer und schlossen die Tür. Zwei weinten und die dritte sagte mir, dass meine Eltern tot sind. Ich habe viel geweint und bin in Ohnmacht gefallen.

(...) Nach Weihnachten sollte ich für meine Oma einkaufen. Auf dem Rückweg ging ich durch den Wald und hörte den Vögeln zu. Plötzlich wurde ich von hinten von vielen Männern gepackt. Sie haben meine Augen zugebunden und Erde in meinen Mund gesteckt und sie haben mich in den Wald getragen. Ich hatte Angst, dass sie mich töten würden. Sie haben mich vergewaltigt, einer nach dem Anderen. Ich lag auf Dornen und es hat sehr wehgetan. Es hat ungefähr eine Stunde gedauert. Ich habe Erde geschluckt und keine Luft bekommen, weil sie mich gewürgt haben. Sie haben mich auch geschlagen und gebissen. Sie haben mich mit Stöcken und mit den Händen auf den Rücken und den Po geschlagen. Ich habe geblutet am ganzen Körper. Als sie fertig waren haben sie gesagt, ich soll zu niemand sagen, was passiert ist. Wenn ich etwas sage, werden sie mich töten wie meine Eltern. (...) Meine Oma fragte immer wieder, was passiert ist. Ich war sehr verwirrt und durcheinander. Meine Oma kochte Aloevera mit Wasser und Salz und sagte, ich solle mich damit auswaschen. Das ist ein altes afrikanisches Hausrezept, wenn man kein Geld hat für einen Arzt oder einen Krankenhausbesuch. Das Auswaschen tat sehr sehr weh. In der Nacht hatte ich viele Schmerzen. Meine Oma weinte viel und wir konnten die ganze Nacht nicht schlafen. Eine Zeitlang versteckte ich mich bei Freundinnen. Als ich zurück kam war meine Oma weg. Ich weiß bis heute nicht, ob sie lebt oder ob sie tot ist.

Das Trauma-Narrativ endet mit dem neuen Leben in Deutschland:

Am nächsten Tag kam das Jugendamt mit ein Dolmetscher und hat alles gefragt wo ich her komme und was passiert ist. Ich habe ihm alles erzählt. Ich war sehr traurig und habe jeden Tag viel ge-

weint. Dann kam immer ein Junge aus Eritrea und brachte mir seinen Kopfhörer mit dem Lied von Bob Marley: »Baby don't worry about a thing, every little thing is gonna be alright!« Das hat mir ein bisschen geholfen. Ich habe Deutschunterricht bekommen, es gab einen Schwimmkurs und gutes Essen. Alle waren sehr nett. Ich bin im Krankenhaus medizinisch untersucht worden. Die Ärztin hat zu meiner Betreuerin gesagt, dass ich schwanger bin. (...) Am 11.10. habe ich meinen Sohn geboren, er ist jetzt schon acht Monate alt. Seit dem 15. Januar mache ich eine Therapie.

Mary ist ein beeindruckendes und Mut machendes Beispiel dafür, wie wichtig und lohnenswert es ist, dass unsere Gesellschaft junge traumatisierte Menschen unterstützt und ihnen neue Perspektiven eröffnet. Die pädagogische und psychotherapeutische Begleitung ermöglichte es ihr, in der erstaunlich kurzen Zeit von zwei Jahren ihre dramatischen Erlebnisse in der Vergangenheit ruhen zu lassen und sich ein neues Leben aufzubauen. Inzwischen macht sie tatsächlich eine Ausbildung zur Floristin und bereitet ihren Auszug aus dem Mutter-Kind-Heim vor. Sie umsorgt ihr Kind liebevoll und wird in Zukunft mit ihm in einer eigenen kleinen Wohnung leben.

Eine so positive Entwicklung wie die von Mary macht uns deutlich, was die 2500 Jahre alte Erkenntnis des griechischen Philosophen Heraklit für einen erfolgreichen Umgang mit Krisen und Katastrophen auch heute noch bedeutet. Heraklit entwickelte die Lehre vom Fluss aller Dinge, die man zusammenfassen kann in dem Satz: »Panta rhei – Alles bewegt sich fort und nichts bleibt.«

Es geht darum, nicht nur zu *er*kennen, sondern *anzuerkennen*, dass sich alles immer weiterentwickelt und dass wir selbst uns dabei auch immer weiterverändern. Heraklit sagte: »Wir steigen in denselben Fluss und doch nicht in denselben, wir sind es und wir sind es nicht.« Wenn wir an Dingen festhalten, die nicht mehr da sind oder sich gewandelt haben, wenn wir versuchen, genauso zu bleiben, wie wir unter anderen Lebensbedingungen gewesen waren, missachten wir das Gesetz der permanenten Veränderung, der fließenden Entwicklung. Dann stimmt unsere subjektive, psychische Empfindung nicht mehr mit der äußeren Welt überein. Und das erzeugt eine immer größere Spannung, an der wir letztlich zerbrechen werden. Diese Diskrepanz bedeutet psychisches Leiden, das zu Erkrankungen wie Depressionen, Angstzuständen oder psychosomatischen Beschwerden führen kann.

Kinder tun sich offensichtlich leichter damit, veränderte Bedingungen in ihrem Leben zu akzeptieren, sie sind anpassungsbereiter und -fähiger. Und eben das ist es, was wir aus einem Fall wie dem von Mary lernen können: Der Mensch ist in seiner langen Evolutionsgeschichte ein so außerordentlich anpassungsfähiges Wesen geworden, dass er auch extreme Umstellungen bewältigen kann und in der Lage ist, sich auf vollkommen veränderte Bedingungen einzustellen. Er kann in diesen Situationen nicht nur überleben, sondern auf eine andere Weise als früher auch wieder erfolgreich und glücklich leben.

Mutmacher 14

Wenn Sie von schweren Schicksalsschlägen getroffen wurden, schreiben Sie Ihre Erlebnisse auf. Durch das Erstellen einer schriftlichen Version ihrer traumatischen Erlebnisse haben Sie eine viel bessere Chance, das Erlebte als Teil ihres Lebens zu akzeptieren und zu integrieren. Außerdem können Sie aktiv mit der aufgeschriebenen Geschichte umgehen: Sie können sie sorgsam wegschließen, Sie können sie wieder hervorholen, wenn Sie es wünschen, und auch eine weitere Person an dem erlebten Leid teilhaben lassen.

Malen Sie ein Bild von einem großen breiten Fluss, Ihrem Lebensfluss, der immer da, wo er nicht ungehindert weiterfließen konnte, einen neuen Weg gefunden hat. Stellen Sie sich vor, wie dieser Fluss auf seinem Weg in der Lage ist, Hindernisse zu umfließen, Klippen hinabzustürzen, mal schnell, mal ruhig zu fließen, um schlussendlich in einem ruhigen breiten Strom im Meer zu münden.

15. Wenn Katastrophen eine ganze Gesellschaft erfassen

Große Katastrophen treffen zunächst immer viele einzelne Menschen, von denen jeder sein spezifisches Leid, sein individuelles Trauma zu tragen hat. Das öffentliche Interesse am Schicksal der Betroffenen ist zunächst sehr groß. Alle wollen wissen, was genau passiert ist und welche Gesichter und Geschichten sich hinter den anonymen Opferzahlen verbergen. Die Vertreter der Medien sind schnell vor Ort, um das Leid der Betroffenen möglichst live in die Wohnzimmer der Bevölkerung zu transportieren. Dabei werden häufig Grenzen überschritten, die für die Betroffenen schmerzlich sind und sie erneut zu Opfern machen. In der Regel dauert es nicht lange, bis sich Medien und Öffentlichkeit wieder einem anderen Thema widmen. Alle Schlagzeilen wurden formuliert, die Bilder mehrfach ausgestrahlt, die Anfangsbetroffenheit weicht einer »Es-muss-ja-weitergehen-Haltung«. Hinterbliebene und Überlebende werden allein gelassen, fühlen den Druck, möglichst schnell wieder funktionieren zu müssen. Die Haltung, mit der eine Gemeinschaft oder eine Gesellschaft auf eine Großkatastrophe reagiert, beeinflusst so auch immer die Chancen des Einzelnen, ein Trauma zu überwinden – oder darin stecken zu bleiben.

Ein Beispiel, das diese Wechselwirkung auf negative Weise deutlich macht, möchte ich im Folgenden schildern.

Kurz vor dem Unglück von Borken hatte ein Journalist in der »Zeit« einen Artikel veröffentlicht, in dem er die Auswirkungen eines Eisenbahnunglücks auf die Bewohner von Radevormwald beschrieb. Bei der Kollision zweier Züge im Ortsteil Dahlerau waren 1971 41 Schüler und fünf Erwachsene getötet worden, die Gemeinschaft war zutiefst geschockt. Seit dem Unglück waren 17 Jahre vergangen; bei seinen Recherchen stellte der Journalist fest, dass das Gemeinwesen extremen Schaden genommen hatte. Die Betroffenen waren weder unmittelbar nach der Katastrophe psychologisch betreut worden noch hatte es eine psychosoziale Nachversorgung gegeben. Die Menschen hatten sich trotz des gemeinsamen Leids entzweit und entfremdet. Neid und Missgunst waren die vorherrschenden Stimmungen im Ort, da die Familien unterschiedliche Entschädigungs- und Schmerzensgeldzahlungen erhalten hatten. Man hatte nie gemeinsam oder gar von Psychologen angeleitet über das Unglück gesprochen, die Familien waren in ihrer Trauer und Verzweiflung allein geblieben.

Über den Einzelnen hinaus ist bei einer solchen Katastrophe immer auch eine Gemeinschaft von Menschen – in diesem Fall eine Dorfgemeinschaft – betroffen. Man spricht in solchen Fällen von einem »kollektiven Trauma«. In Radevormwald war die Gemeinde ganz offensichtlich genau an dem Punkt stehen geblieben, an dem Schock und Lähmung vorherrschen, Sprachlosigkeit, Entsetzen und die Unfähigkeit, das entstandene Leid in Worte zu fassen. In einer solchen Situation sind auch den Möglichkeiten des Einzelnen, das Geschehen aufzuarbeiten, enge Grenzen gesetzt. Denn die gesellschaftliche Botschaft lautet: Es ist dein individuelles Schicksal, rede nicht öffentlich darüber, mit uns hat das Ganze nichts zu tun! Der Einzelne ist mit seinem Schicksal allein gelassen, er fühlt sich verzweifelt und überfordert und wird in seinen ohnehin vorhandenen Vermeidungstendenzen noch bestärkt. Die Konsequenz ist in vielen Fällen ein sozialer Rückzug – und zwar aus dem Gefühl heraus, von niemandem verstanden zu werden. Hätte man die Betroffenen in Radevormwald über einen längeren Zeitraum psychologisch betreut, auch in Gruppen, hätte aus dem Unglück ein Gefühl der Zusammengehörigkeit erwachsen können. Durch eine Öffnung hin zum eigenen Leid *und* dem der anderen wären wichtige Weichen dafür gesellt worden, die individuellen Traumata und das kollektive Trauma überwinden zu können.

Ein positives Gegenbeispiel aus jüngster Zeit ist hingegen der Umgang der norwegischen Gesellschaft mit dem kollektiven Trauma, das die Anschläge von Oslo und das anschließende Massaker auf der Insel Utøya im Sommer 2011 auslösten. Der damals 32-jährige Anders Breivik hatte am 22. Juli unter den Teilnehmern eines sozialdemokratischen Jugendcamps ein Blutbad angerichtet, bei dem 69 Menschen ums Leben kamen. Als Motiv gab er nach seiner Verhaftung an, er habe Norwegen gegen den Islam und den »Kulturmarxismus« der regierenden Sozialdemokraten verteidigen wollen.

Da ich mit einer Norwegerin verheiratet bin, ein Teil meiner Verwandtschaft in Oslo wohnt und ich dort eine Reihe von Freunden habe, war ich persönlich von diesem schrecklichen Ereignis besonders schockiert. Meine größte Angst war natürlich, dass die Neffen meiner Frau sich im Ferienlager auf Utøya oder in der Nähe der Bombenanschläge im Zentrum von Oslo mit acht Toten befunden haben könnten. Meine Schwiegermutter hatte über zwanzig Jahre in dem nun zerbombten Haus im Regierungsviertel gearbeitet. Der ganze Horror war plötzlich sehr nahe gerückt. Einige Stunden nachdem die Meldungen der Agenturen in alle Welt gesandt worden waren, erhielten wir den erlösenden Anruf: Einer der Neffen meiner Frau berichtete uns, dass er die Explosionen in Oslo zwar gehört habe, aber niemand aus der Familie unmittelbar betroffen oder zu Schaden gekommen war.

Schon die erste Reaktion des Ministerpräsidenten Jens Stoltenberg am Abend des 22. Juli war bemerkenswert. Er sagte: »Das wird unsere Demokratie und unser Engagement für eine bessere Welt nicht zerstören. Niemand kann Norwegen zum Schweigen schießen.« Während eines Trauergottesdienstes zwei Tage später bekräftigte er seine Haltung: »Wir werden unsere Werte nicht aufgeben. Unsere Antwort lautet mehr Demokratie, mehr Offenheit, mehr Menschlichkeit.« Im ganzen Land gab es in den folgenden Tagen Solidaritätsbekundungen, Schweigemärsche, Demonstrationen gegen Gewalt. Das Leben in Städten und Dörfern stand minutenlang still, Norwegen gedachte damit nicht nur der Toten, sondern sandte auch ein hoffnungsvolles Zeichen an die Hinterbliebenen.

Psychologen organisierten Gruppen, in denen sich die Betroffenen austauschen konnten. Trauernde wurden ermutigt, sich zusammenzufinden und gemeinsam auf die Unglücksinsel zu fahren, um dort unter professioneller Begleitung an Ort und Stelle zu begreifen, was geschehen war, und sich innerlich von ihren Liebsten zu verabschieden. Immer wieder wurden sie in ihren Bemühungen bestärkt, nicht nur passive Opfer der schrecklichen Ereignisse zu bleiben, sondern sich zu aktiven Überlebenden zu entwickeln, die sich mit ihrem Leid bewusst auseinandersetzen und nicht innerlich weglaufen. Weitere Angebote von Gesprächsgruppen bestanden für die jugendlichen Augenzeugen und die verschiedenen Gruppen von Hinterbliebenen. Gemeinsam wurden Trauerrituale entwickelt, und sie wurden psychologisch begleitet in der Vorbereitung auf den Prozess gegen den Täter. Ein vorbildliches Engagement meiner norwegischen Kolleginnen und Kollegen auf höchstem fachlichem Niveau.

Die Aufarbeitung der traumatischen Erlebnisse durch die Jugendlichen, die die unfassbaren Tötungen ihrer Freunde unmittelbar erlebt hatten, und die Trauerarbeit der Eltern, Geschwister, Großeltern, der anderen Verwandten und Freunde der Opfer habe ich indirekt begleitet: Ich arbeite seit einigen Jahren als deutscher Vertreter in einer internationalen Arbeitsgruppe von Psychologen, die die Standards der Versorgung von Katastrophenopfern verbessern möchte. Mein norwegischer Kollege aus dieser Gruppe, der für die Betreuung der Betroffenen verantwortlich war, bat mich, als externer Berater für die norwegischen Kollegen zur Verfügung zu stehen.

In den Medien war über viele Monate hinweg eine breite Debatte von Wissenschaftlern verschiedenster Richtungen, von Politikern und Privatpersonen über mögliche gesellschaftliche Gründe für die Katastrophe das beherrschende Thema. Durch öffentliche Veranstaltungen wie das gemeinsame Niederlegen von Rosen vor dem Osloer Dom oder das große Open-Air-Konzert zum ersten Jahrestag wurde den Betroffenen immer wieder die wichtige Botschaft übermittelt: Wir sind bei euch, versteckt euch nicht, lasst uns das Leid gemeinsam tragen.

Alle diese Maßnahmen führten zu einem erstaunlichen Wachstum der Überlebenskräfte der Betroffenen, wie man vor allem während des Prozesses gegen den Täter Breivik erkennen konnte. Viele der Überlebenden, die die schrecklichen Szenen hatten mit ansehen müssen oder die sogar selbst schwere Schussverletzungen davongetragen hatten, mussten im Prozess aussagen. Natürlich war die Konfrontation mit dem Täter im Gerichtssaal sehr aufwühlend und belastend für die Zeugen, ein Wechselbad der Gefühle von Trauer, Wut, Bitterkeit und Hass. Aber viele von ihnen zogen aus dieser Konfrontation eine enorme Stärke: Nur wenige Meter räumlich vom Täter getrennt, erzählten sie von den Hinrichtungsszenen und ihren verzweifelten Versuchen, den Freunden zu helfen oder vor dem Täter zu fliehen. Sie zeigten ihre Narben und blickten dabei dem Täter in die Augen. Das Foto einer jungen Frau in einer norwegischen Tageszeitung, die von Angesicht zu Angesicht aus zwei Metern Entfernung Breiviks Augen fixierte, bringt es auf den Punkt. Ebenso ihre folgende Aussage: Breivik sei nur noch eine Hülle, sie habe nichts Lebendiges in ihm gesehen, er sei psychisch tot. In diesem Moment spürte sie, dass sie stärker war als er und dass es ihr gelingen würde, sich von ihrem Trauma zu befreien.

Das Gericht legte großen Wert darauf, jeden Augenzeugen anzuhören, es nahm sich viel Zeit für die einzelnen Betroffenen, und selbst jeder Obduktionsbericht wurde verlesen. Mit dieser Art des offenen, schonungslosen und konfrontativen Umgangs mit dem Leid, das der Täter über Einzelne und die Gemeinschaft gebracht hatte, befreite sich Norwegen von diesem kollektiven Trauma.

Natürlich ist mit diesem Prozess nicht die Trauer der Hinterbliebenen beendet, für die meisten wird sie jahrelang weitergehen. Aber die Betroffenen spüren, dass es möglich und sinnvoll ist, in dieser Gesellschaft weiterzuleben, dass es für sie eine Zukunft gibt. Sie wissen, dass sie unterstützt werden, nicht allein gelassen sind, sondern aufgefangen werden. Darauf können sie aufbauen und Kraft schöpfen für die Trauerarbeit und die Bewältigung des eigenen Leids.

Am ersten Gedenktag des Massakers erinnerte der norwegische Ministerpräsident in seiner Ansprache an die Trauer der Kinder, wenn sie vor dem Grab der getöteten Mutter oder des getöteten Vaters stehen, an die Verzweiflung der vielen Eltern, die am leeren Bett ihrer Kinder weinen, an all die Geschwister, Großeltern, Verwandten, Freunde und Kollegen, die Wut und Verzweiflung über den Verlust eines lieben Menschen empfunden haben. Daran schloss er einen sehr mutmachenden Satz an: »Das vergangene Jahr hat uns gelehrt, wie kostbar das Leben und wie zerbrechlich die Lebenslinie ist. (...) Lasst dies das Versprechen sein, das wir einander heute geben: Wir ehren die Toten, indem wir uns am Leben freuen.«

Tatsächlich haben viele norwegische Jugendliche nach der Tragödie von Utøya eine »Jetzt-erst-recht-Mentalität« entwickelt. Sie wollen eine – wie es der Vorsitzende der muslimischen Gemeinde ausdrückte – »gute Gesellschaft noch besser machen«, indem sie sich etwa für die Weiterentwicklung eines toleranten und offenen Umgangs der Religionen, der unterschiedlichen politischen Parteien und ihrer Jugendorganisationen einsetzen. Auch damit zeigen sie, dass sie stärker sind als Breivik und dessen menschenverachtende Theorie; dass sein Plan, Hass und Spaltung zu säen, nicht aufgegangen ist, sondern im Gegenteil die Gesellschaft enger zusammengeführt hat.

Der Ministerpräsident forderte seine Landsleute denn auch auf, die unmittelbar nach dem Anschlag gezeigte Wärme und Empathie weiterhin zum Ausdruck zu bringen. Vor mehr als 100 000 Menschen sprach er den wahrlich therapeutischen Satz: »Heute sollten wir daran erinnern, dass Liebe ewig anhält. Das Gute und die Freude lassen sich nicht auslöschen!«

Durch den Prozess haben nicht nur die Hinterbliebenen, sondern auch die norwegische Gesellschaft das schwere Trauma auf bewunderungswerte Weise hinter sich gelassen. Die Gesellschaft hat mit ihrem Verhalten entscheidende Weichen dafür gestellt, dass die einzelnen Betroffenen die schlimmen Belastungen bewältigen können. Ein Weg, der unterschiedlich lang sein wird, der aber die Überlebenskräfte des Einzelnen stärken wird, weil er sich in der Gemeinschaft verstanden und aufgehoben fühlt.

Das Glück der Erinnerung

Noch lange Zeit nach einem Unglück ist für viele Menschen die Erinnerung daran sehr schmerzhaft. Man könnte daraus den Schluss ziehen, dass es besser wäre, die Spuren der Katastrophe zu eliminieren. Es liegt in der Natur des Menschen, in unserer Vermeidungshaltung, auf »heilsames Vergessen« zu hoffen in dem Glauben, wenn man nur alle Spuren des Unglücks beseitigt, können auch keine alten Wunden aufgerissen werden.

Welche Wirkung dies jedoch auf die meisten Betroffenen und Angehörigen haben kann, wurde mir in Gesprächen mit Hinterbliebenen des Tanklasterunglücks von Herborn klar. Im Hochsommer 1987 war in der kleinen Stadt Herborn im Westerwald ein Tanklastzug in eine Eisdiele gerast, die vor allem Jugendlichen als Treffpunkt diente. Bei dem Feuerinferno kamen sechs Menschen ums Leben, über vierzig wurden zum Teil schwer verletzt. Auch mehrere umliegende Häuser brannten nieder, die Stadt sah aus wie nach einem Bombenangriff. Die Angehörigen der Toten hatten mit den schrecklichen Bildern der Brandkatastrophe schwer zu kämpfen, vor allem die Vorstellung, dass die geliebten Menschen bei lebendigem Leib verbrannt waren, war schier unerträglich. Die Betroffenen taten sich in einer Gruppe zusammen, um die schlimmen Erlebnisse gemeinsam zu verarbeiten. Als besonders schmerzlich empfanden sie, dass nach den Aufräumarbeiten nichts mehr an das Unglück erinnern sollte. Es gab keinen Gedenkstein, keinen Hinweis darauf, dass an dieser Stelle Menschen umgekommen und andere schwer verletzt worden waren. Ein junger Mann, dessen Schwester im Inferno gestorben war, sagte voller Verbitterung und Verzweiflung zu mir: »Das ist eine Schande, nichts soll daran erinnern, dass das Leben meiner Schwester ausgelöscht wurde. Neue Geschäfte werden aufgebaut, die Leute sollen konsumieren und nicht durch die Erinnerung an die Katastrophe davon abgehalten werden. Nicht einmal die Ehre der Erinnerung gibt man ihr!« Für ihn war es, als sei seine Schwester dadurch ein zweites Mal gestorben.

Der sicher oft gut gemeinte Versuch, möglichst rasch wieder »äußere« Normalität herzustellen, heißt für die Betroffenen: Zurück zur

Tagesordnung. Indem man nicht darüber redet, keine Gedenktafel oder ein anderes Erinnerungssymbol aufstellt und den Betroffenen keine Möglichkeiten bietet, ihre Erlebnisse gemeinsam aufzuarbeiten, weist man ihnen letztlich die Tür. Hier ist kein Platz für Schmerz und Trauer. Wir als Gesellschaft oder Ortsgemeinschaft wollen uns damit nicht auseinandersetzen. Das für uns Deutsche beschämendste Beispiel in dieser Hinsicht ist wohl die nicht erfolgte Aufarbeitung des Zweiten Weltkriegs und der Gräuel der Nazi-Diktatur in den ersten dreißig Jahren nach 1945. Mein Geschichtsunterricht endete noch Anfang der Siebzigerjahre bei der Weimarer Republik und begann dann wieder von vorne bei den alten Griechen.

Dass es auch anders geht, zeigt das Beispiel von Borken. Nach dem Unglück wurde das gesamte Grubengelände von einem Künstler zu einer Gedenkstätte umgestaltet. In einem Teil des Geländes sind in einer Gesteinsschichtenfolge aus Sandstein bildhauerisch gestaltete Motive aus dem Bergwerksalltag zu sehen. Und die Stelle, an der die Bergleute einst in die Grube einfuhren, umfasst heute ein zwölfteiliger Bronzering, der die Lebensuhr symbolisiert. Umgeben ist er von einem Kreis aus zwölf Bergahornbäumen. In den Ring sind nicht nur die Namen aller im Borkener Braunkohlerevier verunglückten Bergleute eingraviert, sondern auch der Spruch: »Die Toten sind Teil unseres Lebens, so wie jeder Teil der Natur dem Leben dient. Vergänglichkeit ist unser aller irdisches Los, und doch ist das Leben nicht mit dem Tode des Einzelnen beendet.«

So schwer die ersten Schritte, das »In-Besitz-Nehmen« der Gedenkstätte für die Betroffenen war, so wichtig und wertvoll wurde sie im Laufe der Jahre für viele von ihnen. Sie konnten, wann immer sie das Bedürfnis dazu hatten, dort hingehen und sich Zeit lassen, des Unglücks und des Verlustes des eigenen Angehörigen wie auch der vielen anderen zu gedenken.

Einer der geretteten Bergleute, der nach dem Unglück eine neue Arbeit in einer anderen Stadt angenommen hatte, berichtete mir, dass er jedes Mal, wenn er nach Borken komme, zur Gedenkstätte fahre. Er sei vorher zwar immer ziemlich angespannt, aber dann setze er sich dort auf eine Bank und versuche, sich an alle Namen seiner Kumpel zu erinnern, die damals umgekommen sind. »Und wenn mir von den 51 einige fehlen, dann gehe ich zu dem Ring und suche so lange, bis ich alle zusammen habe. Und dann fällt mir zu jedem eine Geschichte ein. Es ist zwar furchtbar traurig, was passiert ist, und mir kommen auch immer ein paar Tränen, aber meistens denke ich nur an die schönen Erlebnisse mit ihnen zurück. Danach bin ich wieder ganz ruhig, wenn ich nach Hause fahre, und alles ist in Ordnung.«

An der Aussage dieses Bergmanns kann man ermessen, was erfolgreiche Traumabewältigung bedeutet und welche Rolle dabei eine Gedenkstätte spielt. Wenn man sich der Erinnerung stellen kann, ohne emotional überflutet zu werden, wenn man nicht mehr weglaufen muss vor dem, was mit dem Unglück zusammenhängt, sondern sogar in der Lage ist, Erinnerungen bewusst zurückzurufen. Wenn man dabei zwar Traurigkeit erlebt, aber sein jetziges Leben ohne Einschränkungen weiterführen kann, dann ist ein Trauma bewältigt und in das Leben integriert. Um dieses Ziel erreichen zu können, brauchen wir Erinnerungsorte. Sie sind für viele Betroffene eine enorm wichtige Hilfe auf dem Weg zur Bewältigung. Wenn sie fehlen – wie im oben genannten Beispiel von Herborn –, erleiden die Hinterbliebenen einen zweiten Verlust.

Ähnlich positive Erfahrungen wie in Borken habe ich beim Thema »Erinnerungsorte« auch im Zusammenhang mit der ICE-Katastrophe von Eschede gemacht. Viele Angehörige vermieden zunächst alles, was mit diesem Ereignis zu tun hatte, aus Angst, den Schmerz der Erinnerung nicht aushalten zu können. Man betrat keinen Bahnhof mehr, wollte nie wieder mit dem Zug fahren und konnte sich nicht vorstellen, den Ort in Eschede, an dem eine Gedenkstätte errichtet wurde, jemals zu besuchen. Nach vielen Gesprächen, in denen wir mit einer Gruppe Angehöriger lange über die traumatischen Erlebnisse und die Trauer der Einzelnen gesprochen hatten, erkannten die Betroffenen, dass eine Konfrontation mit all diesen Situationen ein wichtiger Schritt zur Bewältigung ist. Das Fahren mit der Bahn und der Besuch der Unglücks- beziehungsweise Gedenkstätte wurden dabei als die schwierigsten Aufgaben benannt. In den darauf folgenden Gesprächsrunden gingen wir die Rituale durch, die die Gruppe vor Ort durchführen wollte: die gemeinsame Zugfahrt, das Niederlegen von Blumen und Kränzen mit persönlichen Botschaften, das Singen von Liedern und so weiter. Als wichtigstes Ritual werteten die Angehörigen das Schreiben eines Briefs an ihren Verstorbenen, der an der Gedenkstätte an einen Ballon gebunden in den Himmel aufsteigen sollte.

Bei der Durchführung dieses Projekts mussten die Teilnehmer zahlreiche psychische Hürden überwinden. Vieles war extrem angstbesetzt, die Anspannung groß, es flossen viele Tränen. Eine Frau etwa nahm auf einem Sitz Platz, der die gleiche Nummer trug wie jener, den sie damals für ihre Tochter reserviert hatte. Auch die Nummer des Waggons war die gleiche. Es war für mich körperlich spürbar, wie schwer diese Arbeit für die Betroffenen war, wie sie kämpften, ihre Tendenz zu besiegen, einfach nur wegzulaufen oder die Augen vor der qualvollen Erinnerung und der schmerzhaften Realität zu schließen. Auch mir kamen die Tränen, wenn ich sah, wie sie unter Aufbringung aller Kräfte ein Gedicht rezitierten, ins Stocken gerieten und nicht weitersprechen konnten. Besonders der Moment, als die Ballons in den Himmel stiegen, war sehr emotional. Gleichzeitig war es sehr beeindruckend zu erleben, wie sich die Anspannung der Betroffenen im Laufe des mehrstündigen Aufenthalts an der Gedenkstätte mehr und mehr auflöste und wie sie mit diesem Ort innerlich Frieden schlossen.

Die in einer solchen Situation entstehenden Gefühle sind unglaublich dicht und vielfältig. Die Tränen, die dort flossen, waren Tränen der Trauer *und* Tränen des Glücks. Trauer über den Verlust des geliebten Menschen und Glück über den wiedergewonnenen Kontakt zu den Überlebenskräften, und die gestärkte Hoffnung, dass das Leben weitergehen kann. In späteren Auswertungen der gemeinsamen Fahrt nach Eschede wurde deutlich, dass dieser Schritt für viele ein Meilenstein in der Bewältigung der Katastrophe gewesen war. Die Erinnerung an den Unglücksort war nun nicht mehr ausschließlich geprägt von den schrecklichen Bildern der ineinander verkeilten Eisenbahnwaggons; es waren Gegenbilder entstanden, deren Bedeutung am besten mit den Worten einiger Teilnehmer beschrieben ist: »Der Moment, als der Ballon in den Himmel stieg, war eine Kostbarkeit!« Eine Frau sagte: »Der Tag an der Gedenkstätte und die Feier danach waren traurig und beglückend.« Und eine dritte Betroffene reflektierte, dass sie es als Glück empfinde, wieder in der Gegenwart angekommen zu sein – und aus dem Hier und Jetzt in die Vergangenheit zurückzublicken.

Wenn man erlebt hat, dass es möglich ist, seine generelle Vermeidungshaltung zu überwinden und sich der Erinnerung zu stellen, kann aus der Angst vor der Erinnerung das Glück der Erinnerung werden. Nicht nur Hinterbliebene, sondern auch Überlebende nutzen dafür immer wieder Gedenkstätten; nicht nur bei offiziellen Anlässen wie den Jahrestagen der Katastrophe, sondern auch zwischendurch, ganz privat, wenn sie das Bedürfnis dazu verspüren. Wie bei jenem erwähnten Bergmann kostet das zwar zunächst eine gewisse Überwindung, man verspürt eine innere Unruhe und ist angespannt. Aber danach erfahren die Betroffenen oftmals eine tiefe Ruhe, eine innere Stärke. Weil sie einen Ort haben, an dem der Toten gedacht werden kann, an dem man sich der Erinnerung stellen kann. Das hilft, das schwere Ereignis in sein Leben zu integrieren. Und vor allem stärkt es das eigene Selbst, weil der Betroffene feststellt, dass er bestehen kann. Selbst am Ort des Unglücks.

Mutmacher 15

Erinnerungsorte sind für die Bewältigung eines Schicksalsschlages sehr wichtig. Im privaten Kreis kann das ein Foto mit einer Kerze, ein Kreuz an der Unglücksstelle oder Ähnliches sein. Wenn Sie – oder Menschen in Ihrem Umfeld – von einer Großkatastrophe getroffen sein sollten, setzen Sie sich dafür ein, dass die Erinnerung an das Ereignis und das Gedenken an die Toten in würdiger und angemessener Weise aufrechterhalten wird. In Duisburg hat sich zum Beispiel nach der Love-Parade-Katastrophe eine entsprechende Bürgerinitiative zusammengefunden. Das Verfolgen dieses gemeinsamen Ziels zeigt den Betroffenen, dass sie nicht allein gelassen werden.

16. Der Tod gehört zum Leben

Wir alle sind irgendwann in unserem Leben mit dem schmerzvollen Thema Tod konfrontiert. Er gehört zum Kreislauf des Lebens dazu. Dennoch gibt es kaum ein Thema, das in der Gesellschaft und für den Einzelnen mit einem so großen Tabu belegt ist. Wir scheuen die Konfrontation, weil diese immer auch eine Konfrontation mit der eigenen Endlichkeit bedeutet.

Wenn ein geliebter Mensch stirbt, wehrt sich alles in uns gegen diese Tatsache. Es dauert, bis wir die Realität verstehen und anerkennen können: Nämlich dass wir diesen Menschen nie wieder umarmen, nie wieder mit ihm reden, lachen oder weinen können. Der Schmerz sitzt unendlich tief, die Einschnitte, die der Tod im eigenen Leben verursacht, können gewaltig sein. Nicht nur der Alltag ändert sich, weil man ihn nun ohne den geliebten Menschen bewältigen muss, auch unser Körper und unsere Seele müssen einen schwierigen Umstellungs- und Anpassungsprozess durchlaufen. Dieser Prozess ist nicht einfach, vor allem aber braucht er Zeit.

Trauernde fragen mich immer wieder, wie sie in ihrer schweren Situation mit anderen Menschen umgehen sollen – mit Freunden, Nachbarn, Angehörigen. Sie finden es schwer, soziale Kontakte aufrechtzuerhalten, weil sie glauben, keiner verstehe, wie es ihnen geht. Sie können Hilfsangebote oft nicht annehmen, wollen niemandem zur Last fallen. Oder sie fühlen sich nicht erst genommen, wenn Bekannte selten nach dem Verstorbenen fragen: »Wie kann es sein, dass meine Freunde so schnell wieder zur Tagesordnung übergehen können?« Dahinter steckt in den meisten Fällen jedoch etwas ganz anderes. Nämlich die Unsicherheit des Umfelds, wie mit dem Trauernden umzugehen ist. »Reiße ich Wunden auf, wenn ich nachfrage?« Hinzu kommt die Scheu vieler Menschen, über Tod, Sterben und Trauer zu reden. Die Angst, nicht die richtigen Worte zu finden, führt bei Außenstehenden häufig dazu, den Trauernden aus dem Weg zu gehen.

Für den Umgang mit dem Thema Tod und Verlust gibt es kein Patentrezept – jeder muss den Weg für sich finden, der am stimmigsten ist. Das Wichtigste ist, auf sich selbst zu hören und auf das, was in einem vorgeht. Das gilt für Trauernde, die in ihrem Schmerz zu versinken drohen, ebenso wie für Freunde, die nicht wissen, wie sie mit den Betroffenen umgehen sollen.

Im Laufe der Jahre habe ich aus unzähligen Gesprächen mit Hinterbliebenen einige Erkenntnisse gewonnen, die ich Ihnen dennoch gerne weitergeben möchte. Vielleicht können Sie den einen oder anderen Hinweis bei der Suche nach Ihrem persönlichen Weg der Trauerverarbeitung nutzen.

Erzählen Sie den Personen, die Ihnen wichtig sind, wie es Ihnen geht. Lassen Sie Freunde oder Verwandte teilhaben an Ihrem Kummer, und haben Sie keine Scheu, Ihre Tränen zu zeigen. Sie sind ein trauernder Mensch und befinden sich in einer schwierigen Lebenssituation – wozu hat man denn Freunde, wenn nicht dafür, dass sie einem nun beistehen.

Seien Sie in diesen Begegnungen ehrlich zu sich selbst und zu den anderen. Sie sind verletzlich in dieser Zeit und haben möglicherweise Angst, durch negative, ablehnende Reaktionen noch mehr verletzt zu werden. Diese Angst sollte nicht dazu führen, dass Sie sich zurückziehen. Geben Sie Ihrer Umwelt die Chance, Ihnen mit Mitgefühl und Anteilnahme zu begegnen. Sie werden feststellen, dass diese Anteilnahme oft von Menschen kommt, von denen Sie dies gar nicht erwartet hätten. Manchmal werden so aus »Bekanntschaften aus der zweiten Reihe« enge Freundschaften, die tragen, gerade weil sie in einer schweren Lebenssituation vertieft wurden. In jedem Fall aber wird es Ihnen guttun, wenn Sie Ihren Schmerz gezeigt und darüber geredet haben. Je häufiger Sie das tun, umso leichter wird Ihnen das fallen, auch wenn Sie das nicht gleich bemerken werden. Es ist wie bei einer unendlich schweren Last, die in Zehn-Gramm-Schritten verringert wird. Jeder einzelne Schritt ist wichtig, auch wenn es dauern wird, bis eine spürbare Erleichterung eintritt. Wenn Sie Ihren Schmerz nur für sich behalten und sich von Ihrer Umgebung isolieren, wird die ohnehin schwere Last noch drückender. Denn dann kommt zu Ihrer Trauer noch das Gefühl dazu, von aller Welt verlassen zu sein.

Oft sind Trauernde auch unsicher, wie sie nach einer gewissen Zeit des sinnvollen Rückzugs mit alten Gewohnheiten umgehen sollen – im Chor singen, zum Sport gehen, zum Stammtisch, mit einer Gruppe zum Wandern. Eine Frau, die ihren Mann bei einem Autounfall verlor, sagte einmal zu mir: »Es bedeutet eine große Kraftanstrengung und Überwindung für mich, wieder in den Kirchenchor zu gehen. Ich breche dort immer wieder in Tränen aus, aber es tut gut, es hilft!« Menschen, die den gegenteiligen Weg einschlagen, also mit liebgewordenen Gewohnheiten brechen, glauben oft, sie hätten kein Recht auf solche »Ablenkungen«. Sie machen durch ihre Haltung deutlich, dass sie es sich im Grunde nicht zugestehen, jemals wieder glücklich zu sein im Leben, wieder lachen und fröhlich sein zu können, neue Ziele und Wünsche haben zu dürfen. Ich frage die Betroffenen in solchen Momenten immer: »Was glauben Sie, wie der Verstorbene Sie gerne sehen würde? Was würde er Ihnen für Ihr Leben wünschen?« Die meisten antworten dann, dass der Verstorbene sicher nicht wolle, dass sie vergrämt und depressiv durch die Welt schleichen, sondern dass sie Freude an ihrem Leben haben, stark und selbstbewusst sind – und ihn trotzdem nicht vergessen.

Diese Angst, den Verstorbenen zu vergessen, ihn nicht richtig zu würdigen, wenn man Freude hat an seinem Leben, prägt das Verhalten vieler Menschen nach einem Verlust. Sie ist häufig eingebettet in die Vorstellung, dass man nicht »tief genug« trauert, wenn man lacht, aktiv ist, Freude an bestimmten Dingen hat oder statt der Trauerkleidung bunte Sachen trägt. Ein schräger Blick beim Dorfbäcker reicht aus, schon setzt sich im Kopf des Betroffenen eine ungute Gleichung fest: Ich bin nicht mit allen Anzeichen tiefer Traurigkeit durch die Welt gegangen, ich trauere nicht richtig, ich habe meinen Partner nicht richtig geliebt. Ich erinnere in diesem Zusammenhang nochmals an die Worte des norwegischen Ministerpräsidenten vor Zehntausenden Menschen: »Wir ehren die Toten, indem wir uns am Leben freuen.« Trauer ist ein heilsamer und wichtiger Prozess nach dem Verlust eines geliebten Menschen. Und er ist immer auch ein sehr individueller Prozess. Deswegen sollte man sich nicht an Normen oder Erwartungen anderer orientieren (die oft genug nur eine Projektion sind), sondern bei seinen eigenen Gefühlen und Bedürfnissen bleiben.

Pathologisches Trauern

Neben der heilsamen Trauerarbeit gibt es auch eine pathologische Trauer, die häufig an dem Grundgedanken orientiert ist, Verrat am Verstorbenen zu begehen, wenn man nach dessen Tod eine neue Perspektive für sein eigenes Leben aufbaut, statt dem Vergangenen nachzutrauern. Diese Menschen sind oft auch nach zwei, drei oder vier Jahren nur auf das Verlorene fixiert und nicht in der Lage, am normalen Leben teilzunehmen. Einige verbringen täglich Stunden auf dem Friedhof, haben keine sozialen Kontakte mehr, vernachlässigen berufliche und alltägliche Aufgaben. Wenn Patienten eine solch pathologische Trauer entwickeln, erkläre ich ihnen gerne meine Sichtweise auf den Tod, die durch meine Reisen in asiatische Länder geprägt wurde: »Der Mensch besteht aus dem Körper und der Seele. Der Körper ist Materie, die Seele ist Energie. Wenn ein Mensch stirbt, legt die Seele den Körper ab wie ein altes Kleidungsstück, das man nicht mehr gebrauchen kann. Die Materie vergeht, aber die Seele bleibt bestehen. Aus der Physik wissen wir, dass keine Energie in einem geschlossenen System verloren gehen kann. Das ist ein physikalisches Grundgesetz, das Einstein und andere Physiker beschrieben haben. Energie kann umgewandelt werden, aber sie kann nicht verloren gehen. Die Seele des Verstorbenen ist immer da, sie ist um Sie herum. Wenn Sie es zulassen, können Sie es spüren, manchmal deutlicher, manchmal weniger deutlich. Der Körper bedeutet immer eine Einschränkung für die Seele, nach dem Verlassen der ›irdischen Hülle‹ kann sie frei und ungebunden sein. Wenn wir immer weiter darum trauern, dass die Seele nicht in ihrem Körper geblieben ist, behindern wir sie. Die Seele des Verstorbenen kann nur dann in einem positiven Kontakt mit uns stehen, wenn wir sie loslassen, wenn sie frei ist und nicht von uns umklammert wird.«

Für Millionen von Menschen im asiatischen Raum sind dies ganz naheliegende und alltägliche Gedanken. Damit haben sie es vermutlich leichter mit dem Tod umzugehen, als wir mit unserer christlich-westlichen Anschauung; auch ihr Verhältnis zu den Verstorbenen ist viel unverkrampfter. Als ich in Thailand bei einer Musikveranstaltung einmal fragte, warum die ersten beiden Reihen frei gehalten würden, antwortete man mir, die seien für die Toten reserviert. Ihre Seelen seien immer dabei.

Um so denken zu können, muss man nicht gleich seine gesamte kulturelle und religiöse Orientierung verändern und Buddhist werden. Man kann diese Sichtweise auch gut ergänzen mit den Weisheiten des König Salomo aus dem alten Testament. Der König beschreibt die Vergänglichkeit auf unserer Welt mit den Worten: »Alles hat seine Zeit.« Ich habe das bereits an anderer Stelle erwähnt, man kann es sich aber gar nicht häufig genug vor Augen führen. Aus Sicht eines Trauernden heißt das: Es gab eine Zeit des Zusammenlebens mit dem geliebten Menschen, nun gibt es eine Zeit des Schmerzes und des Trauerns, dann wird eine Zeit des Loslassens folgen und eine neue Zeit, ohne ihn körperlich bei sich zu haben.

Um ein Bild vom Anfang des Buches wieder aufzugreifen: Alles bleibt, nur ganz anders. Und das heißt nicht notwendigerweise, dass dieses Andere schlechter sein muss. Wir müssen es nur zulassen.

Mutmacher 16

Sehen Sie den Prozess des aktiven Trauerns als etwas Positives und Heilsames! Aktiv trauern bedeutet: weinen, gedenken, Verzweiflung spüren, Erinnerungen nachgehen und die Ihnen wichtigen Menschen daran teilhaben lassen. Diese heilsame Weiterentwicklung der Trauer führt zu einer tief empfundenen Dankbarkeit für die Zeit, die man mit dem Verstorbenen verbringen durfte.

Wenn Sie nicht selbst unmittelbar betroffen sind: Gehen Sie auf Trauernde in Ihrem Bekanntenkreis zu und unterstützen Sie diese in der Bewältigung des Verlustes!

Vierter Teil:

Die Kunst, in Krisen zu bestehen und daran zu wachsen

Der Anfang ist die Hälfte vom Ganzen.

Aristoteles

17. Wir sind keine Marionetten des Schicksals

Da ich in den 1970er Jahren studiert und mein Diplom in Psychologie gemacht habe, war ich in gewisser Weise natürlich von den damals vorherrschenden Erkenntnissen der Psychologie beeinflusst. Der dem Zeitgeist entsprechende Begriff hieß »Umweltprägung«. Wir glaubten, viele menschliche Fehlentwicklungen einzig mit negativen Umweltbedingungen erklären zu können. Meine ersten beruflichen Gehversuche machte ich in einer therapeutischen Wohngemeinschaft für Drogenabhängige. Wir durchforsteten die Lebensläufe unserer Klienten und kamen nicht selten zu dem Schluss: der oder die »musste« ja im Leben scheitern, bei den schlimmen Zuständen im Elternhaus, bei den schlechten Vorbildern, bei diesen ungünstigen äußeren Bedingungen. Da war der Griff zu Drogen gewissermaßen vorprogrammiert. Wir verstanden es damals so, dass Elternhäuser oder »die Gesellschaft« unseren Klienten so übel mitgespielt hätten, dass diese zwangsläufig so enden mussten. Ähnlich dachten wir über Strafgefangene oder psychisch Kranke. Ich war damals überzeugt davon, diese Menschen mit dieser Grundhaltung in Schutz zu nehmen, sie zu entschuldigen für Fehler, die sie gemacht hatten – und merkte dabei nicht, dass ich sie letztlich doch abstempelte, indem ich sie als Marionetten ihres Schicksals begriff.

Auch die alten Theorien der Psychoanalyse zielten in die gleiche Richtung: Man ging davon aus, dass in den ersten Lebensjahren eine frühe Prägung stattfindet, die die Verhaltensweisen, das Lebensgefühl und die Einstellungen eines Menschen mehr oder weniger festlegen. Wie ein Zug, der einmal auf ein Gleis gesetzt wird und fortan nur noch in eine Richtung fahren kann. Erst die Verhaltenstherapie führte in den 1980er Jahren zu einer anderen Sichtweise, indem sie aufzeigte, dass wir viele Dinge immer wieder neu lernen können und unsere Gefühle selbst deutlich beeinflussen können. Dass wir also keineswegs Marionetten unseres Schicksals sind.

Unsere Gedanken spielen dabei eine entscheidende Rolle. Mit meinen Patienten mache ich hin und wieder ein kleines Experiment mit verblüffender Wirkung: Ich bitte sie, sich mit geschlossenen Augen in die Mitte des Raumes zu stellen. In Gedanken sollen sie sich eine Zeit lang vorstellen, dass eine unsichtbare Macht sie nach hinten zieht. Als Beobachter von außen sieht man sehr schnell, dass die Person anfängt, zu schwanken und einen unsicheren Stand zu haben. Anschließend bitte ich dieselbe Person, sich wiederum mit geschlossenen Augen vorzustellen: »Ich stehe fest und sicher wie ein Baum! Der Baum hat tiefe Wurzeln und ist absolut standhaft.«

In der Auswertung stellten die Patienten erstaunt fest, dass sie sich beim ersten Versuch kaum hatten auf den Beinen halten können, während sie beim zweiten fest und gerade standen und das Gefühl hatten, nichts könne sie erschüttern.

Wir haben also ein Stück weit die Fäden in der Hand und können beeinflussen, ob wir uns wegen der vor uns liegenden Probleme hilflos, mutlos, unsicher und überfordert fühlen – oder ob wir in den Schwierigkeiten eine Herausforderung sehen, nach Möglichkeiten suchen, die Probleme zu lösen und uns dadurch optimistisch, kraftvoll und stark fühlen. Der viel zitierte Satz vom halb leeren oder halb vollen Glas kommt einem da schnell in den Sinn.

Selbst für Menschen, die äußerst negative Startbedingungen in ihrem Leben hatten oder schwere Schicksalsschläge erlitten haben, bestehen vielfältige Möglichkeiten, ihre Situation positiv zu beeinflussen. Im Englischen bezeichnet man die Fähigkeit, es mit Schwierigkeiten aufzunehmen und sie zu bewältigen als »coping«. Die meisten der im Folgenden beschriebenen Coping-Strategien habe ich mir nicht am grünen Tisch ausgedacht. Sie stammen aus den Erfahrungen der Menschen, mit denen ich gearbeitet habe. Manchmal war es wie bei dem sprichwörtlichen Stein, der, einmal ins Rollen gebracht, immer weitere Steinchen auf seinem Weg in Bewegung versetzt.

Auch Sie können bei der Lektüre der kommenden Seiten hoffentlich neue Ideen entwickeln, wie Sie mit Ihren Problemen effektiver umgehen können, angeregt durch die hier geschilderten Strategien. Denken Sie immer daran: Wir können die Fäden selbst in die Hand nehmen, statt es allein dem Schicksal zu überlassen.

Schwimmen lernen im Fluss des Lebens

Seit mehr als drei Jahrzehnten suchen Psychologen nach Antworten auf die Frage, warum manche Menschen nach kritischen Lebensereignissen gesund bleiben, während andere sowohl körperlich als auch psychisch erkranken. Der israelisch-amerikanische Medizinsoziologe Aaron Antonovsky entwickelte in diesem Zusammenhang das Modell der »Salutogenese« (wer dieses Thema vertiefen will, dem sei folgendes Buch von Jürgen Bengel empfohlen: »Was erhält Menschen gesund?«). Während die traditionelle Fragestellung lautet, was Menschen krank macht, konzentrierte sich Antonovsky auf deren Umkehrung: Welche Faktoren beeinflussen Stabilität und Gesundheit positiv oder fördern diese bei Menschen in Belastungssituationen sogar noch?

Für Antonovsky gleicht der Lebenslauf eines Menschen jenem bereits mehrfach zitierten Fluss – manchmal ruhig dahinplätschernd, dann wieder mit Stromschnellen, Windungen und gefährlichen Strudeln durchsetzt, durch die wir uns durchlavieren müssen. In diesem Sinne geht es in unserem Leben darum, das »Schwimmen« zu trainieren, um all diesen Herausforderungen begegnen zu können. Wie sich der Fluss unseres Lebens gestaltet, darauf haben wir keinen Einfluss. Wohl aber darauf, wie wir mit den Stromschnellen, den vielen Stressbelastungen, die sich nicht vermeiden lassen, umgehen. Je größer dabei unsere Krisenkompetenz ist – je besser wir also schwimmen können –, umso eher werden wir uns nach schweren Schlägen erholen, unser Gleichgewicht wiederfinden.

Im Rahmen meiner Arbeit mit Katastrophenopfern bin ich immer wieder Menschen begegnet, die bereits vor der aktuellen Krise mit einer Reihe schwerer Schicksalsschläge konfrontiert waren. Immer wieder hat mich dabei erstaunt, dass sie trotzdem – oder gerade deswegen – verglichen mit denjenigen, die »nur« diese eine Katastrophe erlebt hatten, psychisch erstaunlich stabil und körperlich gesund waren. Ich erinnere mich an eine ältere Frau, die bei dem Grubenunglück von Borken ihren Mann verloren hatte. Die beiden hatten sich sehr auf den gemeinsamen Ruhestand gefreut und bereits Pläne geschmiedet, welche Reisen sie unternehmen würden. Der Verlust des Partners machte mit einem Schlag ihre gesamte Lebensplanung zunichte. Dennoch war sie bei der Gruppenarbeit diejenige, die nach einigen Monaten begann, den anderen Mut zu machen und Perspektiven aufzuzeigen, wie das Leben weitergehen könne. Sie selbst lebte eine erstaunliche Veränderungsbereitschaft vor; eventuell wolle sie ihr Haus verkaufen, in die Nähe ihres Sohns nach Norddeutschland ziehen und sich dort eine Arbeit suchen. Für die anderen aus der Gruppe wurde sie zum Vorbild, indem sie deutlich machte, dass sie auf eigene Kompetenzen setzte, Ziele formulierte und sich nicht in Passivität verlor. Das war umso bemerkenswerter, als sie in ihrem Leben schon einmal Witwe geworden war, ein Kind verloren hatte und Zeugin eines Autounfalls geworden war, bei dem ein anderes Kind getötet worden war. Auf meine Frage, wie sie diese Häufung von schweren Verlusten verkraften könne und woher sie die Kraft nehme, auch jetzt noch weiterzumachen, antwortete sie: »Je mehr Schicksalsschläge man abbekommt, desto stärker wird man!«

Tatsächlich gibt es neueste Erkenntnisse, dass negative Lebensereignisse unsere Widerstands- und Anpassungsfähigkeit stärken und somit gut für unsere psychische Gesundheit sind. Die amerikanischen Forscher Mark Seery, Alison Holman und Roxane Silver fanden 2010 in einer großen Studie mit 2398 Probanden heraus (im Netz unter http://psycnet.apa.org/psycinfo/2010-21218-001/), dass eine gewisse Zahl an negativen Lebensereignissen mit einem allgemein geringeren Stressniveau einhergeht, einer besseren Funktionstüchtigkeit im Alltag, weniger posttraumatischen Belastungssymptomen und einer höheren Lebenszufriedenheit. Diejenigen, die gar keine oder eine extrem hohe Anzahl an negativen Lebensereignissen hatten, wiesen deutlich schlechtere Werte auf. Offensichtlich stärkt also eine mittlere Häufigkeit von negativen Ereignissen unsere Widerstandsfähigkeit, die sogenannte Resilienz.

Vermutlich gibt es nicht viele Menschen, die so enorme Widerstandskräfte haben wie die Witwe des Bergmannes, aber etwas davon steckt in jedem von uns. Der Volksmund weiß das: »Was uns nicht umbringt, macht uns härter!«

Dieses Prinzip nennt die amerikanische Psychologin Suzanne Kobasa »Hardiness«, »Widerstandsfähigkeit«. Sie konnte nachweisen, dass sich körperliche Erkrankungen nicht zwangsläufig als Folge von kritischen Lebensereignissen und schweren Schicksalsschlägen einstellen, sondern als Folge der inneren Haltung und Einstellung zu diesen Belastungen. Nach Kobasa gründet sich diese Widerstandsfähigkeit auf drei Elemente:

1. *Engagement und Verantwortungsgefühl*: sich aktiv einbringen, Verantwortung übernehmen für Personen und Sachen und dies auch zeigen.
2. *Das Gefühl von Kontrolle*: dieses entsteht aus dem Glauben an die Selbstwirksamkeit heraus, den Verlauf der Dinge zumindest mit beeinflussen zu können.
3. *Herausforderung:* Aufgaben, die auf einen zukommen, in erster Linie nicht als Störung oder unüberwindbare Hindernisse auffassen, sondern als Herausforderung, die man akzeptierend oder sogar gerne annimmt.

All diese Eigenschaften zeigte besagte Witwe aus Borken. Trotz des neuerlichen schweren Schicksalsschlags brachte sie den Mut und die Kraft auf, ihre neue Situation mit Engagement und Verantwortungsgefühl und dem Glauben, etwas bewirken zu können, anzunehmen. Für mich war das äußerst bewundernswert. Denn natürlich gibt es eine Grenze dessen, was der Mensch an negativen Lebensereignissen verkraften kann. Wo diese Grenze verläuft, scheint individuell sehr unterschiedlich zu sein. In der Fachliteratur gelten Katastrophenopfer, die schon frühere Traumatisierungen verarbeiten mussten, als besonders gefährdet. Auch nach meinen Beobachtungen haben mehrfach

Traumatisierte oft große Probleme, an die Bearbeitung eines erneuten Schicksalsschlags heranzugehen. Sie kreisten immer wieder um die Frage: »Warum ich? Habe ich nicht schon genug gelitten?« Für viele von ihnen war diese neue Hürde diejenige, an der sie endgültig scheitern würden. Gleichzeitig gibt es Gegenbeispiele, die zeigen, zu welchen psychischen und physischen Energieleistungen Menschen fähig sind, um sich auch aus einem erneuten Tief wieder herauszuarbeiten.

Ein weiteres beeindruckendes Beispiel dafür sei hier noch erwähnt: Einer der Geretteten des Grubenunglücks von Borken brauchte lange Zeit, bis er sich mit Hilfe seiner Familie und Freunde sowie der psychotherapeutischen Betreuung in der Gruppe wieder stabilisiert hatte. Als er gerade wieder das Gefühl hatte, nun laufe »endlich alles rund« in seinem Leben, verunglückte er mit dem Motorrad. Ein Autofahrer hatte ihm die Vorfahrt genommen. Im Krankenhaus musste sein rechtes Bein amputiert werden. In den Wochen nach dem Unfall war er schwer depressiv und zeigte kaum noch Widerstandskräfte oder Hoffnung, je wieder aus diesem Tief herauskommen zu können. Seine Gedanken drehten sich permanent um die Frage, warum es ausgerechnet ihn wieder getroffen habe und er nun als »Krüppel« nicht einmal mehr in der Lage sei, seine neue, leichtere Arbeit über Tage ausführen zu können.

Im Verlauf mehrerer Therapiesitzungen konnte ich seinen Blick dafür öffnen, dass er schon bei der Bewältigung des Grubenunglücks bewiesen hatte, dass er sein Leben trotz schwerer Erschütterungen in den Griff bekommen und steuern kann. Das Gefühl, das geschafft zu haben, gab ihm schrittweise die Kraft zurück, auch die neue Krise anzupacken. Er absolvierte die Reha, begann intensiv in einem Fitnessstudio zu trainieren und schloss dort neue Freundschaften. Er wurde verrentet und widmete sich einem außergewöhnlichen neuen Hobby – er baute Lebendmausefallen, mit denen er Nachbarn und Freunde belieferte. Am Ende hatte er es geschafft, seine körperlichen Einschränkungen zu akzeptieren, sein Leben entsprechend neu auszurichten und wieder einen Sinn und Freude darin zu finden.

Damit hatte er etwas erreicht, das Antonovsky ein »hohes Kohärenzgefühl« nennt. Ein hohes Kohärenzerleben beschreibt eine generelle geistig-seelische Einstellung, die eine Art Garantie darstellt für psychisches Wohlbefinden und Ausgeglichenheit auch in oder nach schwierigen Lebenslagen.

Es ist gekennzeichnet durch ein dynamisches Gefühl des Vertrauens auf:

1. *Verstehbarkeit*: Die Welt ist nachvollziehbar, geordnet und erklärbar und erscheint nicht unergründlich, willkürlich und schicksalhaft.
2. *Handhabbarkeit oder Bewältigbarkeit*: Die Person hat das Gefühl, über Ressourcen zu verfügen, mit denen sie die anstehenden Probleme lösen kann.
3. *Bedeutsamkeit und Sinnhaftigkeit*: Die Person hat das Gefühl, ihr Leben und Wirken, ihre Ziele und Werte seien generell sinnvoll und von Bedeutung. Auch mit Niederlagen, Schwierigkeiten und Rückschlägen wird es als lebenswert angesehen.

Es gibt Menschen, die ein solch hohes Kohärenzgefühl auch unter schwersten Belastungen aufrechterhalten oder wieder aufbauen können – wie unser verschütteter Bergmann oder die Witwe mit dem vierfachen Verlusterlebnis. Sie scheinen damit fast immun zu sein gegen das Schicksal, während andere Menschen viel verletzlicher sind und sich nach dem ersten negativen Lebensereignis aufgeben.

Wie stark wir auf eine Krise reagieren, hat nach meiner Erfahrung entscheidend damit zu tun, ob und wie wir die Möglichkeit, dass uns (und nicht nur den anderen) so etwas geschehen kann, in unseren Lebensplan integriert haben oder nicht. Es ist wichtig, sich klarzumachen, dass wir negativen und sehr belastenden Lebensereignissen und Schicksalsschlägen nicht aus dem Weg gehen können. Man sollte dankbar sein über das Glück, bislang davon verschont geblieben zu sein, aber damit rechnen, dass dieses Glück vielleicht nicht ewig währt. Stehen wir dann vor einer großen Herausforderung, können wir unsere Selbstwirksamkeit leichter aktivieren.

Schicksalsschläge sind also dann am besten zu bewältigen, wenn wir unser Leben als unberechenbaren Fluss akzeptieren, geübte Schwimmer sind und auch schon einige gefährliche Stellen bewältigt haben. Wenn wir das Schwimmen gar nicht gelernt oder unsere Kräfte in zu vielen Stromschnellen aufgebraucht haben, drohen wir unterzugehen.

Vertrauen – der Urstoff menschlichen Miteinanders

Bei der Frage, was Menschen, die in und nach schweren Lebensbelastungen scheitern, von denen unterscheidet, die bestehen und danach sogar psychisch wachsen, spielt auch der Begriff des Urvertrauens, ein Thema, das ich an anderer Stelle bereits kurz angerissen habe, eine entscheidende Rolle.

Das Konzept des Urvertrauens, das 1950 von dem Kinderpsychologen Erik H. Erikson vorgelegt wurde, hat in den verschiedenen therapeutischen Schulen einen unterschiedlichen Stellenwert, ist aber unzweifelhaft einer der zentralen Aspekte für das psychologische Verständnis des Menschen in der Welt. Das Urvertrauen entwickelt sich in den ersten Wochen und Monaten eines Neugeborenen in der liebevollen und verlässlichen Beziehung zur Mutter, dem Vater oder einer anderen Bezugsperson. Es ist die Grundlage für ein Vertrauen in ein »Du«, in ein »Wir« und ein Vertrauen in das Ganze, die Welt, die Existenz. Vor allem aber ist es die Grundlage für das Vertrauen in das eigene Selbst.

Mit diesem Vertrauen in sich selbst kann der Mensch Selbstwertgefühl, Liebesfähigkeit und die Kraft, Enttäuschungen zu verarbeiten, entwickeln. Aus dem Vertrauen in ein »Du« und ein »Wir« entstehen Solidarität, Verantwortung und Partnerschaft, auf dem Vertrauen in das Ganze fußen die Gefühle der Sinnhaftigkeit, der Hoffnung und des Glaubens.

Konnte dieses Urvertrauen nicht entwickelt werden, weil es keine verlässlichen Beziehungen für das Kind gab oder es sogar in einer ablehnenden und misshandelnden Umgebung aufwuchs, entwickelt sich häufig ein »Urmisstrauen«. Charakteristika des Urmisstrauens sind Selbstzweifel und Minderwertigkeitsgefühle, Misstrauen gegen andere, Egoismus und Liebesunfähigkeit. Und auf die Gesellschaft bezogen Existenzangst, Hoffnungslosigkeit, das Gefühl der Sinnlosigkeit und Verzweiflung.

Es ist offensichtlich, dass Menschen, die über Urvertrauen verfügen, wesentlich bessere Voraussetzungen haben, mit Katastrophen und Krisen erfolgreich umzugehen, als diejenigen, die von Urmisstrauen geprägt sind. Das Vertrauen in sich selbst und sein Gegenüber, verbunden mit dem Gefühl, dass es sich lohnt zu leben und dass das Ganze einen Sinn macht, ist eine Grundvoraussetzung, um schwere Belastungen im Leben bewältigen zu können. Mit Selbstzweifeln und dem Gefühl, niemandem trauen zu können und von keinem Verständnis erwarten zu können, verbunden mit Zweifeln an der Welt (»es lohnt sich nicht, sich anzustrengen« und »es hat ja doch keinen Sinn«), ist ein Neuanfang nach einer schweren Krise oder einem Schicksalsschlag kaum zu schaffen.

Über die Schwierigkeiten, in der Welt zurechtzukommen, wenn man keine Chance hatte, ein Urvertrauen zu entwickeln, sind Tausende Bücher geschrieben worden, dem ist nichts hinzuzufügen. Viele meiner Patienten fühlen sich zwar einerseits mit diesem Konzept in ihren Schwierigkeiten und Defiziten verstanden, andererseits aber auch abgestempelt in dem Sinn, dass es sich tatsächlich nicht lohnt, sich anzustrengen. Ohne Urvertrauen keine Chance. Meines Erachtens greift das aber zu kurz; stattdessen sollten wir beim Thema Krisenbewältigung unsere Aufmerksamkeit auch auf andere Aspekte des Vertrauens richten. Denn es gibt eine Kraft, die auch Menschen mit wenig Urvertrauen helfen kann: die Solidarität untereinander.

In allen Gruppen von Betroffenen, die ich nach Katastrophen betreut habe, hat sich ein intensives Verständnis füreinander und ein tiefes Zusammengehörigkeitsgefühl entwickelt, das den meisten bis dahin unbekannt war und womit sie nicht gerechnet hätten. Die Erfahrung, im Leid von anderen verstanden und getragen zu werden, verbunden mit der Erkenntnis, auch andere zu verstehen, kann ungeheure neue Kräfte wecken. Ich habe diese Begegnungen in den Gruppen oft wie Inseln der Menschlichkeit erlebt: als ganz besonderen Raum, in dem sich die Betroffenen auf einer Ebene von tiefer Emotionalität, Fürsorge und Solidarität begegnet sind. Sie haben sich gegenseitig getragen und durch konstruktive Kritik Anstöße zu einer Weiterentwicklung gegeben. Dadurch schafften sie es, aus der Rolle des passiven Opfers herauszukommen und die Bewältigung ihrer Probleme aktiv anzugehen.

Deswegen gibt es nur eine Lösung und die lautet: »disclosure«. Disclosure bedeutet wörtlich Enthüllung oder Mitteilung und ist in der psychologischen Erforschung der Schutzfaktoren, die uns vor einem Scheitern bewahren, die wichtigste Größe. Wenn wir in der Krise stecken, müssen wir uns mitteilen, uns öffnen. Allein sind wir in den allermeisten Fällen überfordert. Und wenn wir andere Menschen sehen, die sich in einer Krise befinden, müssen wir uns ebenso mitteilen und öffnen, indem wir ihnen signalisieren, dass wir mitfühlen und sie unterstützen wollen. Menschen, die in sich Urvertrauen tragen, fällt das leichter. Wer an sich glaubt, kann eher auch an andere glauben und daran, ihnen etwas Gutes tun zu können. Im Umkehrschluss heißt das: Wer nicht auf die eigene Selbstwirksamkeit vertraut, wird beim Zugehen auf andere oft behindert durch Zweifel, überhaupt helfen zu können.

Mein ganz persönliches Vertrauen darauf, dass die in uns schlummernden Überlebenskräfte durch die Begegnung mit anderen Menschen nicht nur geweckt werden, sondern auch weiter wachsen können, ist gerade durch den Umgang mit jenen bestärkt worden, die geprägt waren von einem tiefen Urmisstrauen. Sie kamen schwer traumatisiert zu mir, und anfangs sah es tatsächlich so aus, als sei an eine positive Entwicklung gar nicht zu denken.

Ich erinnere mich an eine junge Frau, die schon mehrere Therapieversuche hinter sich hatte, die stets daran gescheitert waren, dass die Therapeuten nicht in der Lage gewesen waren, die Geschichten ihrer schlimmen Traumatisierungen auszuhalten. Sie wurde immer wieder mit Stabilisierungsübungen behandelt, die aber ihren Leidensdruck nicht linderten, da sie das, was sie belastete, nicht vollständig erzählen konnte. Sie hatte mehrere Selbstmordversuche hinter sich und war schließlich in die geschlossene Psychiatrie eingewiesen worden. Dort, das wusste sie, würde sie nur wieder herauskommen, wenn sie sich von ihren suizidalen Gedanken distanzierte. Also versprach sie, sich nichts mehr antun zu wollen, wurde aber nach ihrer Entlassung noch verzweifelter, weil der Grund für ihre Traumatisierung einmal mehr nicht angegangen worden war. Ihre ersten Worte zu mir waren: »Ich komme zu Ihnen, weil ich von meiner Therapeutin gehört habe, dass Sie einer sind, dem man alles erzählen kann, der sich traut, sich das anzuhören. Ich will einmal einem Menschen alles erzählen, danach werde ich mich umbringen!« Obwohl mich das natürlich auch unter Druck setzte, schlug ich ihr vor, mit mir einen schriftlichen Vertrag zu schließen; mit diesem solle sie sich verpflichten, sich nicht während der Therapie umzubringen, sondern das Ende der Sitzungen abzuwarten. Danach könne sie frei entscheiden, was sie tun wolle.

Die ersten Stunden der Therapie waren geprägt von starkem Misstrauen ihrerseits; so verlangte sie zum Beispiel, dass die Tür zur Terrasse einen Spalt offen blieb, damit sie jederzeit fliehen könne. Im weiteren Verlauf der Sitzungen berichtete sie mir dann, dass sie als kleines Kind über Jahre vom Vater und männlichen Verwandten sexuell missbraucht worden war und nie wirkliche Liebe erfahren habe. Ein Urvertrauen konnte sich gar nicht erst entwickeln. Im Alter von neun Jahren sei sie von den Eltern »verkauft« worden – an Leute, die Kinder-Pornos drehten. Mit dreizehn wurde sie magersüchtig und damit für die Pornofilmer uninteressant. Sie wurde stationär behandelt, stabilisierte sich wieder und schaffte sogar einen sehr guten Schulabschluss. Über ihren Freund, den sie sehr liebte, geriet sie mit zwanzig Jahren erneut in die Fänge eines Porno-Produzenten und Kinderschänder-Kreises. Der »Freund« nutzte ihre emotionale Abhängigkeit aus und zwang sie über lange Zeit, bei sadistischen und brutalen Szenen mitzumachen, bei denen sie entweder selbst das Opfer war oder dabei zusehen musste, wie andere – hauptsächlich Kinder – vergewaltigt und sexuell missbraucht wurden. Sie schilderte Dinge, die ich mir in ihrer Perversität und Brutalität niemals hätte vorstellen können. Manchmal musste ich mich regelrecht zwingen, weiter zuzuhören. Meine Patientin selbst quälte sich mit Ekel und Schuldgefühlen, nichts gegen die Gruppe unternommen zu haben, vielmehr das, was ihr schon als Kind widerfahren war, bei anderen zugelassen zu haben. Angesichts der Drohungen, man werde ihr oder ihrem Kind etwas antun, falls sie zur Polizei gehe, war ihr ein anderes Handeln kaum möglich.

Als sie alles erzählt hatte, schaute sie mich an und fragte: »Kann man mit so etwas weiterleben?«

Ich antwortete ihr so ehrlich, wie ich es empfand: »Ich weiß es nicht!«

»Und was soll das jetzt, dass ich Ihnen das alles erzählt habe? Es macht doch alles keinen Sinn!«

Ich entgegnete ihr: »Jetzt sind es schon einmal zwei Menschen, die wissen, was Ihnen Schreckliches geschehen ist. Sie stehen nicht mehr alleine da.«

Ihre Augen hellten sich kurz auf, ein scheues Lächeln huschte über ihr Gesicht. Ich bin überzeugt, dass genau in diesem Moment der in ihr liegende Keim der Überlebenskraft geweckt wurde. Sie spürte mein Mitgefühl, erlebte Menschlichkeit, so dass in ihr langsam die stärker werdende Gewissheit wuchs: »Ich kann mich trauen zu erzählen, da steht mir einer bei, der nicht wegläuft, der wissen will, was ich erlebt habe und wie es mir geht.« Das war die Grundlage für neu entstehendes Vertrauen, den Urstoff des menschlichen Miteinanders, obwohl sie offensichtlich als Kind nie die Chance gehabt hatte, ein Urvertrauen zu entwickeln.

Ich möchte noch einmal betonen: Was ich in dieser Situation getan habe, ist keine besondere therapeutische Leistung, sondern etwas rein Menschliches. Ich bin meiner Patientin mit einem natürlichen Mitgefühl begegnet, habe ihr beigestanden, wodurch Vertrauen entsteht. Dafür braucht man keine psychotherapeutische Ausbildung, das kann jeder leisten, der zu Empathie in der Lage ist. Es geht nicht darum, diejenigen, die Schlimmes erlebt haben, zu bemitleiden. Wir sollen auch nicht mit*leiden*, sondern Mitgefühl zeigen und die Stärke haben, Beistand zu leisten. Das bedeutet: dabeibleiben und zuhören, nachfragen und nachzuvollziehen versuchen, was dem anderen geschehen ist. In diesem Prozess des Verstehens und des Verstandenwerdens wird für beide Seiten spürbar, welchen Wert Mitmenschlichkeit hat und wie daraus auch bei vollkommen verzweifelten Menschen ein Überlebenswille und neue Kräfte wachsen können.

Meine Patientin brauchte viele Sitzungen und lange Zeit, bis sie all ihre schrecklichen Erlebnisse erzählt und aufgearbeitet hatte, und es war immer wieder schwer für sie, zu vertrauen und sich zu öffnen. Aber sie schaffte es besser und besser, und das anfangs zarte Pflänzchen der Überlebenskräfte wurde immer stärker. Sie definierte ihre Lebensziele neu und wagte sogar eine berufliche Veränderung. Unseren Antisuizid-Vertrag hat sie übrigens mehr als erfüllt. Als ich sie nach unserer letzten Sitzung fragte, wie es nun weitergehe, antwortete sie: »Ich will leben und für mein Kind da sein!«

Wenn wir uns klarmachen, dass der Mut, sich zu öffnen, auf belastete Menschen zuzugehen, menschliches Vertrauen, Mitgefühl und Solidarität zu empfinden, die Grundlagen darstellen für ein Aktivieren unserer Überlebenskräfte, wissen wir, was wir zu tun haben, um unsere persönlichen kleinen wie großen Krisen und die Probleme unserer Mitmenschen anzupacken.

18. Acht Schritte, sich zu wappnen

In den vergangenen Kapiteln haben wir viele Menschen kennen gelernt und sie auf ihrem Weg der Verarbeitung eines schweren Schicksalsschlags oder einer Katastrophe begleitet. Vielleicht haben Sie sich an manchen Stellen gefragt: »Was hat das eigentlich mit mir zu tun? Ich habe Gott sei Dank keine Katastrophe erlebt und ich rechne auch nicht mit einer.« Doch halt: Immun gegen das Schicksal ist niemand, keiner ist gewappnet vor Krisen. Alle hier vorgestellten Menschen waren einmal in der gleichen Situation wie Sie. Wenn ich diese Menschen heute frage, was sie anders gemacht hätten, hätten sie damals bereits über das Wissen verfügt, das sie durch die psychologische Bearbeitung ihrer traumatischen Erlebnisse gewonnen haben, können viele von ihnen lange Geschichten erzählen. Darüber, dass man mit der richtigen Einstellung viel dafür tun kann, nicht schon bei der ersten großen negativen Belastung zu scheitern. Darüber, dass man sich in ruhigen und gesunden Zeiten stärken und an der richtigen Haltung feilen kann, um in Krisenzeiten besser gewappnet zu sein.

Reden, reden, reden

Ein Feuerwehrmann zum Beispiel, der in Ramstein nach der Flugschaukatastrophe im Einsatz und mit vielen grausam entstellten Toten konfrontiert war, hatte lange Zeit gedacht, er müsse mit den Belastungen alleine zurechtkommen. Er fand es unnötig, darüber zu sprechen, dass er nachts von den Getöteten träumte und dabei immer wieder das Bild eines verbrannten Kindes sah, das ihn an sein eigenes erinnerte. Nach einem Zusammenbruch mit anschließendem Klinikaufenthalt und einer leidvollen Zeit der Verarbeitung seiner traumatischen Erlebnisse kümmert er sich heute besonders um den Nachwuchs in seiner Feuerwehreinheit. Er erzählt den Jugendlichen seine Geschichte und verhehlt dabei nicht, dass der psychische Druck, den er damals alleine bewältigen wollte, ihn fast in den Selbstmord getrieben hätte. Er ermutigt die jungen Feuerwehrleute, nach einem Einsatz gemeinsam über ihre Gefühle zu sprechen, damit sie nicht den gleichen Fehler machen wie er damals. Darüber zu reden, sagt er heute, sei extrem wichtig. Nur so könne man mit den Belastungen auch langfristig leben und weiter einsatzfähig bleiben. Er selbst hätte sich einen langen Leidensweg ersparen können.

Viele Menschen, die sich in ganz normalen Krisensituationen befinden – ausgelöst etwa durch eine Scheidung, den Verlust des Arbeitsplatzes, eine Krankheit oder den Tod eines Familienangehörigen –, versuchen, aus falsch verstandenem Stolz, alleine mit den Folgen des Ereignisses klarzukommen. Sie empfänden es als Schwäche, mit Familienangehörigen, Freunden oder Kollegen über das zu reden, was sie belastet. Durch diese Haltung werden sie immer eingeengter und starrer in ihrer Wahrnehmung und in ihren Reaktionen. Sie müssen immer mehr Energie aufbringen, den Alltag zu bewältigen. Ihr Konzept lautet: weitermachen wie bisher, und wenn es schwerer wird, dann eben mit vermehrter Kraftanstrengung. Dabei lassen sie vollkommen außer acht, dass sich die realen Bedingungen in ihrem Leben durch die Ereignisse verändert haben und sie mit ihren alten Strategien nicht mehr adäquat reagieren können. Die Flexibilität geht verloren, sie halten verbissen an ihren gewohnten Verhaltensmustern fest, die sie mit immer größerem Kraftaufwand verteidigen. Das Resultat sind Misserfolge, sie erleben sich als Versager. Lob, Erfolg und schöne Erlebnisse bleiben aus. Sie werden immer angespannter, können kaum noch Ruhe finden, der Schlaf ist häufig gestört. Das ist die typische Ausgangslage für eine Depression und selbstschädigendes Verhalten wie erhöhten Alkohol- oder Medikamentenkonsum. Psychosomatische Krankheiten können sich einstellen wie Rücken- oder Kopfschmerzen, Verdauungsstörungen und dergleichen mehr. Im Extremfall sind diese Menschen so verzweifelt, dass sie Suizidversuche unternehmen.

Lehre 1
Wir müssen über unsere Belastungen sprechen. Der Anspruch, alleine mit Erlebnissen zurechtzukommen, die uns erschüttert haben, überfordert uns und schadet uns psychisch. Wir brauchen den Austausch mit vertrauten Menschen, um wichtige Entwicklungen im Leben zu besprechen, die uns stark beschäftigen, weil sie Korrekturen in unserer Orientierung erfordern.

Keiner ist allein

In Krisensituationen können soziale Kontakte lebenswichtig sein. Weil es schwierig ist, im angespannten Zustand einer Krise soziale Kontakte zu knüpfen, ist es sinnvoll, das vorher zu tun. Gemeint sind hier nicht nur die üblichen oberflächlichen Spaßkontakte zu Freunden, Kollegen oder Nachbarn, die selbstverständlich auch wichtig und hilfreich sind, sondern etwas, was darüber hinausgeht. Man sollte sich darin üben, Probleme und Krisen in Freundschaftskontakten zum Thema zu machen. Das heißt in erster Linie auch hinschauen und hinhören, wenn Mitmenschen sich in einer Krise befinden, offen auf sie zugehen und sie darauf ansprechen, wie es ihnen in ihrer schwierigen Situation geht. Wer anderen zuhört, die sich in einer Problemsituation befinden, wird auch eher Zuwendung und Hilfestellung von anderen erfahren, wenn er selbst mit dem Rücken zur Wand steht.

Der bekannte amerikanische Psychologe Abraham Maslow entwickelte 1943 die nach ihm benannte Bedürfnispyramide. Danach sind soziale Bedürfnisse, also Kontakte mit Familie, Freundeskreis, gute Kommunikation, direkt nach der Befriedigung der fundamentalen Bedürfnisse wie Nahrung, Atmung, Schlaf und dem Bedürfnis nach Schutz vor Gefahren für alle Menschen die wichtigsten. Mit anderen Worten: Zentraler Bestandteil einer gestärkten Seele ist ein gut funktionierendes soziales Netz.

Das heißt nicht, dass derjenige das beste Netz hat, der auf seiner Facebook-Seite 500 Freunde aufgelistet hat. Bei diesen Kontakten geht es fast ausschließlich darum, den anderen mit etwas Spektakulärem zu imponieren, was man gerade erlebt, eine »tolle Party«, ein »Wahnsinns-Sonnenuntergang am Strand«, ein »Mega-Event« da und dort. In neuesten Untersuchungen hat man übrigens festgestellt, dass das intensive Nutzen dieses Mediums zu immer mehr eigener Unzufriedenheit führt, weil man sein eigenes tägliches Leben als armselig empfindet angesichts der »tollen« Erlebnisse seiner 500 »Freunde«. Niemand postet seine Probleme und seine Depression, damit ist man immer allein. Um einen wirklich tiefen und tragfähigen Kontakt zu anderen aufbauen zu können, müssen wir eine entscheidende Hürde überwinden: Wir müssen eine Ebene erreichen, auf der es uns möglich ist, uns als Ganzes zu zeigen. Als Menschen, der auch einmal nicht gut drauf ist, der unsicher ist, Schwächen hat, hin und wieder mutlos und traurig ist. Mit anderen Worten eine Ebene, auf der es gelingt, eine persönliche Krise anzusprechen oder auch dem Gegenüber zu signalisieren: »Ich habe ein offenes Ohr für deine Probleme.«

Doch wie ich eingangs schon erwähnt habe, scheint es, als gehe die gesellschaftliche Entwicklung in eine andere Richtung. Konkurrenzdenken und Leistungsorientiertheit nehmen beständig zu. Infolge des gewachsenen Wohlstands tendieren wir offenbar zu einer radikaleren Ausgrenzungsgesellschaft und zu immer mehr Individualismus. Jeder kämpft für seine Vorteile, seine Privilegien, Solidarität verliert an Bedeutung. Das renommierte Sinus-Institut präsentierte im März 2012 eine Studie zur Lebenswirklichkeit von 14- bis 17-jährigen Jugendlichen. Bei allen Unterschieden, was Bildung, Herkunft und so weiter anging, waren sich in einem Punkt alle einig: Am Ende zählt nur die Leistung, jeder ist sich selbst der Nächste.

Aus meiner Arbeit mit Jugendlichen nach Amokläufen weiß ich, dass bei einigen ein Umdenken erst nach der grauenhaften Erfahrung eingesetzt hat. Im Prozess der Aufarbeitung haben sie erfahren, dass eine der wichtigsten Ressourcen zur Bewältigung einer schweren Krise ein gut funktionierendes soziales Netz ist. Die ganzen Oberflächlichkeiten, die sie bis dahin für erstrebenswert gehalten hatten, waren mit einem Schlag wertlos. Nun zählte nur noch der Wunsch, mit den anderen gleichermaßen Betroffenen zusammen zu sein und sich gegenseitig zu stützen.

Lehre 2

Wenn wir es schaffen, soziale Kontakte aufzubauen und zu pflegen, in denen es möglich und wünschenswert ist, über bedeutsame persönliche Dinge, seelische Nöte und Probleme zu sprechen, verfügen wir über einen wirkungsvollen Schutzschild gegen die Gefahr, durch eine Krise überfordert und aus der Bahn geworfen zu werden.

An die eigene Stärke glauben

Zahlreiche Beispiele von Menschen, die schwere Katastrophen überlebt haben und ihr Leben danach neu ausgerichtet und einen anderen Sinn darin gefunden haben, machen Mut. Wir können uns darauf verlassen, dass es Kräfte in uns und außerhalb von uns gibt, die in der Krise zur Verfügung stehen wie ein großes unterirdisches Wasserreservoir, das wir nicht sehen, wenn wir verzweifelt ob großer Trockenheit und Dürre kurz vor dem Aufgeben sind. Wer in einer solchen Situation keine Hoffnung hat, wird nicht anfangen, einen Brunnen zu bohren. Er wird verdursten.

Eine Natascha Kampusch hätte sicherlich nicht die notwendige Kraft aufbringen können, hätte sie nicht den hoffnungsvollen Glauben gehabt, sich als erwachsene starke Frau eines Tages zu befreien. Die Bergleute in Chile hätten die lange Zeit des Eingeschlossen-Seins nicht überleben können, wenn nicht zumindest einige von ihnen fest an eine Rettung und die Überlebenskräfte geglaubt hätten, auch wenn ihre Lage noch so aussichtslos erschien.

In einer Krisensituation sind uns vor allem in der ersten Zeit die

Augen für einen hoffnungsvollen Ausgang verschlossen. Wir sind überwältigt von negativen Gefühlen der Angst, und verzweifelt, dass unser Leben nicht so weitergehen wird, wie wir uns das vorgestellt und erhofft haben. Wenn wir keinen Ausweg sehen, macht es wenig Sinn, mit aller Gewalt eine Lösung zu erzwingen. Viele Menschen in Krisensituationen zermartern sich mit ihren Gedanken, unbedingt jetzt eine Lösung finden zu wollen. Sie geraten in ein Gedankenkreisen, werden so angespannt dabei, dass sie nicht mehr schlafen oder entspannen können, um Kräfte zu tanken, und verlieren dadurch alle Energie. Der ermüdete Organismus macht sie psychisch labiler und noch hoffnungsloser. Sie vergleichen sich mit der Zeit vor der Krise oder mit anderen Menschen, die diese Probleme nicht haben. Sie hadern mit ihrem Schicksal, finden es ungerecht oder ärgerlich, dass das mit ihnen passiert ist, und werden dadurch je nach Temperament immer depressiver oder planlos-hektisch. Dazu kommt das Problem der »self-fulfilling prophecy«. Wenn wir immer über den negativen Ausgang der Krisensituation nachdenken, tun wir unbewusst alles dafür, dass es tatsächlich so übel kommt, wie wir es prophezeit haben.

Stattdessen ist es wesentlich sinnvoller, an Menschen zu denken, die in objektiv noch schlimmeren Katastrophensituationen waren und diese bewältigt haben, wie zum Beispiel Mary aus Afrika. Daran zu glauben, dass es einen Weg gibt, auch wenn wir ihn in diesem Moment noch nicht sehen können. Darauf zu vertrauen, dass wir die Kompetenz besitzen, zu überleben und zu bestehen. Das bedeutet nicht notwendigerweise, immer noch mehr Kraftanstrengung aufzubringen, sich durchzubeißen wie ein Zehnkämpfer, der mit der letzten ihm möglichen Willenskraft den 1500-Meter-Lauf gerade noch so ins Ziel bringt. Hier geht es eher um die mentale Stärke, die sich einstellt, wenn wir auf neue Kräfte und Lösungen vertrauen, über die wir jetzt noch nicht verfügen.

Dazu gehört, die Krise anzuerkennen, in der wir uns befinden, nicht dagegen zu kämpfen, sondern sie anzunehmen. Dadurch haben wir die Möglichkeit, in einen entspannteren Zustand zu gelangen, verbunden mit der Hoffnung, dass es eine Lösung geben wird.

Weiterhin gehört dazu, dass wir uns nicht darauf versteifen, dass alles wieder so wird wie vor der Krise. Wir müssen offen dafür sein, Dinge und Menschen loszulassen, die uns lieb und wichtig waren. Und erkennen lernen, dass wir nichts mit Macht festhalten können, was nicht zum Festhalten bestimmt ist. Oft bemerken wir erst viel später, dass sich gerade durch das Loslassen von Dingen, von denen wir glaubten, ohne sie nicht auskommen zu können, neue Chancen im Leben eröffnen. Besonders schwer, aber genauso zutreffend kann das bei Trennungen oder beim Verlust von Menschen sein.

Lehre 3
Die in jedem von uns liegenden verborgenen Stärken können wir nur dann aktivieren, wenn wir an deren Existenz glauben, auch wenn wir momentan keinen Zugang dazu haben.

Leben im Hier und Jetzt

Je nach Temperament und Persönlichkeit gehen wir mit sehr unterschiedlichem Blick durch die Welt, vor allem wenn es um unsere Zukunft geht. Optimistische Menschen malen sich aus, dass sie glücklich sein werden, Erfolg und Geld, eine erfüllte Partnerschaft und Freunde haben und gesund sein werden. Pessimistische Menschen sehen Schwierigkeiten und Misserfolge kommen, befürchten ein Scheitern der Beziehung oder erwarten finanzielle, familiäre und gesundheitliche Probleme. Gemeinsam ist beiden Gruppen, dass sie in ihren Gedanken häufig auf die Zukunft fokussiert sind und dadurch weniger bewusst in der Gegenwart leben. Das wirkliche Leben vieler Menschen scheint erst in der Zukunft zu beginnen, sie planen für eine Zeit, wenn sie dies und das erreicht haben; dann können sie es sich endlich erlauben, so zu leben, wie sie es in ihrem Innersten wollen. So kann es dazu kommen, dass junge Familienväter die Zeit des Aufwachsens ihrer Kinder kaum mitbekommen, weil sie Karriere machen und Geld verdienen müssen, obwohl sie lieber mit den Kindern zusammen wären, oder dass Frauen den Zeitpunkt verpassen, wo es biologisch einfacher ist, Kinder zu bekommen, weil sie erst etwas erreichen wollen, oder dass ältere Menschen ihre Träume von einer Weltreise auf die Rentenzeit verschieben. Dann kommt plötzlich eine Krankheit dazwischen, ein Unfall oder ein anderes tragisches Ereignis, und es ist zu spät.

Den Blick in die Zukunft in dem Sinne, dass man sich ausmalt, wie es wäre, wenn das Leben plötzlich vorbei oder durch ein Ereignis stark eingeschränkt wäre, vermeiden die meisten, weil er großes Unbehagen und Angst auslöst. Auf den ersten Blick betrachtet scheint es auch nicht besonders sinnvoll zu sein, sich mit derartigen Gedanken zu belasten, bereiten sie einem doch nur schlechte Gefühle. Es geht hier auch nicht darum, Worst-case-Szenarien heraufzubeschwören, die einen so verunsichern, dass man aus Angst vor den Gefahren des Lebens versucht, allen Risiken aus dem Weg zu gehen. Das führt zu der bereits mehrfach erwähnten Vermeidungshaltung und letztlich auch zu psychischem Leiden.

Das, worauf ich abziele, geht in folgende Richtung: Wir sollten uns ab und an vor Augen halten, dass das Leben von einer Sekunde auf die andere vollkommen verändert sein kann, dass wir auf einen Schlag all das verlieren können, was wir schätzen und lieben, dass wir plötzlich krank werden oder einen Unfall haben und unser Leben nicht mehr so weitergehen wird wie bisher. Der Sinn der Beschäftigung mit solchen Gedanken besteht nicht darin, sich alle Grausamkeiten und Qualen auszumalen, die dann auf einen zukämen. Sondern darin, einen intensiveren Bezug zur Gegenwart zu bekommen. Um das wertzuschätzen, was man im Hier und Jetzt hat.

Ich denke in dem Zusammenhang gerne an einen Patienten von mir, einen Arzt, der einmal eine hohe Verantwortungsposition als Oberarzt in einer Klinik innehatte und heute nach der Entfernung eines Hirntumors voll pflegebedürftig in einem Heim lebt. Die Operation musste von heute auf morgen bei ihm ausgeführt werden, nachdem er sich wegen Kopfschmerzen routinemäßig hatte untersuchen lassen und der Hirntumor festgestellt worden war. Bei der Operation wurden so viele Hirnzentren zerstört, dass er fortan massiv eingeschränkt war: er konnte kaum noch sprechen, seine gesamte Motorik war gestört, er konnte nicht mehr gehen, hatte keine funktionierende Feinmotorik mehr, konnte nicht mehr lesen, sich weder alleine waschen noch zur Toilette gehen. Aber geistig war er vollkommen klar, er konnte denken wie früher. Als ich ihn traf – und auch noch in den ersten Monaten meiner Betreuung – war er so verzweifelt, dass er nur davon sprach, sterben zu wollen. Am schlimmsten fand er, aufgrund seiner Einschränkungen nicht einmal mehr die Möglichkeit zu haben, sich selbst das Leben zu nehmen. Um einen solchen Satz herauszubringen, brauchte er fast eine Viertelstunde, es bedurfte größter Anstrengung, Worte zu formen und auszusprechen.

Heute, drei Jahre später, hat er viel dazugelernt: Er kann langsam sprechen, sich selber in einem Elektrorollstuhl bewegen und am PC über Großbuchstaben schreiben und lesen. Er pflegt Kontakte mit vielen Menschen und hat sogar eine Freundin gefunden. Seinen Beruf wird er nie wieder ausüben können, er hat alles, was ihm früher wichtig war, verloren. Sein Leben ist viel langsamer und eingeschränkter als früher, und das bezeichnet er heute als sein Glück. Er lässt sich Zeit, in den Gesichtern seiner Mitmenschen zu lesen. Ich bin sehr erstaunt, wenn ich zu ihm komme und er mich fragt, warum es mir heute nicht so gut geht – er sieht es mir an. Er freut sich über den Augenkontakt mit einer jungen Schwester, die ihm zulächelt und ihm deutlich macht, dass sie ihn mag. Er setzt sich ein für andere Bewohner des Heims, die noch eingeschränkter sind als er, und beantwortet zum Beispiel Briefe für sie. Seine Welt ist klein geworden, aber er sieht viele bereichernde Elemente darin und versichert mir, dass er zufrieden ist, dass es ihm gut geht und er noch lange leben möchte. Er sagt heute, früher, in der Zeit seines hektischen Karrierelebens, habe er keinen Blick für die Schönheiten und wirklich wertvollen Dinge des Lebens gehabt, das könne er jetzt erst sehen, wo er im Rollstuhl sitze.

Immer wenn ich von ihm weggehe, frage ich mich, muss es erst so weit kommen, bis einem die Augen aufgehen? Dann nehme ich mir Zeit, setze mich in ein Cafe, blicke andere Menschen an und freue mich, wenn jemand zurücklächelt, oder ich gehe über die Felder spazieren und empfinde eine tiefe Dankbarkeit, dass ich gehen und die bunten Farben sehen kann, dem Zwitschern eines Vogels lauschen und den blühenden Raps riechen kann.

Überlebende von Unglücken oder Krankheiten haben mir immer wieder erklärt, wie unwichtig etwa materielle Güter oder Statussymbole inzwischen für sie sind und wie stark der Wert der »kleinen«, immateriellen Dinge gewachsen ist. Trauernde, die einen lieben Menschen verloren haben, entwickeln nach der schweren Zeit der Verzweiflung und des Zerrissenseins eine Dankbarkeit dafür, dass sie die schönen und wertvollen Momente mit diesem Menschen hatten – und häufig auch eine gewisse Wehmut, dass sie dies zu der Zeit, als der andere noch da war, nicht genügend wertgeschätzt haben.

Eine Krise rückt die Dimensionen neu zurecht. Wenn wir uns auch im »normalen« Alltag hin und wieder vor Augen halten, worauf es eigentlich ankommt, werden wir Dankbarkeit empfinden für all das, was wir momentan haben; wir werden Achtsamkeit entwickeln für die kleinen Dinge wie den Kaffeeduft am Morgen, die Blume am Wegrand oder das Lächeln des Nachbarn. Wir werden Achtsamkeit für uns selbst spüren, weil diese Kleinigkeiten in uns wirken, Momente genießen, in denen wir ein gutes Gespräch mit einem Freund haben, einen Spaziergang machen oder mit dem Hund herumtoben. Achtsamkeit, Wertschätzung und Dankbarkeit sind der Schlüssel dazu, unsere Probleme, die uns oft missmutig stimmen und uns die Lebensfreude rauben, zu relativieren.

Das klappt natürlich nicht immer, aber man kann sich darin üben. Erst wenn ich mich damit beschäftige, fällt mir auf, wie viele Dinge es gibt, die man in der Hektik des Alltags nur allzu leicht übersieht. Versuchen Sie es mal! Sie werden erstaunt sein, wie viel Kraft man daraus schöpfen kann, wenn man die Gegenwart wertschätzt, den Moment genießt und dem, was um einen ist, mit Achtsamkeit begegnet.

Lehre 4
Wer sich darin übt, achtsam im Hier und Jetzt zu leben, entdeckt den Wert der kleinen Dinge und die Kostbarkeit der Normalität. Bei plötzlicher Belastung kann diese Haltung zu einem Schutzschild werden.

Alles hat ein Ende, auch die Krise

Um in Krisen leichter zu bestehen, ist es hilfreich, sich vorzustellen, wie es einmal sein wird, wenn die Krise überwunden ist. Wie wäre ich, wie würde es sich anfühlen, wenn alles überstanden wäre und der ganze Druck abfallen würde? Man könnte sich einfache Fragen stellen: Wie sähe mein Gesicht aus, wenn ich dann in den Spiegel blickte? Wie würde ich atmen, wie gehen, was würde ich anziehen? Wen würde ich zuerst informieren? Was würde ich als Erstes tun? Was würde ich essen, was trinken?

Wenn man diese einfachen Gedanken konsequent denkt und sich in sie einfühlt, merkt man schnell, wie der Körper darauf reagiert: Wir lächeln, atmen tief durch, entspannen und haben angenehme Phantasien. Insgesamt fühlen wir uns ruhiger und gelassener. Wenn wir das eine Weile aufrechterhalten, können wir sogar spüren, wie Glücksgefühle aufkommen. In der Tat beginnt der Körper schon mit der Produktion und Ausschüttung von Glückshormonen, wenn wir uns nur vorstellen, wie erleichternd es sein wird, wenn wir die Belastungen hinter uns gebracht haben. Die dadurch ausgeschütteten Endorphine wirken beruhigend und angstlösend, sorgen für eine angenehme, leicht euphorische Stimmung und erhöhen unsere Wahrnehmungsfähigkeit. Kurz: Sie versetzen uns körperlich und psychisch in den optimalen Zustand, um mit Belastungen effektiv umzugehen.

Manche mögen nun einwenden, das sei eine gedankliche Flucht vor der Realität und reine Augenwischerei, die Probleme würden sich dadurch nicht in Luft auflösen. Aber wenn wir zum Beispiel noch einmal an die beiden Libanon-Geiseln denken, die drei Jahre lang in Dunkelhaft unter schrecklichen hygienischen Verhältnissen bei quälender Unsicherheit verbringen mussten, erkennen wir, dass solche Imaginationen in erheblichem Ausmaß dazu beigetragen haben, dass die beiden Männer immer wieder von neuem die Kraft fanden, dieses Martyrium zu überstehen. Und sei es durch das Erzählen von Kochrezepten oder die Imagination, wie sie in Paris an einem Frühlingstag auf den Champs-Élysées flanierten und hübsche junge Französinnen beobachteten.

Auch Natascha Kampusch oder Ingrid Betancourt hatten keine Kenntnis darüber, dass man durch derartige Imaginationen Körper und Geist in einen Zustand versetzen kann, der die Grundlage bildet für ein erfolgreiches Verhalten in einer aussichtslosen Situation. Sie sind einfach ihren inneren Überlebensinstinkten gefolgt und haben das Richtige getan.

Wenn wir mit dem positiven Körpergefühl aus der Imagination wieder »rückwärts« in die Gegenwart gehen, sind wir bei der Suche nach Lösungen unserer aktuellen Probleme flexibler, weniger verkrampft und kreativer, und müssen uns auch nicht so anstrengen. Diesen Prozess können wir noch verstärken, indem wir jetzt schon einige von den Dingen tun, die wir uns für die Zeit nach der Krise ausgemalt haben. Wir können zum Beispiel die Musik abspielen, die wir als »Befreiungsmusik« hören würden, wenn alles vorbei wäre, ein bestimmtes Kleidungsstück anziehen, das Lieblingsgericht kochen und so weiter. Auf diese Weise werden wir schon in der Belastungssituation lockerer und stärken uns selbst durch die Orientierung auf einen positiven, erfolgreichen Ausgang.

Die Wirkung, die dadurch erzielt wird, kennt man aus dem Leistungssport: Höchstleistungen werden oft dann erbracht, wenn die Sportler locker, entspannt und mit Freude an den Start gehen – und nicht, wenn sie verbissen und mit aller Macht den Erfolg erzwingen wollen.

Außerdem ist es wichtig, Rückschläge und Niederlagen, die man erlebt, als ein Zwischenstadium zu erkennen. Sie gehören auf dem

Weg der erfolgreichen Krisenbewältigung einfach dazu. Aus Fehlern können wir lernen, Rückschläge können wir für eine gestärkte Krisenkompetenz nutzen. Manche Unternehmen bieten ihren Mitarbeitern sogar Kurse an mit dem Titel: »Erfolgreich scheitern – ein Training in Krisenkompetenz und Resilienz«. Sie haben erkannt, dass in vermeintlichen Rückschlägen enormes Potential steckt; nämlich bestimmte Arbeitsabläufe für die Zukunft und damit letztlich auch den Mitarbeiter selbst in seinen Fähigkeiten zu optimieren.

Lehre 5

Bessere Chancen, eine Krise zu überwinden, haben wir dann, wenn wir uns von der Hoffnung leiten lassen, dass es einen positiven Ausgang gibt. Als Leitbilder können uns dabei einige der hier kennengelernten Menschen dienen, die schwerste Katastrophen bewältigt haben. Auch wenn wir im Moment kein Licht am Ende des Tunnels sehen und nur mit Niederlagen, Ärgernissen und Verlusten konfrontiert sind, hilft der Gedanke an ein letztlich gutes Ende dabei, interne positive Kräfte zu mobilisieren. Diese können dazu beitragen, dass wir auch wirklich alles für einen positiven Ausgang tun. Den Prozess können wir weiter optimieren, wenn wir uns vorstellen, dass wir aus Niederlagen und Fehlern lernen werden – und so nicht nur die aktuelle, sondern auch nachfolgende Krisen erfolgreich hinter uns bringen werden.

Realistische Ziele entwickeln

In Krisensituationen sind viele Menschen mit ihrem Leben sehr unzufrieden. Es stört sie, dass sie so viel Zeit und Energie für die Bewältigung der Krise aufwenden müssen, die sie mental voll und ganz in Anspruch nimmt. Im Kopf sind sie permanent mit tausend Sachen beschäftigt, die mit der momentanen Krise zu tun haben, und doch ist das Nachdenken darüber oft uneffektiv, ermüdend, chaotisch und frustrierend. Sie ärgern sich darüber, dass sie ihren eigentlichen Interessen nicht genügend nachgehen und ihre tatsächlichen Ziele nicht verfolgen können. Sie halten fest an dem, wie sie sich ihr Leben vorgestellt haben – es kann nicht sein, was nicht sein darf, die Krise passt da nicht hinein. Von daher haben sie den Anspruch, alle Probleme, die mit der Krise zusammenhängen, möglichst schnell und am besten auf einen Schlag zu lösen. Damit überfordern sie sich jedoch vollkommen. In den allermeisten Fällen ist es nicht möglich, von jetzt auf gleich die Probleme aus der Welt zu schaffen. Hält man dennoch daran fest, wird man von Tag zu Tag frustrierter und verbissener und macht so nicht nur sich, sondern auch dem Umfeld das Leben unnötig schwer. Je länger und stärker man sich im Kreis dreht, umso unwahrscheinlicher ist es, beizeiten eine Lösung der Krise zu erreichen.

Wenn ich mir noch einmal vergegenwärtige, wie es den Menschen ging, die durch den Tsunami in Ostasien Hab und Gut und geliebte Menschen verloren haben und an diesem schweren Schlag dennoch nicht gescheitert sind, fällt mir eines besonders auf: Sie alle haben nach einer gewissen Zeit des Geschockt- und Betäubt-Seins und der Trauer über den Verlust ihr Schicksal angenommen und mit ganz kleinen Schritten wieder neu angefangen. Sie haben sich realistische Ziele gesetzt, die oft nur die Zeitspanne von einem Tag umfassten: »Heute will ich es schaffen, diese kleine Fläche, zwei mal zwei Meter, von Trümmern freizuräumen. Morgen nehme ich mir ein neues Stück vor.« Interessanterweise kamen diese Menschen nach meinen Beobachtungen deutlich besser mit ihrem Schicksal zurecht als diejenigen, die sich handlungsunfähig verhielten – bis ihnen Hilfsorganisationen neue Häuser gebaut und ein Boot zur Verfügung gestellt hatten. Während Erstere aktiv die Kontrolle zurückgewonnen hatten, fügten sich die anderen in ihre Hilflosigkeit.

Übertragen auf unsere Alltagsprobleme bedeutet das, dass wir uns eine Krise zunächst eingestehen müssen: Wir müssen akzeptieren, dass wir uns in einer Ausnahmesituation befinden und den Alltag nicht genauso weiterleben können wie vorher. Aus der Position dieser die Krise akzeptierenden Grundhaltung heraus können wir dann kleine Ziele formulieren, die Schritt für Schritt anzugehen sind. Das

Erreichen dieser kleinen Etappen gibt uns jeweils die Kraft und den Mut, die nächsten Hürden zu nehmen. Der positive Effekt dabei ist, dass wir eine Selbstwirksamkeit erleben, die einen Kontrapunkt zur erlebten Hilflosigkeit während der Krise setzt.

Diese kleinen Etappenziele können ganz banale Alltagsdinge sein: morgens aufstehen, regelmäßige Malzeiten einnehmen, den Haushalt in Ordnung halten, einen Brief schreiben, ein wichtiges Telefonat führen, eine Person besuchen, deren Rat weiterhelfen könnte und so weiter. Die »Messlatte« kann später höher gelegt werden bis hin zu Tätigkeiten, die direkter mit der Bewältigung der Krise zu tun haben.

Lehre 6
Wer es schafft, kleine Ziele nacheinander anzugehen, sieht seine Erfolge und kann sich daran aufrichten. So wird Kraft frei, sich auch an höhere Hürden heranzuwagen, die eben noch unüberwindlich schienen.

Neue Prioritäten setzen

Viele Katastrophenopfer haben mir berichtet, dass sich ihre Prioritäten und Ziele nach dem Unglück verändert haben. Vor allem das ständige Bemühen um mehr materiellen Wohlstand sei in den Hintergrund gerückt. Der Drang, sich mit Nachbarn oder Freunden zu vergleichen und danach zu trachten, mindestens so viel zu besitzen wie diese, habe sich abgeschwächt. Die Vorstellung, nur dann glücklich sein zu können, wenn man Statussymbole anhäuft – ein teures Auto, eine große Wohnung oder ein Haus, Markenkleidung oder luxuriöse Reisen –, habe sich als Irrweg entpuppt. Stattdessen rückten nun die kleinen, vermeintlich wertlosen Dinge des Alltags stärker in den Vordergrund. Alles, was ihnen früher banal und selbstverständlich erschienen war, habe heute einen höheren Stellenwert. Weil sie wüssten, wie schlimm es ist, diese »kleinen Dinge« zu verlieren.

Aus den Erfahrungen von Menschen, die sich nach einer Katastrophe gezwungenermaßen vollkommen neu orientieren mussten, können wir eine Menge lernen, was die Ausrichtung unserer Prioritäten angeht. Sehr überzeugend fand ich in diesem Zusammenhang die Lebensgeschichte von Philippe Pozzo di Borgo, einem aus dem korsischen Hochadel stammenden Aristokraten, der als Geschäftsmann eine steile Karriere und viel Geld gemacht hatte. Ein Unfall beim Gleitschirmfliegen stellte sein ganzes Leben auf den Kopf. Seitdem ist er vom Halswirbel abwärts gelähmt und sitzt im Rollstuhl. Seine Erlebnisse hat er in einem literarisch und psychologisch beeindruckenden Buch dokumentiert, das inzwischen auch verfilmt wurde. »Ziemlich beste Freunde« feierte 2012 Erfolge in ganz Europa. Pozzo di Borgo erzählt eindrucksvoll, dass er in seiner neuen Situation dem Leben Erstaunliches abgewinnen kann. Er sagt, wenn man der Vergangenheit nachtrauere oder sich die Zukunft nur rosig ausmale, sei man ein toter Mann. Nach über zwanzig Jahren Schmerz und Lähmung habe er eines gelernt: »Alles, was ich bin, bin ich im Augenblick.« Sein Ziel sei es, die Gegenwart, diesen einen Moment, intensiv zu erleben. Dieser Moment halte eine so große Vielfalt bereit, die es wert sei, geschätzt zu werden: Egal, ob man in diesem Moment eine Tasse Kaffe genieße, eine Blume entdecke, Kindern beim Spielen zusehe – oder auch körperlich an die eigenen Grenzen gerate. Zeige das nicht genau, dass man noch lebt?

Eine bemerkenswerte Einstellung, aus der deutlich wird, worauf wir uns in Krisensituationen besinnen sollten. Es sind die kleinen Dinge des Alltags, die von unschätzbarem Wert sind und aus denen wir Kraft und Stärkung beziehen können: das Lächeln der Kinder, der Gruß des Nachbarn, die Begegnung mit einer freundlichen Verkäuferin, die Knospen und blühenden Blumen im Garten, die gemeinsame Tasse Tee mit Freunden, der Hund, der sich freut, dass wir nach Hause kommen, die singenden Vögel im Wald, der Duft eines guten Essens und vieles mehr. Es ist eigentlich bitter, dass wir den Wert dieser Dinge erst dann erkennen, wenn sie nicht mehr alltäglich und selbstverständlich sind.

Nicht nur in Zeiten einer akuten Krise ist es daher wichtig, unsere

Achtsamkeit zu schärfen und den hohen Wert dieser vermeintlichen Kleinigkeiten für unsere Zufriedenheit zu erkennen. Die Natur, die Beziehungen zu anderen Menschen halten so viel für uns bereit, dass sie es verdienen, von uns wertgeschätzt zu werden.

Wenn wir es schaffen, uns durch eine (Neu-)Ausrichtung auf diese Prioritäten zu festigen und darin einen Sinn im Leben zu sehen, relativiert sich auch die Bedeutung der momentanen Krise. Wir müssen aber nicht erst eine schwere Krise durchleiden, gesundheitlich Schaden nehmen oder einen wichtigen Menschen verlieren, damit wir zu dieser Erkenntnis gelangen. Wir Menschen haben die Fähigkeit, Lernprozesse vorwegzunehmen. Leider machen wir nur allzu selten Gebrauch davon. Pozzo di Borgo sagt heute, er fühle sich schuldig, nicht früher über seine Verletzlichkeit nachgedacht zu haben. Früher habe er sich unbesiegbar und unsterblich gefühlt, keine Grenzen akzeptiert. Er sei zwölf Stunden am Tag Geschäften nachgejagt, alles sei dem Leistungsdenken unterworfen gewesen, selbst seine Freizeitbeschäftigungen. Es sei nur um Schnelligkeit, Macht, Einfluss und Erfolg gegangen. Bleibt der Erfolg aus, nehmen Macht und Selbstwert Schaden.

Wenn wir früher darüber nachdenken würden, was wir verlieren können, wie verletzlich wir sind, wie schnell all das, was uns heute normal und selbstverständlich erscheint, in kürzester Zeit zerstört sein kann, dann kann uns der enorme Wert des Augenblicks bewusster werden.

Lehre 7

Wenn wir unsere Prioritäten auf die Gegenwart und die kleinen Dinge ausrichten, leben wir intensiver und reicher. Ärgernisse und Krisen kann man so gelassener sehen, weil sie weniger bedeutungsvoll sind.

Der erste Schritt

Oft sind Menschen in schwierigen Lebenssituationen von der Menge der Aufgaben, die vor ihnen stehen, wie gelähmt. Sie fühlen sich, als stünden sie vor einem unüberwindlichen Berg. Sie sind mutlos, macht- und kraftlos. Oder aber es herrscht ein derartiges Chaos in ihrem Kopf, dass sie ohne Plan und vorschnell einen Weg beschreiten, der eine vermeintlich einfache Lösung verspricht. Ohne rechte Überzeugung gehen sie ein Stück des Weges, geben auf und versuchen eine andere Strategie. Dabei verlieren sie viel Kraft und werden es – bildlich gesprochen – nie schaffen, den Berg zu besteigen, weil sie schon nach kurzer Zeit wieder zum Ausgangspunkt zurückkehren und einen anderen Weg ausprobieren müssen. Mit anderen Worten: Es gilt, aus einem Gefühl der depressiven und lähmenden Hoffnungslosigkeit herauszukommen, ohne gleichzeitig in hektische und ziellose Überaktivität zu verfallen.

Das Bild vom Berg passt hier wirklich: Wenn wir nur das große Ganze, sozusagen den Mount Everest, vor uns sehen, verlässt uns jeder Mut. Dabei sollten wir uns vor Augen führen, dass selbst die Besteigung des höchsten Berges der Welt nur in Etappen geschehen kann: Ein Schritt folgt auf den anderen. Am wichtigsten bei diesem langen Weg der Bergbesteigung ist der Wille, den *ersten* Schritt zu tun. Dieser erste Schritt sollte nicht zu groß sein. Man sollte einen kleineren wählen und darauf vertrauen, dass sich danach eine Eigendynamik entwickelt und es leichter wird, die weiteren Schritte zu gehen. Wie schwierig, aber auch entscheidend der erste Schritt ist, wusste schon Aristoteles, als er schrieb: »Der Anfang ist die Hälfte vom Ganzen«. Der erste Schritt sollte – auf eine Krisensituation bezogen – sinnvollerweise darin bestehen, sich zu öffnen, aus der eigenen engen Gedankenwelt herauszukommen und mit einer Person seines Vertrauens zu reden. Dadurch kann zum ersten Mal das Gefühl entstehen, nicht mehr nur noch passives Opfer der schweren Situation zu sein, sondern jemand, der aktiv etwas unternimmt, seine Lage zu verbessern. Über einen längeren Zeitraum in der Rolle des passiven Opfers zu verharren, begünstigt Hilflosigkeitsgefühle und verstärkt depressive Zustände.

Um diesen ersten Schritt zu erleichtern, sollte man sich vor Augen halten, dass man alles, was man im Leben je erreicht hat, nicht ohne einen ersten Schritt bewirkt hätte: Ohne sich zur Prüfung anzumelden, hätte man heute keinen Führerschein, ohne das Bewerbungsgespräch hätte man nicht den Job, mit dem man heute sein Geld verdient, ohne den ersten Flirtversuch wäre man heute nicht verheiratet und so weiter.

Entscheidend ist das Gefühl, losgegangen zu sein, einen Prozess in Gang gesetzt zu haben, an dessen Ende man sich sagen kann, ohne den ersten Schritt wäre ich nie bis hierhin gekommen. Für einen depressiven Menschen, dem jede Aktivität sehr schwer fällt und der keine Kraft hat, sein Leben so fortzusetzen, wie er es immer getan hat, der nicht mehr in der Lage ist, das in seinem Alltag zu tun, was getan werden muss, kann der entscheidende erste Schritt zum Beispiel sein, wieder mit dem Joggen anzufangen.

Hat er diesen Schritt geschafft, kann das in der Tat, wie Aristoteles sagte, schon die gefühlte »Hälfte vom Ganzen« sein. Denn dieser schwierige Schritt weckt neue Kräfte im Menschen, die er zur Bewältigung der anderen Aufgaben braucht.

Lehre 8

Viele Menschen neigen in Krisensituationen eher dazu, zu klagen als zu handeln. Ein altes chinesisches Sprichwort sagt: »In der Dunkelheit ist es besser, eine Kerze anzuzünden, als zu klagen.« Wir können uns darin üben, die Initiative zu ergreifen und planvoll vorzugehen. Der erste Schritt besteht darin, aus Stimmungen wie planloser Hektik oder depressiver Passivität herauszukommen und sich anderen Menschen zu öffnen.

Nachwort

Ein Blick über die Grenzen oder was wir von anderen Kulturen lernen können

Wir alle sind geprägt von dem Umfeld, in dem wir leben. Im Großen wie im Kleinen, von der Familie über den Freundeskreis bis hin zu der Gesellschaft, in der wir aufwachsen. Unsere Umgebung strahlt immer auf uns ab. Wir lernen von ihr, übernehmen Werte und Haltungen. In Kindertagen tun wir das eher unbewusst, in der Zeit der Adoleszenz versuchen wir, uns abzugrenzen, das, was die Eltern uns vorleben, auf den Prüfstand zu stellen, bis wir unsere eigene Position gefunden haben. Aber auch danach sollten wir diese hin und wieder abklopfen. Nur so können wir uns weiterentwickeln. Der Blick über den eigenen Tellerrand hinaus sollte ein »Wagnis« sein, das wir ein Leben lang eingehen sollten. Andere Menschen und deren Sicht auf die Dinge in seine eigenen Überlegungen miteinzubeziehen ist in jeder Hinsicht sehr bereichernd.

Für mich persönlich war in den vergangenen Jahren allein schon aufgrund meiner Arbeit dabei auch der Blick über geografische Grenzen ungeheuer spannend. Ich wollte wissen, wie Betroffene großer Katastrophen in anderen Ländern mit den Folgen umgehen und ob es Unterschiede zu unseren Bewältigungsstrategien gibt. Für mich war dieser Blick über den Tellerrand wirklich lohnend. So war ich zum Beispiel 1999 nach dem Jahrhundert-Erdbeben von Gölcük, bei dem es über 17000 Tote gegeben hatte, von türkischen Kollegen nach Istanbul eingeladen worden. Dort sollte ich vor Psychologen, Ärzten, Sozialarbeitern, Lehrern und Krankenschwestern einen Vortrag über meine Erfahrungen bei der Betreuung und Behandlung von Katastrophenopfern halten. Dabei erwähnte ich auch die für uns Mitteleuropäer entscheidende Voraussetzung für eine Traumatherapie: Das Trauma muss beendet sein, der Betroffene muss wieder in Sicherheit sein. In der anschließenden Diskussion mit den Kollegen in Istanbul wurde mir schnell klar, dass die Situation dort eine vollkommen andere war und immer noch ist. Das eine Erdbeben war zwar vorbei, aber es konnte noch immer zu Nachbeben kommen, die möglicherweise noch verheerender sein würden. Und nicht nur das: Die Bewohner Istanbuls wissen, dass ihre Stadt auf einem Kontinentalgraben liegt. Es ist bekannt, dass dort durch tektonische Verschiebungen so starke Spannungen entstehen können, dass die Millionenstadt eines Tages vollkommen zerstört werden könnte. Wissenschaftler haben die Szenarien schon ausgemalt: Millionen von Obdachlosen, bis zu 100 000 Tote, 300 000 Verletzte, dazu Großbrände und Chemiekatastrophen. Mit anderen Worten: Die Gefahr ist dort nie gebannt, niemand weiß, *wann* es zu dem Mega-Erdbeben kommen wird, nur *dass* es irgendwann so weit sein wird, gilt als sicher.

Ein junger türkischer Kinderarzt zeigte mir nach dem Vortrag seine Klinik. Wir standen vor einem hohen Gebäude, und er bat mich, die Stockwerke zu zählen. Fünf, zählte ich. »Im obersten befindet sich mein Arbeitsplatz, die Kinderstation«, erklärte er mir. »Eine Baugenehmigung gibt es aber nur für vier Stockwerke! Und siehst du die Risse in den Wänden? Das sind die Auswirkungen des Erdbebens, das 100 Kilometer entfernt von hier stattgefunden hat.« Hätte sich das Beben in Istanbul ereignet, wäre das gesamte Krankenhaus nur noch Schutt und Asche gewesen. »Aber soll ich deswegen aufhören zu arbeiten?«, fragte er mich. »Soll ich nur an meine eigene Sicherheit denken und in ein anderes Land gehen?« Rhetorische Fragen, mit denen er mir sagen wollte, dass er – wie alle Menschen in der Stadt – nun einmal mit diesem Risiko leben muss.

Ich hatte in diesem Moment das Gefühl, weniger Lehrender als Lernender zu sein. Denn in dieser Begegnung wurde mir mal wieder klar, in welch privilegierter Lage wir uns befinden. Zwischen gefühlter und tatsächlicher Bedrohung klafft eine große Lücke, zumindest wenn wir die gesamte Gesellschaft dabei im Blick haben. Persönliche Tragödien ereignen sich immer – aber wir sollten dankbar sein dafür, dass die Bedrohungen von außen für uns vergleichsweise gering sind. In dieser Hinsicht kann der Blick über die Grenzen helfen, unsere Probleme doch etwas zu relativieren.

Bei meinem Besuch nach dem schweren Beben habe ich noch etwas anderes festgestellt: Jeder, dem ich begegnete, war erschüttert, beklagte die vielen Toten und das entstandene Leid. Aber ich hatte das Gefühl, dass die Grundhaltung zu einem solchen Ereignis eine andere war, als ich sie aus Deutschland kannte. Ich spürte ein größeres Maß an Akzeptanz, dass solche Dinge eben geschehen; dass die Gefahr, dass das eigene Leben von einem auf den anderen Tag durch ein Erdbeben ausgelöscht werden kann, die Menschen immer begleitet. »Kismet«, hörte ich in jenen Tagen immer wieder – wenn es geschieht, sei dies einfach das ihnen von Allah zugeteilte unabänderliche Schicksal. Eine Haltung, die meinem Empfinden nach die Menschen in gewisser Hinsicht ruhig machte.

Natürlich lässt sich diese Sichtweise nicht eins zu eins auf unsere Kultur übertragen; aber sicher ist, dass viel psychischer Stress aus unserem dauernden Bemühen entsteht, alles lenken und beeinflussen, alles im Griff haben zu wollen. Im Falle eines Scheiterns entstehen daraus beinahe zwangsläufig Unzulänglichkeitsgefühle, Selbstanklagen und Schuldzuweisungen, wie man sie oft auch bei Traumatisierten findet.

Ein anderes Ereignis, das ich in diesem Schlusskapitel noch einmal aufgreifen möchte, ist der Tsunami von Dezember 2004. Als meine Schwester mich damals anrief und mir von ihrer großen Angst erzählte, ihre Tochter könne eines der Opfer sein, habe ich – trotz meiner ganzen Erfahrung – reagiert wie aus dem Lehrbuch. Ich konnte und wollte nicht glauben, was ich da hörte. Was nicht sein darf, das nicht sein kann. Als ich die Bilder im Fernsehen sah, begriff ich zwar die Dimensionen dieser verheerenden Naturkatastrophe. Aber dass meine Nichte davon betroffen sein sollte, schob ich in den Bereich des Unwahrscheinlichen. Die Realität sickerte erst in mein Bewusstsein, als Tage nach dem Tsunami das LKA im Haus meiner Schwester nach einer Bürste oder Ähnlichem anfragte, um eine Genprobe zu nehmen. Aber auch dann wollte ich das Undenkbare nicht in vollem Ausmaß denken. Nach 14 Tagen des zermürbenden Wartens kam die Gewissheit. Meine Nichte wurde in einem verschlossenen Zinksarg nach Deutschland überführt, ihre Eltern durften sie nicht einmal mehr sehen.

Schon aufgrund dieser familiären Betroffenheit war ich besonders daran interessiert, mehr über die Hintergründe der Menschen zu erfahren, die über Tage und Wochen mit diesem Ereignis konfrontiert waren und ihre Liebsten, Freunde oder ihr Hab und Gut dabei verloren hatten. Ich unternahm Reisen nach Sri Lanka, in jene Küstenregion, die vom Tsunami besonders betroffen war, und nach Thailand in die Gegend von Khao Lak, wo damals mehr als 5000 Menschen ihr Leben verloren. In Sri Lanka beobachtete ich, dass vor allem Kinder große Angst hatten, in die Nähe des Wassers zu kommen. Es gab Hunderte von Vollwaisen, die bei der Katastrophe beide Eltern und oft noch ihre Geschwister verloren hatten.

Viele Menschen, die am Meer wohnten, waren damals, als das Wasser sich weit zurückgezogen hatte, neugierig über die neuen Sandbänke gelaufen, um Muscheln und kleine Fische einzusammeln. Das Anzeichen, dass der Rückzug des Wassers der Vorbote einer riesigen Flutwelle war, konnten sie nicht erkennen.

Was mich in diesem Zusammenhang besonders beeindruckte, war Folgendes: Auf Sri Lanka verlor nach den Erzählungen der Einheimischen nicht ein Elefant sein Leben in den Fluten. Das ist erstaunlich, denn dort gibt es sehr viele Elefanten. Die Tiere reagierten sehr früh, kein Mensch verstand, warum sie mit einem Mal unruhig wurden, landeinwärts liefen und sich höher gelegene Standorte als Schutzraum suchten. Sie spürten offensichtlich die Gewalt des herantosenden Tsunami und folgten uralten Instinkten. In einer Region des Landes erzählte man mir, sogar Hunde, Katze, Kaninchen und andere Kleintiere hätten ebenso reagiert. Es scheint, als hätten wir Menschen im Laufe der Jahrtausende die Fähigkeit verloren, frühe Warnzeichen der Natur wahrzunehmen. Es mag sein, dass dies der Preis für unsere intellektuelle Entwicklung ist, doch könnte man dieses Phänomen auch als Hinweis darauf interpretieren, dass es für uns nicht gut ist, sich immer weiter von der Natur zu entfernen.

Als ich in Thailand ankam, rechnete ich damit, jeder Menge traumatisierter Menschen zu begegnen. Allein schon unter den einheimischen Helfern. Durch meine Arbeit in Deutschland mit Grubenwehrleuten oder Einsatzkräften, die Tote bergen mussten, war ich darauf gefasst, auf Rettungskräfte zu treffen, die mit der Verarbeitung des Erlebten Probleme hatten. Die »hilflosen Helfer« (so hieß es in vielen Zeitungsberichten), die ich kannte, gaben häufig an, nachts nicht mehr schlafen zu können, weil sie dauernd von Toten träumten. Sie schilderten, dass sie tagsüber plötzlich Bilder von zerstückelten Leichen vor Augen hatten, dauernd nervös seien, psychosomatische Krankheiten entwickelt hätten und sich zum Teil nicht mehr in der Lage fühlten, diese Tätigkeit weiter auszuüben. Im Vergleich zu »deutschen« Katastrophen war das Ausmaß des Tsunamis ungleich größer. Wie erst würde es den Helfern dort gehen?

Beispielhaft für viele möchte ich hier die Geschichte eines jungen Mannes aus Thailand berichten, der 2004 ein strandnahes Bungalow-Resort mit 35 Zimmern verwaltete und dort mit schlimmster Verwüstung, Tod und Leid konfrontiert worden war: Da er am Vorabend mit Gästen bis spät nachts Weihnachten gefeiert hatte, schlief er an jenem Morgen des zweiten Weihnachtsfeiertages ungewöhnlich lang. Gegen 9 Uhr riss ihn das Klingeln des Telefons aus dem Schlaf. Am Apparat war sein Vater, der 300 Kilometer entfernt wohnte und ihn fragte, ob er ein Erdbeben bemerkt habe. Der junge Mann verneinte, versicherte sich aber dennoch bei der Rezeption, dass wirklich alles in Ordnung war. Als man bejahte, zog er sich an und ging hinunter zum Swimmingpool, von dem aus man direkt auf das Meer sehen kann. Er bemerkte, dass sich das Wasser sehr weit zurückgezogen hatte und sich Einheimische und Touristen weit hinter der eigentlichen Strandlinie tummelten. Der Hotelier wusste sofort, was das bedeutete. Er hatte als Kind gerne japanische Comics gelesen, und dort war einmal von einem Tsunami die Rede gewesen, der sich dadurch angekündigt hatte, dass sich das Meer unnatürlich weit zurückgezogen hatte. Im selben Moment fiel ihm auf, dass die Natur schwieg, es war totenstill, kein einziger Vogel, kein Hund, nichts war zu hören. Minuten später hörte er das Geräusch der heranrollenden Welle und schrie: »Run! Run away!« Manche reagierten auf sein Rufen und liefen zurück, andere starrten regungslos auf das Naturschauspiel. Er selbst lief zu einem Wasserturm auf dem hinteren Teil des Grundstücks und eilte die Stufen nach oben. Dort angekommen sah er, dass das Areal mit den Bungalows bereits überschwemmt war. Auf den ersten Blick schien es, als sei die Flut langsam gestiegen und würde sich bereits wieder zurückziehen. Dann traf eine zweite, wesentlich mächtigere Welle die Küste, die alles mit sich riss: Bäume, Möbel, ganze Strandhütten – und Menschen, die sich verzweifelt an einem Stück Holz, einem Tisch, an irgendetwas festzukrallen versuchten. Alles, was sich in den Fluten befand, wurde mit einer unbarmherzigen Wucht hinweggespült. Kaum jemand in der Anlage überlebte das Inferno.

Als sich das Wasser zurückgezogen hatte, galt für den jungen Mann nur eines: nach Lebenden zu suchen, Verletzte zu bergen, Vermisste zu suchen. Er war mit schlimmem Leid konfrontiert, sah verzweifelte Frauen und Männer, die ihre Kinder oder ihren Partner suchten, weinende Kinder, die ihre Eltern verloren hatten, und Hunderte Tote, die später vor den Tempeln aufgebahrt wurden. Die Existenzgrundlage seiner Familie war zerstört. Dennoch sagte mir der Mann in unserem Gespräch, er selbst habe zu keinem Zeitpunkt – weder während noch nach der Katastrophe – Angst oder gar Panik verspürt. Er sei immer nur von seinem Verantwortungsgefühl für seine Angestellten und seine Gäste geleitet worden, bis alle in Krankenhäusern versorgt, in einem anderen Hotel untergebracht oder wieder zuhause waren.

Auf meine Frage, wie er mit dem Erlebten umgegangen sei, ob er geträumt habe, ihn die Bilder der Toten nicht mehr losgelassen hätten, er depressiv geworden sei, antwortete er mit einem Lächeln: »We are not the center of the world.« Ein Satz, der mich sehr beeindruckt hat. Er soll am Anfang einer Reihe von Erkenntnissen stehen, die ich aus Gesprächen mit diesen Menschen gezogen habe und mit denen ich dieses Buch beschließen möchte:

Wir sind nicht das Zentrum der Welt.
Diese Vorstellung ist hilfreich, das Leben mit seinen Höhen und Tiefen zu betrachten. Nicht ich bin das Zentrum, sondern die sich dau-

ernd verändernde und entwickelnde Welt mit ihren schönen und schwierigen Seiten. Indem ich mich als kleinen Teil eines Ganzen verstehe, fällt es mir leichter, nicht immer nur darauf zu schauen, wie es mir geht, sondern zu fragen: »Wie kann ich anderen helfen, was kann ich Gutes tun?«

Verantwortlichkeit leben.
Jeder Mensch hat Verantwortung nicht nur für sich, sondern auch für seine Umgebung und seine Mitmenschen. In kollektiven Krisensituationen hilft es einem selbst, die Verantwortlichkeit zu leben, und für andere Menschen zu sorgen, die es vielleicht noch schwerer haben als wir selbst.

Ein Problem, das man nicht lösen kann, ist keines.
Wenn uns ein Problem lange Zeit beschäftigt und quält, wir immer wieder darüber nachdenken und doch keine Lösung finden, dann kann man es loslassen, dann ist es kein Problem. Weil ein Problem etwas ist, das man angehen und lösen kann. Was sich trotz intensiven Nachdenkens und Umkreisens als unlösbar erweist, muss man loslassen.

In jeder Krise steckt die Chance für Wachstum und Neuanfang.
Mit jedem Stück, das wir durch ein Unglück oder eine Katastrophe verlieren, gewinnen wir auch etwas. Die durch den Tsunami umgestürzte Palme wirft ihre Kokosnüsse ab, aus denen neue Palmen wachsen. Der junge Manager beispielsweise schildert sich als gereift und gestärkt durch seine Erfahrungen, er sei dadurch ein »Mann« geworden. Der Verlust eines geliebten Menschen bringt Kontakte mit guten helfenden Menschen, die wir sonst nicht kennengelernt hätten und vieles mehr.

Das Leben im Hier und Jetzt ist ein Geschenk.
Es ist wichtig, in der Gegenwart, im Hier und Jetzt zu leben und nicht ständig in die Vergangenheit zu schauen. Das Vergangene soll man in der Vergangenheit belassen (aber nicht vergessen), es dort ru-

hen lassen. Im Englischen ist die Verbindung von Gegenwart und Geschenk durch das Wort »present«, was sowohl Gegenwart als auch Geschenk bedeutet, noch augenscheinlicher.

Dankbar sein für das, was ist.
Wir sollen dankbar sein für das, was wir haben, und darauf mehr schauen als auf das, was wir nicht mehr haben. Anderen Menschen, die uns geholfen haben, zu danken, lässt diese wachsen, so dass sie daraus Kraft ziehen und noch mehr helfen können. Dankbarkeit, die wir wegen unserer Taten ernten, gibt uns Kraft und macht uns seelisch stark.

Diese Grundhaltungen zum Umgang mit Krisen oder Belastungen, die ich aus meinen Begegnungen mit Menschen anderer Kulturen gewonnen habe, sollen kein allgemeingültiges Credo sein, das uns selig macht, sofern wir es übernehmen. Aber es stecken viele Denkanstöße darin, die uns helfen können, nicht nur in Krisensituationen zu bestehen, sondern auch unser Leben von einem neuen Blickwinkel aus zu betrachten. Es lohnt sich!

Anhang

Schaubild: Traumabewältigung

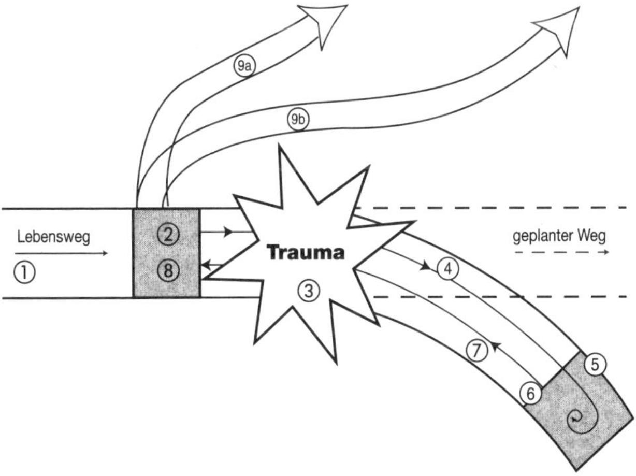

Legende:

1. Zeigt den Lebensweg des Patienten vor dem Trauma, der in eine bestimmte Richtung geplant war, die gestrichelt dargestellt ist.
2. Steht für das Funktionslevel, welches der Betreffende vor dem Trauma hatte.
3. Steht für die traumatische Erfahrung, dass der Weg nicht wie geplant weiter verlaufen kann.
4. Die Person ist auf dem Weg in eine »Sackgasse«, die charakterisiert ist durch die Symptomatik der posttraumatischen Belastungsstörung (PTB).
5. Bezeichnet die voll ausgebildete PTB – aus dieser Sackgasse gibt es kein Entrinnen, alle Versuche des Patienten, herauszukommen, zum Beispiel durch Vergessen, Verleugnen, Vermeiden etc., waren zum Scheitern verurteilt. Die PTB-Symptomatik wurde aufrechterhalten oder sogar verstärkt.
6. Der Patient versteht, dass es nur den einen Weg aus der Sackgasse heraus geben kann:
7. den psychotherapeutisch geleiteten Rückweg, der durch die Erinnerung des Traumas führt bis zum
8. prätraumatischen Funktionslevel, erweitert durch die Erfahrungen aus dem Trauma. Mit diesem kann der Betroffene frei entscheiden, welchen weiteren Lebensweg er einschlagen möchte, zum Beispiel:
9. Weg 9a oder 9b oder … Der Betroffene ist jetzt ein aktiver Überlebender, der Lebensentscheidungen frei von Vermeidungsverhalten treffen kann.

Literaturverzeichnis

Bengel, Jürgen u.a.: *Was erhält Menschen gesund? Antonovskys Modell der Salutogenese – Diskussionsstand und Stellenwert.* BZgA / Bundeszentrale für gesundheitliche Aufklärung, Köln 2001.

Bohus, Martin / Wolf, Martina: *Interaktives Skills-Training für Borderline-Patienten.* Schattauer Verlag, Stuttgart 2010.

Frankl, Viktor: *… trotzdem Ja zum Leben sagen. Ein Psychologe erlebt das Konzentrationslager.* Kösel Verlag, München 2002; als Taschenbuch erschienen bei DTV, München 2006.

Giaconia, Rose / Reinherz, Helen / Silverman, Bernard / Frost, Abbie u.a.: »Traumas and Posttraumatic Stress Disorder in a community population of older adults.« *Journal of the American Academy of Child and Adolescent Psychiatry*, No. 34/1995, 1369–1380.

Gigerenzer, Gerd: *Bauchentscheidungen. Die Intelligenz des Unbewussten und die Macht der Intuition.* Goldmann Verlag, München 2008.

Höbsch, Werner: *Hereingekommen auf den Markt: Katholische Kirche und Buddhismus in Deutschland.* Bonifatius-Verlag, Paderborn 2012.
Dem Gespräch mit Werner Höbsch verdanke ich wesentliche Anregungen zum Exkurs »Was wir von unterschiedlichen Glaubensrichtungen lernen können«.

Janoff-Bulman, Ronnie: *Shattered Assumptionsons: Towards a New Psychology of Trauma.* Free Press, New York 1992.

Kahneman, Daniel: *Schnelles Denken, langsames Denken.* Siedler Verlag, München 2012.

Kübler-Ross, Elisabeth: *Worte an ein sterbendes Kind.* Silberschnur Verlag, Güllesheim 2003.

Lammers, Claas-Hinrich: *Emotionsbezogene Psychotherapie.* Schattauer Verlag, Stuttgart 2007.

Lindgren, Astrid: *Die Brüder Löwenherz*. Oettinger Verlag, Hamburg 1974.

Maercker, Andreas: *Therapie der posttraumatischen Belastungsstörungen*. Springer, Berlin 2003.

Mails, Thomas: *Das geheime Wissen des Schamanen Fools Crow*. Krüger, Frankfurt a.M. 1999.

Norris, Fran / Friedman, Jason / Watson, Paul / Byrne, Michael / Diaz, Elva / Kaniasty, Krys: »60 000 disaster victims speak: Part I. An empirical review of the empirical literature.« *Psychiatry: Interpersonal and Biological Processes, 65*(3), 2002, 207–239.

Norris, Fran / Friedman, Jason / Watson, Paul: »60 000 disaster victims speak: Part II. Summary and implications of the disaster mental health research.« *Psychiatry: Interpersonal and Biological Processes, 65*(3), 2002, 240–260.

Pieper, Georg / Bengel, Jürgen: *Traumatherapie in sieben Stufen*. Huber Verlag, Bonn 2005.

Seery, Mark / Holman, Alison u.a.: *Whatever does not kill us: Cumulative Lifetime Adversity, Vulnerability and Resilience*. Abrufbar über die Website der American Psychological Association, http://psycnet.apa.org/psycinfo/2010-21218-001/.

Shapiro, Francine: *EMDR – Grundlagen und Praxis*. 2. Auflage, Junfermann, Paderborn 1999.

Strübig, Heinrich / Bernstein, Michael: *In der Hölle des Libanon. 1128 Tage als Geisel lebendig begraben*. Biograph-Verlag, Zürich 1998.

Welter-Enderlin, Rosmarie: *Resilienz und Krisenkompetenz: Kommentierte Fallgeschichten*. Carl-Auer-Systeme-Verlag, Heidelberg 2010.

Danksagung

Ich möchte mich bedanken bei allen meinen Patienten, die mir die Erlaubnis gegeben haben, in diesem Buch über sie zu schreiben.

Sie, wie all die anderen, deren Geschichte hier unerwähnt geblieben ist, haben mir die Einsicht gegeben, dass auch nach schwersten Schicksalsschlägen immer wieder etwas Neues und Gutes beginnt und der Glaube an die eigene Kraft Berge versetzen kann.

btb

Atul Gawande

»Authentisch und eindringlich – Atul Gawande reicht im Medizinjournalismus keiner das Wasser.«
New York Times Book Review

Die Schere im Bauch

Mysterien der Medizin
352 Seiten
ISBN 978-3-442-74077-2

Ärzte sind weder allwissend, noch sind sie perfekt. Dennoch legen wir unser Leben in ihre Hände. Das mag angesichts dieser dramatischen Geschichten aus dem Alltag leichtsinnig erscheinen. In seinem fesselnden Insiderbericht veranschaulicht der amerikanische Chirurg und Journalist Atul Gawande Möglichkeiten und Grenzen der modernen Medizin.

Wenn Fehler Leben kosten

Fallgeschichten aus der Chirurgie
304 Seiten
ISBN 978-3-442-74314-8

Wir alle sollen Leistung erzielen, und wir alle spüren die Grenzen, die uns Stress, mangelnde Ressourcen und schlechte Arbeitsbedingungen auferlegen. Doch nirgendwo sind die Konsequenzen so gefährlich wie in der Medizin – jede Entscheidung kann Menschenleben kosten, hinter jedem Fall verbirgt sich ein persönliches Schicksal. Ein Blick hinter die Kulissen des modernen Medizinbetriebs von Chirurg und Bestsellerautor Atul Gawande.

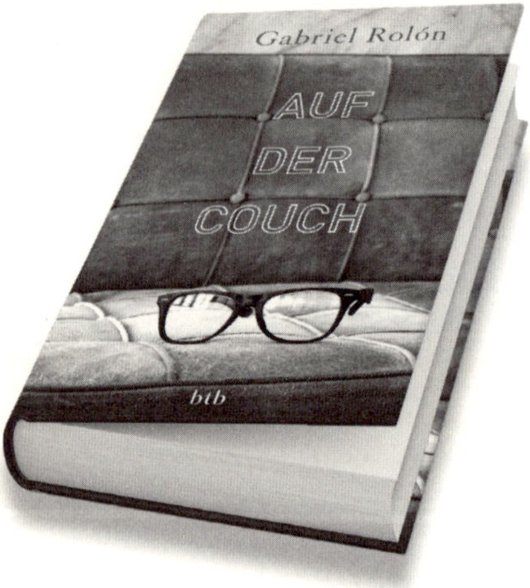
Gabriel Rolón
AUF
DER
COUCH
btb